精编临床护理与思维实践

主　编◎孙俊伟　汤京云　薛慧英
黄津锦　樊　阳　查丹凤

天津出版传媒集团
天津科技翻译出版有限公司

图书在版编目(CIP)数据

精编临床护理与思维实践 / 孙俊伟等主编. — 天津：天津科技翻译出版有限公司，2024.1

ISBN 978-7-5433-4385-6

Ⅰ.①精… Ⅱ.①孙… Ⅲ.①护理学 Ⅳ.①R47

中国国家版本馆CIP数据核字(2023)第147366号

精编临床护理与思维实践

JINGBIAN LINCHUANG HULI YU SIWEI SHIJIAN

出　　版：天津科技翻译出版有限公司
出 版 人：刘子媛
地　　址：天津市南开区白堤路244号
邮政编码：300192
电　　话：(022)87894896
传　　真：(022)87893237
网　　址：www.tsttpc.com
印　　刷：高教社（天津）印务有限公司
发　　行：全国新华书店
版本记录：787mm×1092mm　16开本　14.25印张　333千字
2024年1月第1版　2024年1月第1次印刷
定价：58.00元

（如发现印装问题，可与出版社调换）

编者名单

主　编

孙俊伟　泰安市中心医院

汤京云　山东省泰安荣军医院

薛慧英　大同市第五人民医院

黄津锦　菏泽市牡丹人民医院

樊　阳　中国人民解放军北部战区总医院

查丹凤　上海交通大学医学院附属仁济医院

副主编

陈　静　山西医科大学第一医院

牟清华　商河县中医医院

于仁芳　山东文登整骨烟台医院

李春芳　大同市第一人民医院

王冰梅　山东省公共卫生临床中心

刘爱志　威海市立医院

张馨雅　北部战区总医院

郭红艳　武警烟台特勤疗养中心

张　虎　文祖街道社区卫生服务中心

于知南　单县海吉亚医院

孟宪珍　镇江市第四人民医院

编　委
孙俊伟　泰安市中心医院
汤京云　山东省泰安荣军医院
薛慧英　大同市第五人民医院
黄津锦　菏泽市牡丹人民医院
樊　阳　中国人民解放军北部战区总医院
查丹凤　上海交通大学医学院附属仁济医院
陈　静　山西医科大学第一医院
牟清华　商河县中医医院
于仁芳　山东文登整骨烟台医院
李春芳　大同市第一人民医院
王冰梅　山东省公共卫生临床中心
刘爱志　威海市立医院
张馨雅　北部战区总医院
郭红艳　武警烟台特勤疗养中心
张　虎　文祖街道社区卫生服务中心
于知南　单县海吉亚医院
孟宪珍　镇江市第四人民医院

前　言

现代护理学以人为本，以患者为中心。随着医学科技的进步与发展，人们的生活水平不断提高，对医护服务的要求也不断提升，对护理学科的发展而言，正是机遇与挑战并存的时刻。护理学作为医学的重要组成部分，其角色和地位更是举足轻重。不论是在医院抢救患者的生命，有效地执行治疗计划，进行专业的生活照顾、人文关怀和心理支持，还是在社区、家庭中对有健康需求的人群进行保健指导、预防疾病，护理学都发挥着越来越重要的作用。为了更好地适应当代医学的发展以及护理学的进步，特组织临床一线的护理工作者们参考先进护理专业的书籍并结合自身临床护理的工作经验编写了本书。

本书主要包括临床各科室常见的护理内容，重点包括呼吸内科疾病护理、消化内科疾病护理、神经内科疾病护理、内分泌科疾病护理、心胸外科疾病护理、胃肠外科疾病护理、泌尿外科疾病护理、骨科疾病护理等相关内容，对这些疾病的护理内容进行了较为系统全面的阐述。本书内容丰富，全面翔实，可为相关护理工作人员提供一定的帮助。

由于本书涉及学科较多，编写时间较为仓促，难免存在不足之处，恳请广大读者和学者不吝指正，在此深表感谢。

编　者

目　录

第一章　呼吸内科疾病护理

第一节　急性呼吸道感染

急性呼吸道感染通常包括急性上呼吸道感染和急性气管-支气管炎。急性上呼吸道感染是鼻腔、咽或喉部急性炎症的总称，常见病原体为病毒，仅有少数由细菌引起。本病全年皆可发病，但冬春季节多发，具有一定的传染性，有时引起严重的并发症，应积极防治。急性气管-支气管炎是指感染、物理、化学、过敏等因素引起的气管-支气管黏膜的急性炎症，可由急性上呼吸道感染蔓延而来，多发于寒冷季节或气候多变时。

一、病因及发病机制

（一）急性上呼吸道感染

70%～80%的急性上呼吸道感染由病毒引起，其中主要包括流感病毒、副流感病毒、呼吸道合胞病毒、腺病毒、鼻病毒等。由于感染病毒类型较多，又无交叉免疫，人体产生的免疫力较弱且短暂，同时在健康人群中有病毒携带者，故一个人可有多次发病。细菌感染占20%～30%，可直接或继病毒感染之后发生，以溶血性链球菌最为多见，其次为流感嗜血杆菌、肺炎球菌和葡萄球菌等，偶见革兰阴性杆菌。当全身或呼吸道局部防御功能降低时，尤其是年老体弱或有慢性呼吸道疾病者更易患病，原先存在于上呼吸道或外界侵入的病毒和细菌迅速繁殖，引起本病。通过含有病毒的飞沫或被污染的用具传播，引起发病。

（二）急性气管-支气管炎

急性气管-支气管炎由病毒、细菌直接感染，或急性上呼吸道病毒（如腺病毒、流感病毒）、细菌（如流感嗜血杆菌、肺炎链球菌）感染迁延而来，也可在病毒感染后继发细菌感染，亦可为衣原体和支原体感染。过冷空气、粉尘、刺激性气体或烟雾的吸入使气管-支气管黏膜受到急性刺激和损伤，引起本病。花粉、有机粉尘、真菌孢子等的吸入以及对细菌蛋白质过敏等，均可引起气管-支气管的变态反应。寄生虫（如钩虫、蛔虫的幼虫）移行至肺，也可致病。

二、临床表现

（一）急性上呼吸道感染

急性上呼吸道感染的主要症状和体征个体差异大，根据病因不同可有不同类型，各型症状、体征之间无明显界定，也可互相转化。

1.普通感冒

普通感冒又称急性鼻炎或上呼吸道感染，以鼻咽部症状为主要表现，俗称“伤风”。成人多为鼻病毒所致，起病较急，初期有咽干、咽痒或咽痛，同时或数小时后出现打喷嚏、鼻塞、流清水样鼻涕，2～3天后分泌物变稠，伴咽鼓管炎可引起听力减退，伴流泪、味觉迟钝、声嘶、少量咳嗽、低热不适、轻度畏寒和头痛。检查可见鼻腔黏膜充血、水肿、有分泌物，咽部轻度充血。如无并发症,一般经 5～7 天痊愈。

2.流行性感冒

流行性感冒(简称“流感”)则由流感病毒引起,起病急,鼻咽部症状较轻,但全身症状较重,伴高热、全身酸痛和眼结膜炎症状。而且常有较大范围的流行。

3.病毒性咽炎和喉炎

其临床特征为咽部发痒、不适和灼热感、声嘶、讲话困难、咳嗽、咳嗽时咽喉疼痛,无痰或痰呈黏液性,有发热和乏力,伴有咽下疼痛时,常提示有链球菌感染,体检发现咽部明显充血和水肿、局部淋巴结肿大且触痛,提示流感病毒和腺病毒感染,腺病毒咽炎可伴有眼结膜炎。

4.疱疹性咽峡炎

其主要由柯萨奇病毒 A 引起,夏季好发。有明显咽痛、常伴有发热,病程约一周。体检可见咽充血,软腭、腭垂、咽和扁桃体表面有灰白色疱疹及浅表溃疡,周围有红晕。多见于儿童,偶见于成人。

5.咽结膜热

其常由柯萨奇病毒、腺病毒等引起。夏季好发,游泳传播为主,儿童多见。表现为发热、咽痛、畏光、流泪、咽及结膜明显充血。病程 4～6 天。

6.细菌性咽-扁桃体炎

其多由溶血性链球菌感染所致,其次为流感嗜血杆菌、肺炎球菌、葡萄球菌等引起。起病急,咽痛明显,伴畏寒、发热,体温超过 39℃。检查可见咽部明显充血,扁桃体充血肿大,其表面有黄色点状渗出物,颌下淋巴结肿大伴压痛,肺部无异常体征。

(二)急性气管-支气管炎

其起病较急,常先有急性上呼吸道感染的症状,继之出现干咳或少量黏液性痰,随后可转为黏液脓性或脓性痰液,痰量增多,咳嗽加剧,偶可痰中带血。全身症状一般较轻,可有发热,38℃左右,多于 3～5 天后消退。咳嗽、咳痰为最常见的症状,常为阵发性咳嗽,咳嗽、咳痰可延续 2～3 周才消失,如迁延不愈,则可演变为慢性支气管炎。呼吸音常正常或增粗,两肺可听到散在干、湿啰音。

三、护理

(一)护理目标

患者躯体不适缓解,日常生活不受影响;体温恢复正常;呼吸道通畅;睡眠改善;无并发症或并发症被及时控制。

(二)护理措施

1.一般护理

注意隔离患者,减少探视,避免交叉感染。患者咳嗽或打喷嚏时应避免对着他人。患者使用的餐具、痰盂等用具应按规定消毒,或用一次性器具,回收后焚烧弃去。多饮水,补充足够的热量,给予清淡易消化、高热量、丰富维生素、富含营养的食物。避免食用刺激性食物,戒烟、酒。患者以休息为主,特别是在发热期间。部分患者往往因剧烈咳嗽而影响正常的睡眠,可给患者提供容易入睡的休息环境,保持病室适宜温度、湿度和空气流通。保证周围环境安静,关闭门窗。指导患者运用促进睡眠的方式,如睡前泡脚、听音乐等。必要时可遵医嘱给予镇咳、祛痰或镇静药物。

2.病情观察

关注疾病流行情况、鼻咽部发生的症状、体征及血常规和胸部X线片改变。注意并发症，如耳痛、耳鸣、听力减退、外耳道流脓等提示中耳炎；如头痛剧烈、发热，伴脓涕、鼻窦有压痛等提示鼻窦炎；如在恢复期出现胸闷、心悸、眼睑水肿、腰酸和关节痛等提示心肌炎、肾炎或风湿性关节炎，应及时就诊。

3.对症护理

(1)高热护理：体温超过37.5℃，应每4小时测体温1次，观察体温过高的早期症状和体征，体温突然升高或骤降时，应随时测量和记录，并及时报告医师。体温>39℃时，要采取物理降温。若降温效果不好，可遵照医嘱选用适当的解热剂来降温。患者出汗后应及时处理，保持皮肤的清洁和干燥，并注意保暖。鼓励患者多饮水。

(2)保持呼吸道通畅：清除气管、支气管内分泌物，减少痰液在气管、支气管内的聚积。指导患者采取舒适的体位进行有效咳嗽。观察咳痰情况，如痰液较多且黏稠，可嘱患者多饮水，或遵照医嘱给予雾化吸入治疗，以湿润气道，利于痰液排出。

4.用药护理

(1)对症治疗：选用抗感冒复合剂或中成药减轻发热、头痛，减少鼻、咽充血和分泌物，如对乙酰氨基酚(扑热息痛)、银翘解毒片等。干咳者可选用右美沙芬、喷托维林(咳必清)等；咳嗽有痰者可选用复方氯化铵合剂、溴己新(必嗽平)，或雾化祛痰。咽痛者可含服喉片或草珊瑚片等。气喘者可用平喘药，如特布他林、氨茶碱等。

(2)抗病毒药物：早期应用抗病毒药物有一定疗效，可选用利巴韦林、奥司他韦、金刚烷胺、吗啉胍和抗病毒中成药等。

(3)抗菌药物：如有细菌感染，最好根据药物敏感试验选择有效抗菌药物治疗，常可选用大环内酯类、青霉素类、氟喹诺酮类及头孢菌素类。

根据医嘱选用药物，告知患者药物的作用、可能发生的不良反应和服药的注意事项，如按时服药；应用抗生素者，注意观察有无迟发过敏反应发生；对于应用解热镇痛药者，注意避免大量出汗引起虚脱等。若发现异常，应及时就诊。

5.心理护理

急性呼吸道感染预后良好，多数患者于1周内康复，仅少数患者可因咳嗽迁延不愈而发展为慢性支气管炎，患者一般无明显心理负担。但如果咳嗽较剧烈，加之伴有发热，可能会影响患者的休息、睡眠，进而影响工作和学习，个别患者产生急于缓解咳嗽等症状的焦虑情绪。护理人员应与患者进行耐心、细致的沟通，通过对病情的客观评价，解除患者的心理顾虑，建立治疗疾病的信心。

6.健康指导

(1)疾病知识指导：帮助患者和家属掌握急性呼吸道感染的诱发因素及本病的相关知识，避免受凉、过度疲劳，注意保暖；外出时可戴口罩，避免寒冷空气对气管、支气管的刺激。积极预防和治疗上呼吸道感染，症状改变或加重时应及时就诊。

(2)生活指导：平时应加强耐寒锻炼，增强体质，提高机体免疫力。有规律地生活，避免过度劳累。室内空气保持新鲜、阳光充足。少去人群密集的公共场所。戒烟、酒。

(三)护理评价

患者舒适度改善;睡眠质量提高;未发生并发症或发生后被及时控制。

第二节 支气管哮喘

支气管哮喘(简称"哮喘")是由多种细胞(如嗜酸性粒细胞、肥大细胞、T淋巴细胞、中性粒细胞、气道上皮细胞等)和细胞组分参与的气道慢性炎症性疾病。这种慢性炎症导致气道高反应性和广泛多变的可逆性气流受限,并引起反复发作性的喘息、气急、胸闷或咳嗽等症状,常在夜间和(或)清晨发作和加重,多数患者可自行缓解或治疗后缓解。支气管哮喘如贻误诊治,随病程的延长可产生气道不可逆性狭窄和气道重塑。因此,合理的防治至关重要。

一、病因及发病机制

(一)病因

本病的病因不十分清楚。目前认为哮喘是多基因遗传病,受遗传因素和环境因素双重影响。

1.遗传因素

哮喘发病具有明显的家族聚集现象,临床家系调查发现,哮喘患者亲属患病率高于群体患病率,且亲缘关系越近患病率越高;病情越严重,其亲属患病率也越高。

2.环境因素

环境因素作为哮喘的激发因素主要有以下几种。

(1)吸入性变应原:如尘螨、花粉、真菌、动物毛屑、二氧化硫、氨气等各种特异和非特异性吸入物。

(2)感染:如细菌、病毒、原虫、寄生虫等。

(3)食物:如鱼、虾、蟹、蛋类、牛奶等。

(4)药物:如普萘洛尔(心得安)、阿司匹林等。

(5)其他:如气候改变、运动、妊娠等。

(二)发病机制

哮喘的发病机制非常复杂,变态反应、气道炎症、气道反应性增高和神经等因素及其相互作用被认为与哮喘的发病关系密切。其中气道炎症是哮喘发病的本质,而气道高反应性是哮喘的重要特征。根据变应原吸入后哮喘发生的时间,可分为速发性哮喘反应(IAR)、迟发性哮喘反应(LAR)和双相型哮喘反应(DAR)。IAR在吸入变应原的同时立即发生反应,15～30分钟达高峰,2小时逐渐恢复正常。LAR约在吸入变应原6小时发作,持续时间长,症状重,常呈持续性哮喘表现,为气道慢性炎症反应的结果。

二、临床表现

(一)症状

其典型表现为发作性呼气性呼吸困难或发作性胸闷和咳嗽,伴有哮鸣音。严重者呈强迫坐位或端坐呼吸,甚至出现发绀等;干咳或咳大量泡沫样痰。哮喘发作前常有干咳、呼吸紧迫感、连打喷嚏、流泪等先兆表现;有时仅以咳嗽为唯一的症状(咳嗽变异性哮喘)。哮喘症状可在数分钟内发作,经数小时至数天,用支气管舒张药可缓解或自行缓解。在夜间及凌晨发作和加重常是哮喘的特征之一。有些青少年,在运动时出现咳嗽、胸闷和呼吸困难(运动性哮喘)。

(二)体征

发作时胸部呈过度充气征象,双肺可闻及广泛的哮鸣音,呼气音延长。严重者可有辅助呼吸肌收缩加强,心率加快、胸腹反常运动和发绀。但在轻度哮喘或非常严重哮喘发作时,哮鸣音可不出现,称为寂静胸。非发作期可无阳性体征。

三、分期

根据临床表现,哮喘分为急性发作期、慢性持续期和缓解期。

(一)急性发作期

急性发作期是指气促、咳嗽、胸闷等症状突然发生,常有呼吸困难,以呼气流量降低为其特征,常因接触刺激物或治疗不当所致。

(二)慢性持续期

在哮喘非急性发作期,患者仍有不同程度的哮喘症状或呼气峰值流量(PEF)降低。根据临床表现和肺功能,可将慢性持续期的病情程度分为4级。

(三)缓解期

缓解期是指经过或未经过治疗症状、体征消失,肺功能恢复到急性发作前水平,并维持4周以上。

四、护理

(一)护理目标

患者呼吸困难缓解,能进行有效呼吸;痰液能排出;能正确使用雾化吸入器;未发生并发症。

(二)护理措施

支气管哮喘目前尚无根治的方法。护理措施和治疗的目的为控制症状,防止病情恶化,尽可能保持肺功能正常,维持正常活动能力(包括运动),避免治疗不良反应,防止不可逆气道阻塞,避免死亡。

1.一般护理

(1)环境与体位:提供安静、舒适、温湿度适宜的环境,保持室内清洁,空气流通。脱离变应原非常必要,找到引起哮喘发作的变应原或其他非特异性刺激因素,并使患者迅速脱离,这是防治哮喘最有效的方法。病室不宜布置花草,避免使用羽绒或蚕丝织物。哮喘发作时,协助患者采取舒适的半卧位或坐位,或用过床桌使患者伏桌休息,以减轻体力消耗。

(2)饮食护理:大约20%的成年人和50%的哮喘患儿可因不适当饮食而诱发或加重哮喘。护理人员应帮助患者找出与哮喘发作相关的食物。哮喘患者的饮食以清淡、易消化、高蛋白,富含维生素 A、维生素 C、钙的食物为主，如哮喘发作与进食某些异体蛋白(如鱼、虾、蟹、蛋类、牛奶等)有关，应忌食；某些食物添加剂如酒石黄、亚硝酸盐(制作糖果、糕点用于漂白、防腐)也可诱发哮喘发作，应当引起注意。慎用或忌用某些引起哮喘的药物，如阿司匹林或阿司匹林的复方制剂。戒酒、戒烟。哮喘发作时，患者呼吸增快、出汗，极易形成痰栓阻塞小支气管，若无心、肾功能不全时，应鼓励患者每天饮水 2000～3000mL，必要时，遵医嘱静脉补液，注意输液速度。

(3)保持身体清洁舒适：哮喘患者常会大量出汗，应每天以温水擦浴，勤换衣服和床单，保持皮肤的清洁、干燥和舒适。协助并鼓励患者咳嗽后用温水漱口，保持口腔清洁。

(4)氧疗护理：重症哮喘患者常伴有不同程度的低氧血症存在，应遵医嘱给予吸氧，吸氧流量为每分钟 1～3L，吸氧浓度一般不超过 40%。为避免气道干燥和寒冷气流的刺激而导致气道痉挛，吸入的氧气应尽量温暖、湿润。

2.病情观察

观察哮喘发作的前驱症状，如鼻咽痒、喷嚏、流涕、眼痒等黏膜过敏症状；哮喘发作时，观察患者的意识状态、呼吸频率、节律、深度及辅助呼吸肌是否参与呼吸运动等，监测呼吸音、哮鸣音变化，监测动脉血气分析和肺功能情况，了解病情和治疗效果。呼吸困难时遵医嘱给予吸氧，注意氧疗效果；哮喘发作严重时，如经治疗病情无缓解，做好机械通气准备工作；加强对急性期患者的监护，尤其在夜间和凌晨易发生哮喘的时间段内，严密观察有无病情变化。

3.用药护理

(1)β_2肾上腺素受体激动剂(简称“β_2受体激动剂”)：是控制哮喘急性发作症状的首选药物，短效 β_2 受体激动剂起效较快，但药效持续时间较短，一般仅维持 4～6 小时，常用药物有沙丁胺醇、特布他林等。长效 β_2受体激动剂作用时间均在 12 小时以上，且有一定抗感染作用，如福莫特罗、沙美特罗及丙卡特罗等，用药方法可采用定量气雾剂吸入、干粉吸入、持续雾化吸入等，也可用口服或静脉注射。首选吸入法，因药物直接作用于呼吸道，局部浓度高且作用迅速，所用剂量较小，全身性不良反应少。常用沙丁胺醇或特布他林，每天 3～4 次，每次1～2喷。干粉吸入方便较易掌握。持续雾化吸入多用于重症和儿童患者，方法简单易于配合。β_2受体激动剂的缓(控)释型口服制剂，用于防治反复发作性哮喘和夜间哮喘。注射用药用于严重哮喘，一般每次用量为沙丁胺醇 0.5mg，只在其他疗法无效时使用。指导患者按医嘱用药，不宜长期规律、单一、大量使用，否则会引起气道 β_2受体功能下调，药物减效；由于本类药物(特别是短效制剂)无明显抗感染作用，故宜与吸入激素等抗感染药配伍使用。口服沙丁胺醇或特布他林时，观察有无心悸、骨骼肌震颤等不良反应。静脉点滴沙丁胺醇注意滴速在 2～4μg/min，并注意有无心悸等不良反应。

(2)糖皮质激素：是当前控制哮喘发作最有效的药物。可分为吸入、口服和静脉用药。吸入治疗是目前推荐长期抗感染治疗哮喘的最常用的方法。常用吸入药物有倍氯米松、氟替卡松、莫米松等，起效慢，通常需规律用药 1 周以上方能起效。口服药物用于吸入糖皮质激素无效或需要短期加强的患者。常用的有泼尼松、泼尼松龙，起始 30～60mg/d，症状缓解后逐渐减量至≤10mg/d，然后停用或改用吸入剂。在重度或严重哮喘发作时，提倡及早静脉给药。吸入治疗药物全身性不良反应少，少数患者可出现口腔念珠菌感染、声音嘶哑或呼吸道不适，指导患者吸药后必须立即用清水充分漱口以减轻局部反应和胃肠吸收。全身用药应注意肥胖、糖尿病、高血压、骨质疏松、消化性溃疡等不良反应，口服用药宜在饭后服用，以减少对胃肠道黏膜的刺激。气雾吸入糖皮质激素可减少其口服量，当用吸入剂替代口服剂时，通常需同时使用两周后逐步减少口服量，指导患者不得自行减量或停药。

(3)茶碱类：是目前治疗哮喘的有效药物，通过抑制磷酸二酯酶，提高平滑肌细胞内的cAMP浓度，拮抗腺苷受体，刺激肾上腺分泌肾上腺素，增强呼吸肌的收缩；同时具有气道纤毛清除功能和抗感染作用。口服氨茶碱一般剂量每天6～10mg/kg，控(缓)释茶碱制剂，可用于夜间哮喘。静脉给药主要应用于危重症哮喘，静脉注射首次剂量4～6mg/kg，注射速度不超过0.25mg/(kg·min)，静脉滴注维持量为0.6～0.8mg/(kg·h)，日注射量一般不超过1.0g。其主要不良反应为胃肠道、心脏和中枢神经系统的毒性反应。氨茶碱用量过大或静脉注射(滴注)速度过快可引起恶心、呕吐、头痛、失眠、心律失常，严重者引起室性心动过速、抽搐乃至死亡。静脉注射时浓度不宜过高，速度不宜过快，注射时间宜在10分钟以上，以防中毒症状发生，观察用药后疗效和不良反应，最好在用药中监测血药浓度，其安全有效浓度为6～15μg/mL。发热、妊娠、小儿或老年有心、肝、肾功能障碍及甲状腺功能亢进者慎用。合用西咪替丁(甲氰米胍)、喹诺酮类、大环内酯类药物等可影响茶碱代谢而使其排泄减慢，应减少用量。茶碱缓释片或茶碱控释片由于药片有控释材料，不能嚼服，必须整片吞服。

(4)抗胆碱药：胆碱能受体(M受体)拮抗剂，有舒张支气管及减少痰液的作用。常用异丙托溴铵吸入或雾化吸入，约10分钟起效，维持4～6小时；长效抗胆碱药噻托溴铵作用维持时间可达24小时。

(5)其他：色苷酸钠是非糖皮质激素抗感染药物。对预防运动或变应原诱发的哮喘最为有效。色苷酸钠雾化吸入3.5～7mg或干粉吸入20mg，每天3～4次。酮替酚和新一代组胺H_1受体拮抗剂阿司咪唑、曲尼斯特等对轻症哮喘和季节性哮喘有效，也可与β_2受体激动剂联合用药。应用色苷酸钠及尼多酸钠后少数患者可有咽喉不适、胸闷、偶见皮疹，孕妇慎用。抗胆碱药吸入后，少数患者可有口苦或口干感。白三烯(LT)拮抗剂具有抗感染和舒张支气管平滑肌的作用。白三烯调节剂的主要不良反应是较轻微的胃肠道症状，少数有皮疹、血管性水肿、转氨酶升高，停药后可恢复正常。

4.吸入器的正确使用

(1)定量雾化吸入器(MDI)：MDI的使用需要患者协调呼吸动作，正确使用是保证吸入治疗成功的关键。根据患者文化层次、学习能力提供雾化吸入器的学习资料。

MDI使用方法：打开盖子，摇匀药液，深呼气至不能再呼时，张口，将MDI喷嘴置于口中，双唇包住咬口，以慢而深的方式经口吸气，同时以手指按压喷药，至吸气末屏气10秒，使较小的雾粒沉降在气道远端，然后缓慢呼气，休息3分钟后可再重复使用1次。指导患者反复练习，医护人员演示，直至患者完全掌握。

特殊MDI的使用：对不易掌握MDI吸入方法的儿童或重症患者，可在MDI上加储物罐，可以简化操作，增加吸入到下呼吸道和肺部的药物量，减少雾滴在口咽部沉积引起刺激，增加雾化吸入疗效。

(2)干粉吸入器：较常用的有蝶式吸入器、都保装置和准纳器。

蝶式吸入器:指导患者正确将药物转盘装进吸入器中,打开上盖至垂直部位(刺破胶囊),用口唇含住吸嘴用力深吸气,屏气数秒钟。重复上述动作3～5次,直至药粉吸尽为止。完全拉出滑盘,再推回原位(此时旋转转盘至一个新囊泡备用)。

都保装置:使用时移去瓶盖,一手垂直握住瓶体,另一手握住底盖,先向右转再向左旋转至听到"喀"的一声。吸入前先呼气,然后含住吸嘴,仰头,用力深吸气,屏气5～10秒。

准纳器:使用时一只手握住外壳,另一只手的大拇指放在拇指柄上向外推动至完全打开,直至听到"咔哒"声,将吸嘴放入口中,经口深吸气,屏气10秒。

5.心理护理

研究证明,精神因素在哮喘的发生发展过程中起重要作用,培养良好的情绪和战胜疾病的信心是哮喘治疗和护理的重要内容。哮喘患者的心理表现类型多种多样,可有抑郁、焦虑、恐惧、性格的改变(如悲观、失望、孤独、脆弱、躁动、敌对、易于冲动、神经质、自卑等)、社会工作能力的下降(如自信心及适应能力下降、交际减少等)或自主神经紊乱的表现,如多汗、头晕、眼花、食欲减退、手颤、胸闷、气短、心悸等。针对哮喘患者心理障碍的情况,护理人员应体谅和同情患者的痛苦,尤其应该关心慢性哮喘治疗效果不佳的患者,给予心理疏导和教育,向患者解释避免不良情绪的重要性,多用鼓励性语言,减轻患者的心理压力,提高治疗的信心和依从性。

6.健康指导

(1)疾病知识指导:通过教育使患者能懂得哮喘虽不能彻底治愈,但只要坚持充分地正规治疗,完全可以有效地控制哮喘的发作,即患者可达到没有或仅有轻度症状,能坚持日常工作和学习。

(2)识别和避免触发因素:针对个体情况,指导患者有效控制可诱发哮喘发作的各种因素,如避免摄入引起过敏的食物;室内布局力求简洁,避免使用地毯和种植花草,不养宠物;经常打扫房间,清洗床上用品;避免接触刺激性气体及预防呼吸道感染;避免进食易引起哮喘的食物;避免强烈的精神刺激和剧烈的运动;避免大笑、大哭、大喊等过度换气动作;在缓解期应加强体育锻炼、耐寒锻炼及耐力训练,以增强体质。

(3)自我监测病情:识别哮喘加重的早期情况,学会哮喘发作时进行简单的紧急自我处理方法,学会利用峰流速仪来监测最大呼气峰流速(PEFR),做好哮喘日记,为疾病预防和治疗提供参考资料。峰流速仪是一种可随身携带,能测量PEFR的一种小型仪器。使用方法如下,取站立位,尽可能深吸一口气,然后用唇齿部分包住口含器后,以最快的速度,用一次最有力的呼气吹动游标滑动,游标最终停止的刻度就是此次峰流速值。峰流速测定是发现早期哮喘发作最简便易行的方法,在没有出现症状之前,PEFR下降,提示早期哮喘的发生。临床实验观察证实,每天测量的PEFR与标准的PEFR进行比较,不仅能早期发现哮喘发作,而且能判断哮喘控制的程度和选择治疗措施。如果PEFR经常地、有规律地保持在80%～100%,为安全区,说明哮喘控制理想;如果PEFR在50%～80%,为警告区,说明哮喘加重,需要及时调整治疗方案;如果PEFR<50%,为危险区,说明哮喘严重,需要立即到医院就诊。

(4)用药指导:哮喘患者应了解自己所用的每种药的药名、用法及使用时的注意事项,了解药物的主要不良反应及如何采取相应的措施来避免。指导患者或家属掌握正确的药物吸入技术。一般先用β_2受体激动剂,后用糖皮质激素吸入剂。与患者共同制订长期管理、防止复发的计划。坚持定期随访保健,指导正确用药,使药物不良反应减至最小,受体激动剂使用量减至最小,甚至不用也能控制症状。

(5)心理-社会指导:保持有规律的生活和乐观情绪,积极参加体育锻炼,最大程度恢复劳动能力,特别要向患者说明发病与精神因素和生活压力的关系。动员与患者关系密切的力量,如家人或朋友参与对哮喘患者的管理;为其身心健康提供各方面的支持,并充分利用社会支持系统。

(三)护理评价

患者呼吸平稳,肺部听诊呼吸音正常,哮鸣音消失。动脉血气检测结果维持在正常范围;患者能摄入足够的液体,痰液稀薄,容易咳出;患者能描述使用吸入器的目的、注意事项、正确掌握使用方法。

第三节 支气管扩张

支气管扩张是指直径大于 2mm 的支气管由于管壁的肌肉和弹性组织破坏引起的慢性异常扩张。临床表现为慢性咳嗽,咳大量脓性痰和(或)反复咯血。患者多有童年麻疹、百日咳或支气管肺炎等病史。由于生活条件的改善,麻疹和百日咳疫苗的预防接种及抗生素的应用等,本病的发病率已明显减少。

一、病因及发病机制

(一)支气管-肺组织感染和阻塞

婴幼儿期支气管-肺组织感染是支气管扩张最常见的原因。由于儿童支气管的管腔细且管壁薄,易阻塞,反复感染导致支气管壁各层组织,尤其是平滑肌和弹性纤维的破坏,削弱了对管壁的支撑作用。支气管炎症使支气管黏膜充血、水肿,分泌物阻塞管腔,致使引流不畅而加重感染。另外,支气管内膜结核引起管腔狭窄和阻塞、肺结核纤维组织增生和收缩牵拉、吸入腐蚀性气体、支气管真菌感染等均可损伤支气管壁,反复继发感染也可引起支气管扩张。肿瘤、异物、感染、支气管周围肿大的淋巴结或肺癌的压迫可使支气管阻塞导致肺不张,胸腔负压直接牵拉支气管管壁,导致支气管扩张。感染引起支气管阻塞,阻塞又加重感染,两者互为因果,促使支气管扩张的发生与发展。

(二)支气管先天性发育障碍和遗传因素

支气管先天发育障碍,如巨大气管-支气管症、Kartagener 综合征(支气管扩张、鼻窦炎及内脏转位)、先天性软骨缺失症、支气管肺隔离症、肺囊性纤维化、遗传性 α_1 抗胰蛋白酶缺乏症、先天性免疫缺乏症等与发育和遗传因素有关的疾病也可伴有支气管扩张。

(三)全身性疾病

全身性疾病如类风湿性关节炎、克罗恩病、溃疡性结肠炎、系统性红斑狼疮、人免疫缺陷病毒(HIV)感染等疾病可同时伴有支气管扩张。心肺移植术后也可因移植物慢性排斥发生支气管扩张。有些不明原因的支气管扩张患者的体液免疫和(或)细胞免疫功能有不同程度改变,提示支气管扩张可能与机体免疫功能失调有关。

二、临床表现

(一)症状

1.慢性咳嗽、大量脓痰

痰量与体位改变有关,这是由于分泌物积储于支气管的扩张部位,改变体位时分泌物刺激支气管黏膜引起咳嗽和排痰。严重度可用痰量估计:<10mL/d为轻度;10～50mL/d为中度;>150mL/d为重度。感染急性发作时,黄绿色脓痰量明显增加,每天可达数百毫升。感染时痰液静置后出现分层的特征:上层为泡沫,下悬脓性成分,中层为混浊黏液,下层为坏死组织沉淀物。厌氧菌感染时痰有臭味。

2.反复咯血

50%～70%的患者有不同程度的咯血,可为痰中带血或大量咯血,咯血量与病情严重程度、病变范围有时不一致。部分患者无咳嗽、咳痰,仅以反复咯血为唯一症状,临床上称为"干性支气管扩张",其病变多位于引流良好的上叶支气管,常见于结核性支气管扩张。

3.反复肺部感染

其特点为同一肺段反复发生感染并迁延不愈。

4.慢性感染中毒症状

其可出现发热、乏力、食欲缺乏、消瘦、贫血等全身中毒症状。

(二)体征

早期或干性支气管扩张肺部体征可无异常,病变重或继发感染时,在下胸部、背部可闻及固定而持久的局限性粗湿啰音,有时可闻及哮鸣音,部分慢性患者有杵状指(趾)。

三、护理

(一)护理目标

患者能掌握有效咳痰技巧,营养得到改善,未发生并发症。

(二)护理措施

1.一般护理

(1)休息与活动:休息能减少肺活动度,避免因活动诱发咯血。急性感染或病情严重者应卧床休息。保持室内空气流通,维持适宜的温湿度,注意保暖。

(2)饮食护理:提供高热量、高蛋白质、富含维生素的食物,避免冰冷食物诱发咳嗽,少食多餐。指导患者在咳痰后及进食前后漱口,祛除痰臭,保持口腔清洁,促进食欲。为了稀释痰液,利于排痰,应鼓励患者多饮水,每天不少于2000mL。合并充血性心力衰竭或肾脏疾病者应指导患者低盐饮食。

2.病情观察

观察痰液的量、颜色、性质、气味及与体位的关系,痰液静置后是否有分层现象,记录24小时痰液排出量。观察咯血的颜色、性质及量。病情严重者需观察患者的缺氧情况,是否有呼吸困难、发绀、面色的改变。密切观察病情变化,警惕窒息的各种症状,并备好抢救药品和用品;注意患者有无发热、消瘦、贫血等全身症状。

3.体位引流

体位引流是利用重力作用促使呼吸道分泌物流入气管、支气管,排出体外。应根据病变部位采取相应的体位进行引流。如果体位引流排痰效果不理想，可经纤维支气管镜吸痰及用生理盐水冲洗痰液，也可局部注入抗生素。

(1)引流前准备：引流前向患者说明体位引流的目的、过程和注意事项，消除顾虑，取得合作。同时监测患者生命体征和肺部听诊，明确病变部位。对于痰液黏稠者，可先用生理盐水雾化吸入。

(2)引流体位：根据病变部位和患者耐受程度采取适当的体位。原则上应使病变部位处于高处，引流支气管开口在下，利于痰液流入大支气管和气管并排出。

(3)引流时间：要视病变部位、患者身体状况而定，一般每天1～3次，每次15～20分钟；在空腹下进行。

(4)引流时的观察：引流时应有护士或家人协助，观察患者有无出汗、脉搏细弱、头晕、疲劳、面色苍白等症状，如出现咯血、头晕、发绀、心悸、呼吸困难等情况，应及时停止引流。评估患者对体位引流的耐受程度，在体位引流过程中，鼓励并指导患者进行腹式深呼吸，辅以胸部叩击或振荡等措施。同时指导患者进行有效咳嗽，以提高引流效果。

(5)引流后的护理：引流后，协助患者休息，给予漱口，并记录痰量和性质，复查生命体征和肺部呼吸音及啰音变化。评价体位引流的效果。

4.咯血的护理

(1)饮食护理：大量咯血者暂时禁食，少量咯血者或大咯血停止后，宜进少量凉或温的流质饮食，多饮水、多食含纤维素食物，保持大便通畅，避免排便时增加腹压而引起再度咯血。

(2)休息与体位：少量咯血者应静卧休息，中量和大量咯血者需要绝对卧床休息，保持病室安静，避免搬动患者。协助患者取平卧位，头偏向一侧，及时咯出或吸出呼吸道积血，防止血块阻塞呼吸道；或取患侧卧位(如肺结核)，减少患侧活动度，防止病灶向健侧扩散，有利于健侧肺的通气功能。如果有窒息征象，应立即采取头低脚高体位，轻叩背部，排出血块，必要时做好气管插管或气管切开的准备。

(3)其他：告诉患者咯血时不能屏气，以免诱发喉头痉挛，血液引流不畅形成血块，导致窒息。保持呼吸道的通畅，嘱患者轻轻将气管内存留的积血咯出。及时为患者擦净血迹，漱口，保持口腔清洁、舒适，以防口腔异味刺激，再度引起咯血。

5.防止窒息的护理

(1)备好抢救物品，如吸引器、氧气、鼻导管、气管切开包、止血药、呼吸兴奋剂、升压药等抢救设备和药品。

(2)注意观察患者有无胸闷、气急、发绀、烦躁、面色苍白、大汗淋漓等异常表现，监测生命指征。

(3)痰液黏稠咳痰无力者，可经鼻腔吸痰，为防止吸痰引起低氧血症，重症患者应在吸痰前后加大吸氧浓度。

(4)咯血时劝告患者身心放松，不要屏气，防止声门痉挛，应将气管内痰液和积血轻轻咳出，保持气道通畅。

(5)大咯血出现窒息征象时，应立即取头低脚高45°俯卧位，面部偏向一边，轻叩背部以利血块排出，迅速清除口鼻腔血凝块，必要时行气管插管或气管切开。

6.用药护理

治疗原则:保持呼吸道引流通畅,控制感染,处理咯血,必要时手术治疗。

(1)保持呼吸道通畅:遵医嘱应用祛痰药及支气管舒张药稀释脓痰和促进排痰,再经体位引流清除痰液,痰液引流和抗生素治疗同等重要,以减少继发感染及减轻全身中毒症状。祛痰药可选用溴己新或盐酸氨溴索。支气管舒张药在支气管痉挛时,用 β_2 受体激动剂或异丙托溴铵喷雾吸入,或口服氨茶碱及其缓释制剂。

(2)控制感染:是急性感染期的主要治疗措施。轻症者可口服阿莫西林或第一、二代头孢菌素,喹诺酮类药物、磺胺类药物。重症患者特别是假单胞菌属细菌感染者,常选用抗假单胞菌抗生素,常需静脉给药,如头孢他啶、头孢吡肟和亚胺培南等。如有厌氧菌混合感染,加用甲硝唑或替硝唑,或克林霉素。雾化吸入庆大霉素或妥布霉素可改善气道分泌和炎症。

(3)抗生素、祛痰剂、支气管舒张药,掌握药物的疗效、剂量、用法和不良反应。

7.心理护理

该病迁延不愈,患者易产生悲观、焦虑心理;咯血时,又感到对生命造成严重威胁,会出现恐惧,甚至绝望的心理。医护人员态度应亲切,多与患者交谈,说明支气管扩张反复发作的原因及治疗进展,来帮助患者树立战胜疾病的信心,消除焦躁不安心理。咯血时,医护人员应陪伴及安慰患者,使患者情绪稳定,避免因情绪波动加重出血。

8.健康指导

(1)预防呼吸道感染:支气管扩张与感染密切相关。积极防治百日咳、麻疹、支气管肺炎、肺结核等呼吸道感染;及时治疗上呼吸道慢性病灶(如龋齿、扁桃体炎、鼻窦炎),避免受凉,预防感冒;减少刺激性气体吸入等措施。戒烟、避免烟雾和灰尘刺激有助于避免疾病的复发,防止病情恶化。

(2)疾病及保健知识的指导:帮助患者和家属了解疾病发生、发展与治疗、护理过程。与患者及家属共同制订长期防治的计划。指导患者自我监测病情,患者和家属应学会识别病情变化的征象,学会识别支气管扩张典型的临床表现;一旦发现症状加重,如痰量增多、血痰、呼吸困难加重、发热、寒战和胸痛等,应及时就诊。掌握有效咳嗽、雾化吸入、体位引流方法,以及抗生素的作用、用法,不良反应等。

(3)生活指导:讲明营养对机体康复的作用,使患者能主动摄取必需的营养素,以增加机体抗病能力。鼓励患者参加体育锻炼,建立良好的生活习惯,劳逸结合,消除紧张心理,防止病情进一步恶化。以维护心、肺功能状态。

(三)护理评价

患者能进行有效的咳嗽,将痰液咳出,保持呼吸道的通畅。能识别咯血的先兆,并采取有效的预防措施。症状消失或明显改善,未发生窒息。

第四节 肺炎

肺炎是指终末气道、肺泡和肺间质的炎症，可由病原微生物、理化因素、免疫损伤、过敏及药物所致。细菌性肺炎是最常见的肺炎，也是最常见的感染性疾病之一。尽管新的强效抗生素不断投入应用，但其发病率和病死率仍很高。

一、概述

(一)分类

1.解剖分类

(1)大叶性(肺泡性)肺炎：为肺实质炎症，通常并不累及支气管。病原体先在肺泡引起炎症，经肺泡间孔向其他肺泡扩散，导致部分或整个肺段、肺叶发生炎症改变。致病菌多为肺炎链球菌。

(2)小叶性(支气管)肺炎：指病原体经支气管入侵，引起细支气管、终末细支气管和肺泡的炎症。病原体有肺炎链球菌、葡萄球菌、病毒、肺炎支原体以及军团菌等。常继发于其他疾病，如支气管炎、支气管扩张、上呼吸道病毒感染以及长期卧床的危重患者。

(3)间质性肺炎：以肺间质炎症为主，病变累及支气管壁及其周围组织，有肺泡壁增生及间质水肿。可由细菌、支原体、衣原体、病毒或肺孢子菌等引起。

2.病因分类

(1)细菌性肺炎：如肺炎链球菌、金黄色葡萄球菌、甲型溶血性链球菌、肺炎克雷伯杆菌、流感嗜血杆菌、铜绿假单胞菌、棒状杆菌、梭形杆菌等引起的肺炎。

(2)非典型病原体所致肺炎：如支原体、军团菌和衣原体等。

(3)病毒性肺炎：如冠状病毒、腺病毒、呼吸道合胞病毒、流感病毒、麻疹病毒、巨细胞病毒、单纯疱疹病毒等。

(4)真菌性肺炎：如白念珠菌、曲霉菌、放射菌等。

(5)其他病原体所致的肺炎：如立克次体、弓形虫、寄生虫等。

(6)理化因素所致的肺炎：如放射性损伤引起的放射性肺炎，胃酸吸入、药物等引起的化学性肺炎等。

3.患病环境分类

(1)社区获得性肺炎：是指在医院外罹患的感染性肺实质炎症，也称“医院外肺炎”，包括具有明确潜伏期的病原体感染而在入院后平均潜伏期内发病的肺炎。常见致病菌为肺炎链球菌、流感嗜血杆菌、卡他莫拉菌和非典型病原体。

(2)医院获得性肺炎：简称“医院内肺炎”，是指患者入院时既不存在，也不处于潜伏期，而于入院48小时后在医院(包括老年护理院、康复院等)内发生的肺炎，也包括出院后48小时内发生的肺炎。无感染高危因素患者的常见病原体依次为肺炎链球菌、流感嗜血杆菌、金黄色葡萄球菌、铜绿假单胞菌、大肠埃希菌、肺炎克雷伯杆菌等；有感染高危因素患者的常见病原体依次为金黄色葡萄球菌、铜绿假单胞菌、肠杆菌属、肺炎克雷伯杆菌等。

(二)病因及发病机制

正常的呼吸道免疫防御机制(支气管内黏液-纤毛运载系统、肺泡巨噬细胞防御的完整性等)使气管隆嵴以下的呼吸道保持无菌。肺炎的发生主要由病原体和宿主两个因素决定。如果病原体数量多、毒力强和(或)宿主呼吸道局部和全身免疫防御系统损害,即可发生肺炎。病原体可通过空气吸入、血行播散、邻近感染部位蔓延、上呼吸道定植菌的误吸引起社区获得性肺炎。医院获得性肺炎还可通过误吸胃肠道的定植菌(胃食管反流)和通过人工气道吸入环境中的致病菌引起。

二、肺炎链球菌肺炎

肺炎链球菌肺炎或称肺炎球菌肺炎,是由肺炎链球菌(或称肺炎球菌)所引起的肺炎,约占社区获得性肺炎的半数以上。其通常急骤起病,以高热、寒战、咳嗽、血痰及胸痛为特征。胸部X线片呈肺段或肺叶急性炎性实变,近年来因抗菌药物的广泛使用,致使本病的起病方式、症状及X线改变均不典型。

(一)临床表现

1.症状

本病起病多急骤,患者有高热、寒战,全身肌肉酸痛,体温通常在数小时内升至39～40℃,高峰在下午或傍晚,或呈稽留热,脉率随之增加。可有患侧胸部疼痛,放射到肩部或腹部,咳嗽或深呼吸时加剧。痰少,可带血或呈铁锈色,食欲锐减,偶有恶心、呕吐、腹痛或腹泻,易被误诊为急腹症。

2.体征

患者呈急性病容,面颊绯红,鼻翼扇动,皮肤灼热、干燥,口角及鼻周有单纯疱疹;病变广泛时可出现发绀。有败血症者,可出现皮肤、黏膜出血点,巩膜黄染。早期肺部体征无明显异常,仅有胸廓呼吸运动幅度减小,叩诊稍浊,听诊可有呼吸音降低及胸膜摩擦音。肺实变时叩诊浊音、触觉语颤增强并可闻及支气管呼吸音。消散期可闻及湿啰音。心率增快,有时心律失常。重症患者有肠胀气,上腹部压痛多与炎症累及膈胸膜有关。重症感染时可伴休克,急性呼吸窘迫综合征及神经精神症状,表现为神志模糊、烦躁、呼吸困难、嗜睡、谵妄、昏迷等。累及脑膜时有颈抵抗及出现病理性反射。

本病自然病程为1～2周。发病5～10天,患者体温可自行骤降或逐渐消退;使用有效的抗菌药物后可使体温在1～3天内恢复正常。患者的其他症状与体征亦随之逐渐消失。

(二)护理

1.护理目标

患者体温恢复正常范围;患者呼吸平稳,发绀消失;症状减轻,呼吸道通畅;疼痛减轻,感染控制未发生休克。

2.护理措施

(1)一般护理。①休息与环境:保持室内空气清新,病室保持适宜的温、湿度,环境安静、清洁、舒适。限制患者活动,限制探视,避免因谈话过多影响体力。要集中安排治疗和护理活动,保证足够的休息,减少氧耗量,缓解头痛、肌肉酸痛、胸痛等症状。②体位:协助或指导患者采取合适的体位。对有意识障碍患者,如病情允许可取半卧位,增加肺通气量;或取侧卧位,以预防或减少分泌物吸入肺内。为促进肺扩张，每2小时变换体位1次，减少分泌物淤积在肺部而引起并发症。③饮食与补充水分：给予高热量、高蛋白质、高维生素、易消化的流质或半流质饮食，以补充高热引起的营养物质消耗。宜少食多餐，避免压迫膈肌。若有明显麻痹性肠梗阻或胃扩张，应暂时禁食，遵医嘱给予胃肠减压，直至肠蠕动恢复。鼓励患者多饮水(每天1～2L)，来补充发热、出汗和呼吸急促所丢失的水分，并利于痰液排出。轻症者无须静脉补液，脱水严重者可遵医嘱补液，补液有利于加快毒素排泄和热量散发，尤其是食欲差或不能进食者。心脏病或老年人应注意补液速度，过快、过多易导致急性肺水肿。

(2)病情观察：监测患者神志、体温、呼吸、脉搏、血压和尿量，并做好记录。尤其应注意密切观察体温的变化。观察有无呼吸困难及发绀，及时适宜给氧。重点观察儿童、老年人、久病体弱者的病情变化，注意是否伴有感染性休克的表现。观察痰液颜色、性状和量，如肺炎球菌肺炎患者痰液呈铁锈色，葡萄球菌肺炎患者痰液呈粉红色乳状，厌氧菌感染者痰液多有恶臭等。

(3)对症护理。①高热的护理：体温超过37.5℃，应每4小时测体温1次，观察体温过高的早期症状和体征，体温突然升高或骤降时，应随时测量和记录，并及时报告医师。体温＞39°C时，要采取物理降温。若降温效果不好，可遵照医嘱选用适当的解热剂进行降温。患者出汗后应及时处理，保持皮肤的清洁和干燥，并注意保暖。鼓励多饮水。②咳嗽、咳痰的护理：协助和鼓励患者有效咳嗽、排痰，及时清除口腔和呼吸道内痰液、呕吐物。痰液黏稠不易咳出时，在病情允许情况下可扶患者坐起，给予叩背，协助咳痰，遵医嘱应用祛痰药以及超声雾化吸入，稀释痰液，促进痰的排出。必要时吸痰，预防窒息。吸痰前，注意告知病情。③气急发绀的护理：监测动脉血气分析值，给予吸氧，提高血氧饱和度，改善发绀，增加患者的舒适度。氧流量一般为每分钟4～6L，若为COPD患者，应给予低流量、低浓度持续吸氧。注意观察患者呼吸频率、节律、深度等变化，皮肤色泽和意识状态有无改变，如果病情恶化，准备气管插管和呼吸机辅助通气。④胸痛的护理：维持患者舒适的体位。患者胸痛时，常随呼吸、咳嗽加重，可采取患侧卧位，在咳嗽时可用枕头等物夹紧胸部，必要时用宽胶布固定胸廓，以降低胸廓活动度，减轻疼痛。疼痛剧烈者，遵医嘱应用镇痛、止咳药，缓解疼痛和改善肺通气，如口服可待因。⑤其他：鼓励患者经常漱口，做好口腔护理。口唇疱疹者局部涂液体石蜡或抗病毒软膏，防止继发感染。烦躁不安、谵妄、失眠者，酌情使用地西泮或水合氯醛，禁用抑制呼吸的镇静药。

(4)感染性休克的护理。①观察休克的征象：密切观察生命体征、实验室检查和病情的变化。发现患者神志模糊、烦躁、发绀、四肢湿冷、脉搏细数、脉压变小、呼吸浅快、面色苍白、尿量减少(＜30mL/h)等休克早期症状时，及时报告医师，采取救治措施。②环境与体位：应将感染性休克的患者安置在重症监护室，注意保暖和安全。取仰卧中凹位，抬高头胸部20°，抬高下肢约30°，有利于呼吸和静脉回流，增加心排血量。尽量减少搬动。③吸氧：应给高流量吸氧，维持动脉氧分压在60mmHg(1mmHg＝0.133kPa)以上，改善缺氧状况。④补充血容量：快速建立两条静脉通路，遵医嘱给予右旋糖酐或平衡液以维持有效血容量，降低血液的黏稠度，防止弥散性血管内凝血。随时监测患者一般情况、血压、尿量、尿比重、血细胞比容等；监测中心静脉压，作为调整补液速度的指标，中心静脉压＜5cmH_2O可放心输液，达到10cm H_2O应慎重。以中心静脉压不超过10cmH_2O、尿量每小时在30mL以上为宜。补液不宜过多过快，以免引起心力衰竭和肺水肿。若血容量已补足而24小时尿量仍<400mL、尿比重<1.018时,应及时报告医师,注意是否合并急性肾衰竭。⑤纠正酸中毒:有明显酸中毒可静脉滴注5%碳酸氢钠,因其配伍禁忌较多,宜单独输入。随时监测和纠正电解质和酸碱失衡等。⑥应用血管活性药物的护理:遵医嘱在应用血管活性药物,如多巴胺、间羟胺(阿拉明)时,滴注过程中应注意防止液体溢出血管外,引起局部组织坏死和影响疗效。可应用输液泵单独静脉输入血管活性药物,根据血压随时调整滴速,维持收缩压在90~100mmHg,保证重要器官的血液供应,改善微循环。⑦对因治疗:应联合、足量应用强有力的广谱抗生素控制感染。⑧病情转归观察:随时监测和评估患者意识、血压、脉搏、呼吸、体温、皮肤、黏膜、尿量的变化,判断病情转归。如患者神志逐渐清醒、皮肤及肢体变暖、脉搏有力、呼吸平稳规则、血压回升、尿量增多,预示病情已好转。

(5)用药护理:遵医嘱及时使用有效抗感染药物,注意观察药物疗效及不良反应。

抗菌药物治疗:一经诊断即应给予抗菌药物治疗,不必等待细菌培养结果。首选青霉素G,用药途径及剂量视病情轻重及有无并发症而定。对于成年轻症患者,每天可用240万U,分3次肌内注射,或用普鲁卡因青霉素每12小时肌内注射60万U;病情稍重者,宜用青霉素G每天240万~480万U,每6~8小时静脉滴注1次;重症及并发脑膜炎者,可增至每天1000万~3000万U,分4次静脉滴注;对青霉素过敏者或耐青霉素或多重耐药菌株感染者,可用呼吸氟喹诺酮类、头孢噻肟或头孢曲松等药物,多重耐药菌株感染者可用万古霉素、替考拉宁等。药物治疗48~72小时后应对病情进行评价,治疗有效表现为体温下降、症状改善、白细胞逐渐降低或恢复正常等。如用药72小时后病情仍无改善,需及时报告医师并进行相应处理。

支持疗法:患者应卧床休息,注意补充足够蛋白质、热量及维生素。密切监测病情变化,注意防止休克。剧烈胸痛者,可酌情用少量镇痛药,如可卡因15mg。不用阿司匹林或其他解热药,以免过度出汗、脱水及干扰真实热型,导致临床判断错误。鼓励饮水每天1~2L,轻症患者不需要常规静脉输液,确有失水者可输液,保持尿比重<1.020,血清钠<145mmol/L。中等或重症患者(PaO_2<60mmHg或有发绀)应给氧。若有明显麻痹性肠梗阻或胃扩张,应暂时禁食、禁饮和胃肠减压,直至肠蠕动恢复。烦躁不安、谵妄、失眠者酌情用地西泮5mg或水合氯醛1~1.5g,禁用抑制呼吸的镇静药。

并发症的处理:经抗菌药物治疗后,高热常在24小时内消退,或数日内逐渐下降。若体温降而复升或3天后仍不降者,应考虑肺炎链球菌的肺外感染,如脓胸、心包炎或关节炎等。持续发热的其他原因尚有耐青霉素的肺炎链球菌(PRSP)或混合细菌感染、药物热或并存其他疾病。肿瘤或异物阻塞支气管时,经治疗后肺炎虽可消散,但阻塞因素未除,肺炎可再次出现。10%~20%的肺炎链球菌肺炎伴发胸腔积液者,应酌情取胸液检查及培养以确定其性质。若治疗不当,约5%的患者并发脓胸,应积极排脓引流。

(6)心理护理:患病前健康状态良好者会因突然患病而焦虑不安;病情严重或患有慢性基础疾病者则可能出现消极、悲观和恐慌的心理反应。要耐心给患者讲解疾病的有关知识,解释各种症状和不适的原因,讲解各项诊疗、护理操作目的、操作程序和配合要点,使患者清楚大部分肺炎治疗、预后良好和询问和关心患者的需要,鼓励患者说出内心感受,与患者进行有效的沟通。帮助患者祛除不良心理反应,树立治愈疾病的信心。

(7)健康指导。①疾病知识指导:让患者及家属了解肺炎的病因和诱因,有皮肤疖、痈、伤口感染、毛囊炎、蜂窝织炎时应及时治疗。避免受凉、淋雨、酗酒和过度疲劳,特别是年老体弱和免疫功能低下者,如糖尿病慢性肺病、慢性肝病、血液病、营养不良、艾滋病等。天气变化时随时增减衣服,预防上呼吸道感染。可注射流感或肺炎免疫疫苗,使之产生免疫力。②生活指导:劝导患者要注意休息,劳逸结合,生活有规律。保证摄取足够的营养物质,适当参加体育锻炼,增强机体抗病能力。对有意识障碍、慢性病、长期卧床者,应教会家属注意帮助患者经常改变体位、翻身叩背,协助并鼓励患者咳出痰液,有感染征象时及时就诊。③出院指导:出院后需继续用药者,应指导患者遵医嘱按时服药,向患者介绍所服药物的疗效、用法、疗程、不良反应,不能自行停药或减量。教会患者观察疾病复发症状,如出现发热、咳嗽、呼吸困难等不适表现时,应及时就诊。告知患者随诊的时间及需要准备的有关资料,如胸部X线片等。

3.护理评价

患者体温恢复正常;能进行有效咳嗽,痰容易咳出,显示咳嗽次数减少或消失,痰量减少;休克发生时及时发现并给予及时的处理。

三、其他类型肺炎

(一)葡萄球菌肺炎

葡萄球菌肺炎是由葡萄球菌引起的急性肺部化脓性炎症。葡萄球菌的致病物质主要是毒素与酶,具有溶血、坏死、杀白细胞和致血管痉挛等作用。其致病力可用血浆凝固酶来测定,阳性者致病力较强,是化脓性感染的主要原因。但其他凝固酶阴性的葡萄球菌亦可引起感染。随着医院内感染的增多,由凝固酶阴性葡萄球菌引起的肺炎也不断增多。医院获得性肺炎中,葡萄球菌感染占11%～25%。葡萄球菌肺炎常发生于有糖尿病、血液病、艾滋病、肝病或慢性阻塞性肺疾病等原有基础疾病者。若治疗不及时或不当,病死率甚高。

1.临床表现

(1)症状:起病多急骤,患者有寒战、高热,体温高达39～40℃,胸痛,咳大量脓性痰,带血丝或呈脓血状。全身肌肉和关节酸痛,精神萎靡,病情严重者可出现周围循环衰竭。院内感染者常起病隐袭,体温逐渐上升,咳少量脓痰。老年人症状可不明显。

(2)体征:早期可无体征,晚期可有双肺散在湿啰音。病变较大或融合时可出现肺实变体征。但体征与严重的中毒症状和呼吸道症状不平行。

2.治疗要点

早期清除原发病灶,积极进行抗感染治疗,加强支持疗法,预防并发症。通常首选耐青霉素酶的半合成青霉素或头孢菌素,如苯唑西林、头孢呋辛等。对甲氧西林耐药株可用万古霉素、替考拉宁等治疗。疗程为2～3周,有并发症者需4～6周。

(二)肺炎支原体肺炎

肺炎支原体肺炎是由肺炎支原体引起的呼吸道和肺部的急性炎症,常同时有咽炎、支气管炎和肺炎。肺炎支原体是介于细菌和病毒之间,兼性厌氧、能独立生活的最小微生物。健康人吸入患者咳嗽、打喷嚏时喷出的口鼻分泌物可感染,即通过呼吸道传播。病原体通常吸附宿主呼吸道纤毛上皮细胞表面,不侵入肺实质,抑制纤毛活动和破坏上皮细胞。其致病性可能与患者对病原体及其代谢产物的过敏反应有关。支原体肺炎约占非细菌性肺炎的1/3以上，或各种原因引起的肺炎的10%。以秋冬季发病较多，可散发或小流行，患者以儿童和青年人居多，婴儿间质性肺炎亦应考虑本病的可能。

1.临床表现

(1)症状：通常起病缓慢，潜伏期为2～3周，症状主要为乏力、咽痛、头痛、咳嗽、发热、食欲缺乏、肌肉酸痛等。多为刺激性咳嗽，咳少量黏液痰，发热可持续2～3周，体温恢复正常后可仍有咳嗽。偶伴有胸骨后疼痛。

(2)体征：可见咽部充血、颈部淋巴结肿大等体征。肺部可无明显体征，与肺部病变的严重程度不相称。

2.治疗要点

肺炎支原体肺炎首选大环内酯类抗生素，如红霉素。疗程一般为2～3周。

(三)病毒性肺炎

病毒性肺炎是由上呼吸道病毒感染，向下蔓延所致的肺部炎症。其常见病毒为甲、乙型流感病毒，腺病毒，副流感病毒，呼吸道合胞病毒和冠状病毒等。患者可同时受一种以上病毒感染，气道防御功能降低，常继发细菌感染。病毒性肺炎为吸入性感染，常有气管-支气管炎。呼吸道病毒通过飞沫与直接接触而迅速传播，可暴发或散发流行。病毒性肺炎约占需住院的社区获得性肺炎的8%，大多发生于冬春季节。密切接触的人群或有心肺疾病者、老年人等易受感染。

1.临床表现

(1)症状：一般临床症状较轻，与支原体肺炎症状相似。起病较急，患者发热、头痛、全身酸痛、乏力等较突出。有咳嗽、少痰或白色黏液痰咽痛等症状。老年人或免疫功能受损的重症患者，可表现为呼吸困难、发绀、嗜睡、精神萎靡，甚至并发休克、心力衰竭和呼吸衰竭，严重者可发生急性呼吸窘迫综合征。

(2)体征：本病常无显著的胸部体征，病情严重者有呼吸浅速、心率增快、发绀、肺部干湿啰音。

2.治疗要点

病毒性肺炎以对症治疗为主，板蓝根、黄芪、金银花、连翘等中药有一定的抗病毒作用。对某些重症病毒性肺炎应采用抗病毒药物，如选用利巴韦林、阿昔洛韦等。

(四)真菌性肺炎

肺部真菌感染是最常见的深部真菌病。真菌感染的发生是机体与真菌相互作用的结果，最终取决于真菌的致病性、机体的免疫状态及环境条件对机体与真菌之间关系的影响。广谱抗生素、糖皮质激素、细胞毒性药物及免疫抑制剂的广泛使用，人免疫缺陷病毒(HIV)感染和艾滋病增多使肺部真菌感染的机会增加。

1.临床表现

真菌性肺炎多继发于长期应用抗生素、糖皮质激素、免疫抑制剂、细胞毒性药物或因长期留置导管、插管等诱发，其症状和体征无特征性变化。

2.治疗要点

真菌性肺炎目前尚无理想的药物，两性霉素B对多数肺部真菌仍为有效药物，但由于其不良反应较多,使其应用受到限制。其他药物尚有氟胞嘧啶、咪康唑、酮康唑、制霉菌素等也可选用。

(五)重症肺炎

目前重症肺炎还没有普遍认同的标准,各国诊断标准不一,但都注重肺部病变的范围、器官灌注和氧合状态。我国制订的重症肺炎标准为:①意识障碍;②呼吸频率>30次/分;③PaO_2<60mmHg,PO_2/FiO_2<300,需行机械通气治疗;④血压<90/60mmHg;⑤胸部X线片显示双侧或多肺叶受累,或入院48小时内病变扩大≥50%;⑥少尿:尿量<20mL/h,或每4小时<80mL,或急性肾衰竭需要透析治疗。

第五节　肺脓肿

肺脓肿是由多种病原菌引起肺实质坏死的肺部化脓性感染。早期为肺组织的化脓性炎症,继而坏死、液化,由肉芽组织包绕形成脓肿。高热、咳嗽和咳大量脓臭痰为其临床特征。本病可见于任何年龄,青壮年男性及年老体弱有基础疾病者多见。自抗生素广泛应用以来,发病率有明显降低。

一、病因及发病机制

急性肺脓肿的主要病原体是细菌,常为上呼吸道、口腔的定植菌,包括需氧、厌氧和兼性厌氧菌。厌氧菌感染占主要地位,较重要的厌氧菌有核粒梭形杆菌、消化球菌等。常见的需氧和兼性厌氧菌为金黄色葡萄球菌、化脓链球菌(A组溶血性链球菌)、肺炎克雷伯杆菌和铜绿假单胞菌等。免疫力低下者,如接受化学治疗、白血病或艾滋病患者,其病原菌也可为真菌。根据不同病因和感染途径,肺脓肿可分为以下3种类型。

(一)吸入性肺脓肿

吸入性肺脓肿是临床上最多见的类型,病原体经口、鼻、咽吸入致病,误吸为最主要的发病原因。正常情况下,吸入物可由呼吸道迅速清除,但当由于受凉、劳累等诱因导致全身或局部免疫力下降时;在有意识障碍,如全身麻醉或气管插管、醉酒、脑血管意外时,吸入的病原菌即可致病。此外,也可由上呼吸道的慢性化脓性病灶,如扁桃体炎、鼻窦炎、牙槽脓肿等脓性分泌物经气管被吸入肺内致病。吸入性肺脓肿发病部位与解剖结构有关,常为单发性,由于右主支气管较陡直,且管径较粗大,因而右侧多发。病原体多为厌氧菌。

(二)继发性肺脓肿

继发性肺脓肿可继发于某些肺部疾病,如细菌性肺炎、支气管扩张、空洞型肺结核、支气管肺癌、支气管囊肿等感染;支气管异物堵塞也是肺脓肿尤其是小儿肺脓肿发生的重要因素;邻近器官的化脓性病变蔓延至肺,如食管穿孔感染、膈下脓肿、肾周围脓肿及脊柱脓肿等波及肺组织引起肺脓肿。阿米巴肝脓肿可穿破膈肌至右肺下叶,形成阿米巴肺脓肿。

(三)血源性肺脓肿

血源性肺脓肿是因皮肤外伤感染、痈、疖、骨髓炎、静脉吸毒、感染性心内膜炎等肺外感染病灶的细菌或脓毒性栓子经血行播散至肺部引起小血管栓塞,产生化脓性炎症、组织坏死导致肺脓肿。金黄色葡萄球菌、表皮葡萄球菌及链球菌为常见致病菌。

二、临床表现

(一)症状

急性肺脓肿患者，起病急，可出现寒战、高热，体温高达 39～40℃，伴有咳嗽、咳少量黏液痰或黏液脓性痰，典型痰液呈黄绿色、脓性，有时带血。炎症累及胸膜可引起胸痛。伴精神不振、全身乏力、食欲减退等全身毒性症状。如感染未能及时控制，于发病后 10～14 天可突然咳出大量脓臭痰及坏死组织，痰量可达 300～500mL/d，痰静置后分 3 层。厌氧菌感染时痰带腥臭味。一般在咳出大量脓痰后，体温明显下降，全身毒性症状随之减轻。约 1/3 的患者有不同程度的咯血，偶有中，大量咯血而突然窒息死亡者。部分患者发病缓慢，仅有一般的呼吸道感染症状。血源性肺脓肿多先有原发病灶引起的畏寒、高热等全身脓毒血症的表现。经数日或数周后出现咳嗽、咳痰，痰量不多，极少咯血。慢性肺脓肿患者除咳嗽、咳脓痰、不规则发热、咯血外，还有贫血、消瘦等慢性消耗症状。

(二)体征

肺部体征与肺脓肿的大小、部位有关。早期病变较小或位于肺深部，多无阳性体征；病变发展较大时可出现肺实变体征，有时可闻及异常支气管呼吸音；病变累及胸膜时，可闻及胸膜摩擦音或胸腔积液体征。慢性肺脓肿常有杵状指(趾)、消瘦、贫血等。血源性肺脓肿多无阳性体征。

三、护理

(一)护理目标

患者体温降至正常，营养改善，呼吸系统症状减轻或消失，未发生并发症。

(二)护理措施

1.一般护理

保持室内空气流通、温湿度适宜、阳光充足。晨起、饭后、体位引流后及睡前协助患者漱口，做好口腔护理。鼓励患者多饮水，进食高热量、高蛋白、高维生素等营养丰富的食物。

2.病情观察

观察痰的颜色、性状、气味和静置后是否分层。准确记录 24 小时排痰量。当大量痰液排出时，要注意观察患者咳痰是否顺畅，咳嗽是否有力，避免脓痰引起窒息；当痰液减少时，要观察患者中毒症状是否好转，若中毒症状严重，提示痰液引流不畅，做好脓液引流的护理，以保持呼吸道通畅。若发现血痰，应及时报告医师，咯血量较多时，应严密观察体温、脉搏、呼吸、血压以及神志的变化，准备好抢救药品和用品，嘱患者取患侧卧位，头偏向一侧，警惕大咯血或窒息的突然发生。

3.用药及体位引流护理

(1)抗生素治疗：吸入性肺脓肿一般选用青霉素，对青霉素过敏或不敏感者可用林可霉素、克林霉素或甲硝唑等药物。开始给药采用静脉滴注，体温通常在治疗后 3～10 天降至正常，然后改为肌内注射或口服。如抗生素有效，宜持续 8～12 周，直至胸部 X 线片上空洞和炎症完全消失，或仅有少量稳定的残留纤维化。若疗效不佳，要注意根据细菌培养和药物敏感试验结果选用有效抗菌药物。遵医嘱使用抗生素、祛痰药、支气管扩张剂等药物，注意观察疗效及不良反应。

(2)痰液引流：可缩短病程，提高疗效。无大咯血、中毒症状轻者可进行体位引流排痰，每天2～3次，每次10～15分钟。痰黏稠者可用祛痰药、支气管舒张药或生理盐水雾化吸入以利脓液引流。有条件应尽早应用纤维支气管镜冲洗及吸引治疗，脓腔内还可注入抗生素，加强局部治疗。

(3)手术治疗：内科积极治疗3个月以上效果不好，或有并发症可考虑手术治疗。

4.心理护理

向患者及家属及时介绍病情，解释各种症状和不适的原因，说明各项诊疗、护理操作目的、操作程序和配合要点。由于疾病带来口腔脓臭气味使患者害怕与人接近，在帮助患者口腔护理的同时消除患者的紧张心理。主动关心并询问患者的需要，使患者增加治疗的依从性和信心，指导患者正确对待本病，使其勇于说出内心感受，并积极进行疏导。教育患者家属配合医护人员做好患者的心理指导，使患者树立治愈疾病的信心，以促进患者早日康复。

5.健康指导

(1)疾病知识指导：指导患者及家属了解肺脓肿发生、发展、治疗和有效预防方面的知识。积极治疗肺炎、皮肤疖、痈或肺外化脓性等原发病灶。教会患者练习深呼吸，鼓励患者咳嗽并采取有效的咳嗽方式进行排痰，保持呼吸道的通畅，促进病变的愈合。对重症患者做好监护，教育家属及时发现病情变化，并及时向医师报告。

(2)生活指导：指导患者生活要有规律，注意休息，劳逸结合，应增加营养物质的摄入。提倡健康的生活方式，重视口腔护理，在晨起、饭后、体位引流后、晚睡前要漱口、刷牙，防止污染分泌物误吸入下呼吸道。鼓励平日多饮水，戒烟、酒。保持环境整洁、舒适，维持适宜的室温与湿度，注意保暖，避免受凉。

(3)用药指导：抗生素治疗非常重要，但需要时间较长，为防止病情反复，应遵从治疗计划。指导患者及家属根据医嘱服药，向患者讲解抗生素等药物的用药疗程、方法、不良反应，若发现异常，及时向医师报告。

(4)加强易感人群护理：对意识障碍、慢性病、长期卧床者，应注意指导家属协助患者经常变换体位、翻身、拍背促进痰液排出，疑有异物吸入时要及时清除。有感染征象时应及时就诊。

(三)护理评价

患者体温平稳，呼吸系统症状消失，营养改善，无并发症发生或发生后及时得到处理。

第六节　肺结核

结核分枝杆菌可侵及全身多个脏器，但以肺部受累形成肺结核最为常见。在现在仍然是严重危害人类健康的主要传染病，是全球关注的公共卫生和社会问题，也是我国重点控制的主要疾病之一。

一、病因及发病机制

(一)病原学

结核病的病原菌为结核分枝杆菌,分为人型、牛型、非洲型和鼠型4类,其中引起人类结核病的主要为人型结核分枝杆菌,少数为牛型和非洲型分枝杆菌。其生物学特性如下。

1.抗酸性

结核分枝杆菌耐酸染色呈红色,可抵抗盐酸酒精的脱色作用,又称抗酸杆菌。

2.生长缓慢

结核分枝杆菌为需氧菌,适宜生长温度为37℃左右。生长缓慢,增生一代需14～20小时,对营养有特殊的要求;培养时间一般为2～8周。

3.抵抗力强

结核分枝杆菌对干燥、酸、碱、冷的抵抗力较强。在干燥环境中可存活数月或数年。在阴暗潮湿环境下能生存数月不死,但在10W紫外线灯距照射物0.5～1m,照射30分钟具有明显杀菌作用。阳光下暴晒2～7小时可被杀死。用氢氧化钠或硫酸对痰液进行处理时,一般杂菌很快被杀死,而结核分枝杆菌仍存活,故常以此方法对临床痰标本进行结核分枝杆菌培养前处理。湿热80℃持续5分钟,95℃持续1分钟或煮沸100℃持续5分钟可杀死结核分枝杆菌,因而煮沸消毒与高压消毒是最有效的消毒法。常用杀菌剂中,70%乙醇最佳,一般在2分钟内可杀死结核分枝杆菌。1.5%煤酚皂接触2～12小时,5%苯酚24小时亦可杀菌。将痰吐在纸上直接焚烧是最简易的灭菌方法。除污剂或合成洗涤剂对结核分枝杆菌完全不起作用。

4.菌体结构复杂

结核分枝杆菌菌体成分复杂,主要是类脂质、蛋白质和多糖类组成的复合成分。在人体内,类脂质与结核病的组织坏死、干酪液化、空洞发生以及结核变态反应有关;菌体蛋白质是结核菌素的主要成分,诱发皮肤变态反应;多糖类与血清反应等免疫应答有关。

(二)流行病学

1.传染源

结核病的传染源主要是继发性肺结核患者。由于结核分枝杆菌主要是随着痰排出体外而播散,因而痰液检查结核分枝杆菌阳性的患者才有传染性,才是传染源。

2.传播途径

飞沫传播是肺结核最重要的传播途径。结核分枝杆菌主要通过咳嗽、喷嚏、大笑或大声谈话等方式把含有结核分枝杆菌的微滴排到空气中而传播。经消化道和皮肤等其他途径传播现已少见。

3.易感人群

人群对结核病易感性与机体自然抵抗力和获得性特异性抵抗力有关。结核病的易感人群包括:与肺结核患者密切接触者、免疫抑制或滥用药物者、HIV感染者、居住环境拥挤者、老年人、流浪人员以及婴幼儿等机体自然抵抗力低下者。山区及农村居民结核分枝杆菌自然感染率低,导致获得性特异性抵抗力低,移居到城市生活后也成为结核病的易感人群。

4.影响传染性的因素

已感染者排出结核分枝杆菌量的多少、空气中结核分枝杆菌微滴的密度、通风情况、接触的密切程度和时间长短以及个体免疫力情况等。HIV感染者及免疫功能受损者比健康人更容易受到结核分枝杆菌感染，而且感染后容易发病。

(三)结核病的发生与发展

1.原发感染

感染后的结核病的发生、发展与转归取决于入侵结核分枝杆菌的毒力及肺泡内巨噬细胞固有的吞噬杀菌能力。如果结核分枝杆菌能够在体内存活，并可在肺泡巨噬细胞内外生长繁殖，这部分肺组织即出现炎性病变，称为原发病灶。原发病灶中的结核分枝杆菌沿着肺内引流淋巴管到达肺门淋巴结，引起淋巴结肿大。原发病灶和肿大的气管支气管淋巴结统称为原发复合征或原发性结核。原发病灶继续发展，可直接或经血流播散到邻近组织器官，引起结核病。

当结核分枝杆菌首次侵入人体开始繁殖时，人体通过细胞介导的免疫系统对结核分枝杆菌产生特异性免疫，使原发病灶、肺门淋巴结和播散到全身各器官的结核分枝杆菌停止繁殖，原发病灶炎症迅速吸收或留下少量钙化灶，肿大的肺门淋巴结逐渐缩小纤维化或钙化，播散到全身各器官的结核分枝杆菌大部分被消灭，这就是原发感染最常见的良性过程。但仍然有少量结核分枝杆菌没有被消灭，长期处于休眠期，成为继发性结核的潜在来源。少数患者因免疫反应强烈或免疫力低下，原发病灶可扩大呈干酪样坏死，形成空洞或干酪性肺炎。干酪样坏死组织破入支气管可引起沿支气管结核播散。结核分枝杆菌经淋巴引起血行播散，形成血行播散型肺结核。

2.结核病免疫和迟发性变态反应

结核病主要的免疫保护机制是细胞免疫，体液免疫对控制结核分枝杆菌感染的作用不重要。人体受结核分枝杆菌感染后，首先是巨噬细胞做出反应，肺泡中的巨噬细胞大量分泌白细胞介素(简称白介素)-1、白介素-6和肿瘤坏死因子(TNF)-α等细胞因子使淋巴细胞和单核细胞聚集到结核分枝杆菌入侵部位，逐渐形成结核肉芽肿，限制结核分枝杆菌扩散并杀灭结核分枝杆菌。T细胞有独特作用，其与巨噬细胞相互作用和协调，对完善免疫保护作用非常重要。T淋巴细胞有识别特异性抗原的受体，CD4＋T细胞促进免疫反应，在淋巴因子作用下分化为第一类和第二类辅助性T细胞(Th1和Th2)。细胞免疫保护作用以Th1为主，Th1促进巨噬细胞的功能和免疫保护力。白介素-12可诱导Th1的免疫作用，刺激T细胞分化为Th1，增加γ干扰素的分泌，激活巨噬细胞抑制或杀灭结核分枝杆菌的能力。

3.继发性结核

(1)发病方式：原发性结核感染时期遗留下来的潜在病灶中的结核分枝杆菌重新活动而发生的结核病，此为内源性复发；另一种方式是由于受到结核分枝杆菌的再感染而发病，称为外源性重染。两种不同发病方式主要取决于当地的结核病流行病学特点与严重程度。继发性结核病与原发性结核病有明显的差异。继发性结核病有明显的临床症状，容易出现空洞和排菌，有传染性，所以，继发性结核病具有重要临床和流行病学意义，是防治工作的重点。

(2)发病类型：一种是发病慢，临床症状少而轻，多发生在肺尖或锁骨下，痰涂片检查阴性，一般预后良好；另一种是发病快，几周前肺部检查还是正常，发现时已出现广泛的病变、空洞和播散，痰涂片检查阳性。这类患者多为青春期女性、营养不良、抵抗力弱的群体以及免疫功能受损的患者。继发性结核有传染性,是防治工作的重点。

二、临床表现

(一)症状

1.全身中毒症状

典型肺结核表现为午后低热、乏力、食欲减退、消瘦、盗汗等,发热为最常见的症状。多为长期午后潮热,即下午或傍晚开始升高,翌晨降至正常。妇女可有月经失调和闭经,当肺部病灶急剧进展播散时,可有不规则高热。

2.呼吸系统症状

(1)咳嗽咳痰:是肺结核最常见症状。咳嗽较轻,干咳或少量黏液痰。有空洞形成时,痰量增多,若合并其他细菌感染,痰可呈脓性。若合并支气管结核,表现为刺激性咳嗽。

(2)咯血:1/3～1/2 的患者有咯血。咯血量多少不定,多数患者为少量咯血,少数为大咯血。痰中带血多因炎性病灶的毛细血管扩张所致;中等量以上咯血,则与小血管损伤或来自空洞的血管瘤破裂有关。咯血后低热多为小血管内血液吸收或阻塞支气管引起感染所致,若高热持续不退,提示结核病灶播散;大咯血时若血块阻塞大气道可引起窒息。

(3)胸痛:炎症波及壁层胸膜,可有相应部位胸痛,为胸膜性胸痛。随呼吸运动和咳嗽加重。取患侧卧位可减轻疼痛。

(4)呼吸困难:慢性重症肺结核时,呼吸功能减退,常出现渐进性呼吸困难,并发气胸或大量胸腔积液时,呼吸困难尤为严重。多见于干酪性肺炎和大量胸腔积液患者。

(二)体征

体征取决于病变性质、部位、范围和程度。病变范围较小或位于肺组织深部时,一般无明显体征。渗出性病变范围较大或干酪样坏死时,则可以有肺实变体征,如触觉语颤增强、叩诊浊音、听诊闻及支气管呼吸音和细湿啰音。较大的空洞性病变听诊也可以闻及支气管呼吸音。结核好发于肺尖,在锁骨上下、肩胛间区叩诊略浊,于咳嗽后偶可闻及湿啰音,对肺结核的诊断具有参考意义。当有较大范围的纤维条索形成时,气管向患侧移位,患侧胸廓塌陷、叩诊浊音、听诊呼吸音减弱并可闻及湿啰音。健侧可有代偿性肺气肿征。结核性胸膜炎时有胸腔积液体征:气管向健侧移位,患侧胸廓视诊饱满、触觉语颤减弱、叩诊实音、听诊呼吸音消失。支气管结核可有局限性哮鸣音。

少数患者可以有类似风湿热样表现,称为结核性风湿症。该表现多见于青少年女性,常累及四肢大关节,在受累关节附近可见结节性红斑或环形红斑,间歇出现。

三、临床类型及特点

(一)原发型肺结核

原发型肺结核含原发复合征及胸内淋巴结结核。本病多见于少年儿童,无症状或症状轻微,类似感冒,有低热、咳嗽、食欲缺乏、体重减轻等。多有结核病家庭接触史,结核菌素试验多为强阳性,胸部 X 线片表现为哑铃型阴影,即原发病灶、引流淋巴管炎和肿大的肺门淋巴结,形成典型的原发复合征(原发病灶,部位多在上叶底部、中叶或下叶上部)。原发病灶一般吸收较快,可不留任何痕迹。若胸部 X 线片只有肺门淋巴结肿大,则诊断为胸内淋巴结结核。

(二)血行播散型肺结核

本型为各型肺结核中较严重者,包括急性血行播散型肺结核(急性粟粒型肺结核)及亚急性、慢性血行播散型肺结核。急性粟粒型肺结核多见于婴幼儿和青少年,特别是营养不良、患传染病和长期应用免疫抑制剂导致抵抗力明显下降的小儿,多同时伴有原发型肺结核。成人也可发生急性粟粒型肺结核,可由病变中和淋巴结内的结核分枝杆菌侵入血管所致。本病起病急,持续高热,中毒症状严重,一半以上的小儿和成人合并结核性脑膜炎。虽然病变侵及两肺,但极少有呼吸困难。全身浅表淋巴结肿大,肝大和脾大,有时可发现皮肤淡红色粟粒疹,可出现颈项强直等脑膜刺激征,眼底检查约1/3的患者可发现脉络膜结核结节。部分患者结核菌素试验阴性,随病情好转可转为阳性。胸部X线片和CT检查开始为肺纹理重,在症状出现两周左右可发现由肺尖至肺底呈大小、密度和分布皆均匀的粟粒状结节阴影,结节直径为2mm左右。亚急性慢性血行播散型肺结核起病较缓,症状较轻,胸部X线片呈双上、中肺野为主的大小不等、密度不同和分布不均的粟粒状或结节状阴影,新鲜渗出与陈旧硬结和钙化病灶共存。慢性血行播散型肺结核多无明显中毒症状。

(三)继发型肺结核

继发型肺结核多发生在成人,病程长,易反复。肺内病变多为含有大量结核分枝杆菌的早期渗出性病变,易进展,多发生干酪样坏死、液化、空洞形成和支气管播散;同时又多出现病变周围纤维组织增生,使病变局限化和瘢痕形成。病变轻重多寡相差悬殊,活动性渗出病变、干酪样病变和愈合性病变共存。因此,继发型肺结核X线表现特点为多态性,好发在上叶尖后段和下叶背段。痰结核分枝杆菌检查常为阳性。

1.浸润性肺结核

浸润性肺结核是临床上最常见的继发性肺结核,大多为人体免疫力降低时,潜伏在肺部病灶内的结核菌重新繁殖而引起的,形成以渗出和细胞浸润为主、伴有程度不同的干酪样病灶。其临床症状根据病灶性质、范围大小和个体反应性而不同。轻者可有低热、盗汗等;重者病情呈急性进展,可有明显毒血症状和呼吸道症状,如高热、咳嗽、咳痰、呼吸困难等。胸部X线可见片状、絮状阴影,边缘模糊。浸润渗出性结核病变和干酪增生病变多发生在肺尖和锁骨下,影像学检查表现为小片状或斑点状阴影,可融合和形成空洞。渗出性病变易吸收,而纤维干酪增生病变吸收很慢,可长期无改变。

2.空洞性肺结核

空洞性肺结核的空洞形态不一。多由干酪渗出病变溶解形成洞壁不明显的、多个空腔的虫蚀样空洞;伴有周围浸润病变的新鲜的薄壁空洞,当引流支气管壁出现炎症伴堵塞时,因活瓣形成,而出现壁薄的、可迅速扩大和缩小的张力性空洞,以及肺结核球干酪样坏死物质排出后形成的干酪溶解性空洞。空洞性肺结核多有支气管播散病变,临床症状较多,发热、咳嗽、咳痰和咯血等。空洞性肺结核患者痰中经常排菌。应用有效的化学治疗后,出现空洞不闭合,但长期多次查痰阴性,空洞壁由纤维组织或上皮细胞覆盖,诊断为“净化空洞”。但有些患者空洞还残留一些干酪组织,长期多次查痰阴性,临床上诊断为“开放菌阴综合征”。

3.结核球

结核球多由干酪样病变吸收和周边纤维膜包裹或干酪空洞阻塞性愈合而形成。结核球内有钙化灶或液化坏死形成空洞，同时80%以上结核球有卫星灶，直径为2～4cm，多≤3cm。

4.干酪性肺炎

干酪性肺炎多发生于机体免疫力和体质衰弱，又受到大量结核分枝杆菌感染的患者，或有淋巴结支气管瘘，淋巴结中的大量干酪样物质经支气管进入肺内而发生。大叶性干酪样肺炎胸部X线呈大叶性密度均匀磨玻璃状阴影，逐渐出现溶解区，呈虫蚀样空洞，可出现播散病灶，痰中能查出结核分枝杆菌。小叶性干酪样肺炎的症状和体征都比大叶性干酪样肺炎轻，X线呈小叶斑片播散病灶，多发生在双肺中下部。

5.纤维空洞性肺结核

肺结核未及时发现或治疗不当，或由于病情随机体免疫力的高低波动，病灶吸收、修复与恶化、进展交替出现，导致空洞长期不愈、病灶出现广泛纤维化，患者长期咳嗽、咳痰、反复咯血、活动后气促，严重者可发生呼吸衰竭。纤维空洞性肺结核的特点是病程长，反复进展恶化，肺组织破坏重，肺功能严重受损，双侧或单侧出现纤维厚壁空洞和广泛的纤维增生，造成肺门抬高和肺纹理呈垂柳样，患侧肺组织收缩，纵隔向患侧移位，常见胸膜粘连和健侧呈代偿性肺气肿。结核分枝杆菌长期检查阳性且常耐药。胸部X线可见一侧或两侧单个或多个厚壁空洞，多伴有支气管播散病灶及明显的胸膜增厚。

(四)结核性胸膜炎

机体处于高敏状态时，结核菌侵入胸膜腔可引起渗出性胸膜炎。除出现全身中毒症状外，有胸痛和呼吸困难。早期出现局限性胸膜摩擦音，随着积液增多出现胸腔积液体征。胸部X线可见中下肺野均匀致密阴影，上缘弧形向上，外侧升高。

(五)其他肺外结核

其他肺外结核可按部位和脏器命名，如骨关节结核、肾结核、肠结核等。

(六)菌阴肺结核

菌阴肺结核为3次痰涂片及1次培养阴性的肺结核，其诊断标准为：①典型肺结核临床症状和胸部X线表现；②抗结核治疗有效；③临床可排除其他非结核性肺部疾病；④PPD强阳性，血清抗结核抗体阳性；⑤痰结核菌PCR和探针检测呈阳性；⑥肺外组织病理证实结核病变；⑦支气管肺泡灌洗(BAL)液中检出抗酸分枝杆菌；⑧支气管或肺部组织病理证实结核病变。具备①～⑥中3项或⑦～⑧中任何1项可确诊。

四、活动性与转归

(一)进展期

新发现的活动性病变；病变较前增多、恶化；新出现空洞或空洞增大；痰菌阳转。凡具备上述一项者，即属进展期。

(二)好转期

病变较前吸收好转；空洞缩小或闭合；痰菌减少或阴转。凡具备上述一项者，即属好转期。

(三)稳定期

病变无活动性，空洞闭合，痰菌连续阴性(每月至少查痰1次)，均达6个月以上。若空洞仍然存在，则痰菌需连续阴性1年以上。

五、护理

(一)护理目标

患者疲乏感减轻,营养得到改善,对结核防病知识有了更多的了解,没有出现窒息。

(二)护理措施

1.适当休息和活动,增加机体耐力

(1)与患者一起讨论预防和减轻疲劳的方法,如指导患者使用全身放松术,解除精神负担和心理压力;协助患者日常活动,减少机体消耗和减轻疲乏感。

(2)了解患者的活动能力、方式和活动量,制订合理的休息与活动计划。①急性期应取半坐卧位卧床休息,使膈肌下降,胸腔容量扩大,肺活量增加,以改善呼吸困难,还可减轻体力和氧的消耗,避免活动后加重呼吸困难和疲劳感;肺结核进展期或咯血时,以卧床休息为主,适当离床活动。大咯血应绝对卧床休息,保证患侧卧位,以免病灶扩散。②稳定期可适当增加户外活动,如散步、打太极拳、做保健操等,加强体质锻炼,提高机体耐力和抗病能力。呼吸功能的锻炼可减少肺功能受损。③轻症患者在化疗的同时,可进行正常工作,但应避免劳累和重体力劳动。

2.加强营养,补充机体需要

(1)制订较全面的饮食营养摄入计划。补充蛋白质、维生素等营养物质,如鱼、肉、蛋、牛奶、豆制品等动植物蛋白,成人每天蛋白质总量为90～120g,以增加机体的抗病能力及修复能力;每天摄入一定量的新鲜蔬菜和水果,满足机体对维生素C、B族维生素等的需要;注意食物合理搭配,色、香、味俱全,以增加食欲及促进消化液的分泌,保证摄入足够的营养。

(2)患者如无心、肾功能障碍,应补充足够的水分。由于机体代谢增加,盗汗使体内水分的消耗量增加,应鼓励患者多饮水,每天不少于2000mL,既保证机体代谢的需要,又有利于体内毒素的排泄。

(3)每周测体重1次并记录,观察患者营养状况的改善情况。

3.用药护理

(1)掌握早期、联用、适量、规律和全程的抗结核化疗的原则,督促患者按化疗方案用药,不遗漏或中断。加强访视宣传,取得患者合作,才能保证治疗计划的顺利完成。

(2)用药剂量要适当。药量不足,组织内药物达不到有效浓度,影响疗效,还易使细菌产生继发性耐药;滥用药物或药量过大,不但造成浪费,而且使毒副作用增加。

(3)向患者说明用药过程中可能出现的不良反应,并注意观察有无巩膜黄染、肝区疼痛及胃肠道反应等,发现异常随时报告医生并协助处理。

(4)咯血患者遵医嘱使用止血药物。垂体后叶素10U加入20～30mL生理盐水或50%葡萄糖中,在15～20分钟内缓慢静脉推注;然后以10U垂体后叶素加入5%葡萄糖液500mL静脉滴注维持治疗,使用过程中须密切观察药物不良反应。

4.预防大咯血窒息

(1)休息与体位:大量咯血者暂时禁食,需绝对卧床休息,保持病室安静,避免搬动患者。协助患者取患侧卧位,减少患侧活动度,防止病灶向健侧扩散,有利于健侧肺的通气功能。如若有窒息征象,立即采取头低脚高体位,轻叩背部,排出血块,必要时做好气管插管或气管切开的准备。

(2)病情观察:密切观察有无窒息的发生,若患者出现胸闷、憋气,唇甲发绀、面色苍白、冷汗淋漓、烦躁不安,常为窒息的先兆,此时应迅速备好吸引器、气管插管等急救物品,以便及时抢救。告诉患者咯血时不能屏气,以免诱发喉头痉挛,血液引流不畅形成血块,导致窒息。

(3)抢救配合:当窒息发生时,立即置患者于头低足高位,轻拍背部以利血块排出。及时清除口、鼻腔内血凝块,或迅速用鼻导管接吸引器插入气管内抽吸,清除呼吸道内的积血。必要时立即行气管插管或气管镜直视下吸取血块。气管血块清除后,患者如自主呼吸未恢复,应行人工呼吸,给予高流量吸氧或遵医嘱应用呼吸中枢兴奋剂,此时仍需密切观察病情变化,监测血气分析和凝血机制,警惕再次窒息的可能。

(4)用药护理:保证静脉输液通畅,正确计算滴速。大咯血使用垂体后叶素时,要控制滴数,禁用于高血压、冠状动脉硬化性心脏病、心力衰竭和孕妇。使用过程中密切观察有无恶心、便意、心悸、面色苍白等。大量咯血不止者,做好准备并配合经纤维支气管镜局部注射凝血酶或行气囊压迫止血。烦躁不安者适当选用镇静剂如地西泮 5～10mg 肌内注射,禁用吗啡、哌替啶。剧烈咳嗽者,遵医嘱予以小剂量止咳剂。对年老体弱,肺功能不全者要慎用强镇咳药,以免抑制咳嗽反射,使血块不能咯出而发生窒息。

5.健康指导

(1)指导用药、配合治疗:①根据患者及家属对结核病知识认识程度及接受知识的能力,进行卫生宣教,使之了解结核病是一种慢性呼吸道感染病,抗结核用药时间至少半年,有时长达一年半之久,患者往往难以坚持,而只有坚持合理、全程化疗,才可完全康复。告知患者,不规则服药或过早停药是治疗失败的主要原因。②帮助住院患者尽快适应环境,消除焦虑、紧张心理,充分调动人体内在的自身康复能力,增进机体免疫功能,树立信心,使患者处于接受治疗的最佳心理状态,积极配合治疗。

(2)重视营养:宣传饮食营养与人体健康及疾病痊愈的关系,在坚持药物治疗的同时,辅以营养疗法的意义。使患者了解结核病是一种慢性消耗性疾病,由于体内分解代谢加速和抗结核药物的毒性反应,使胃肠功能障碍、食欲缺乏,导致营养代谢的失衡和机体抵抗力下降,促使疾病恶化,必须高度重视饮食营养疗法。

(3)户外活动和锻炼:①指导患者进行有利于身心健康和疾病恢复的有益活动,如保健体操、行走、太极拳等,以促进疾病早日康复;②宣传休息、营养、阳光、空气对结核病康复的重要性。有条件的患者可选择在空气新鲜、阳光充足、气候温和、花草茂盛、风景宜人的海滨湖畔疗养。

(4)消毒、隔离:宣传结核病的传播途径及消毒、隔离的重要性,指导患者采取有效的消毒、隔离措施,并能自觉遵照执行。①患者单居一室,实行呼吸道隔离,室内保持良好通风,每天用紫外线照射消毒,或用1%过氧乙酸 1～2mL 加入空气清洁剂内进行空气喷雾消毒。②注意个人卫生,严禁随地吐痰,痰液须经灭菌处理,如将痰吐在纸上直接焚烧是最简易的灭菌方法;打喷嚏或咳嗽时避免面对他人,并用双层纸巾遮住口鼻,纸巾用后焚烧,以控制感染源;为避免结核菌的传播,外出时应戴口罩。③实行分餐制,同桌共餐时使用公筷;餐具、痰杯煮沸消毒或用消毒液浸泡消毒,以预防结核菌经消化道进入。④不饮未消毒的牛奶,以免肠道结核菌感染。⑤患者使用的被褥、书籍应在烈日下暴晒，时间不少于6小时。

(5)出院指导：指导出院患者定期随诊，接受肝功能和胸部X线片检查，以了解病情变化，有利治疗方案的调整，继续巩固治疗至疾病痊愈。

(6)预防接种：做好结核病的预防工作和结核患者的登记管理工作。对未受过结核菌感染的新生儿、儿童及青少年及时接种卡介苗，使人体对结核菌产生获得性免疫力。

(三)护理评价

患者身心得到休息，能够维持日常生活和社交活动，减轻乏力等不适症状；遵循饮食计划，保证营养物质的摄入，维持足够的营养和液体，体重增加；获得有关结核病知识，治疗期间按时服药；呼吸道通畅，无窒息发生。

第七节　慢性阻塞性肺疾病

慢性阻塞性肺疾病(COPD)是一种以不完全可逆性气流受限为特征，呈进行性发展的肺部疾病。COPD是呼吸系统疾病中的常见病和多发病，由于其患者数多，病死率高，社会经济负担重，已成为一个重要的公共卫生问题。

一、病因及发病机制

确切的病因不清，可能与下列因素有关。

(一)吸烟

吸烟是最危险的因素。国内外的研究均证明吸烟与慢性支气管炎的发生有密切关系，吸烟者慢性支气管炎的患病率比不吸烟者高2～8倍，吸烟时间愈长，量愈大，COPD患病率愈高。烟草中的多种有害化学成分，可损伤气道上皮细胞使巨噬细胞吞噬功能降低和纤毛运动减退；黏液分泌增加，使气道净化能力减弱；支气管黏膜充血水肿、黏液积聚，而易引起感染。慢性炎症及吸烟刺激黏膜下感受器，引起支气管平滑肌收缩，气流受限。烟草、烟雾还可使氧自由基增多，诱导中性粒细胞释放蛋白酶，抑制抗蛋白酶系统，使肺弹力纤维受到破坏，诱发肺气肿形成。

(二)职业性粉尘和化学物质

职业性粉尘及化学物质，如烟雾、变应原、工业废气及室内污染空气等，浓度过大或接触时间过长，均可导致与吸烟无关的COPD。

(三)空气污染

大气污染中的有害气体(如二氧化硫、二氧化氮、氯气等)可损伤气道黏膜，并有细胞毒作用，使纤毛清除功能下降，黏液分泌增多，为细菌感染创造条件。

(四)感染

感染是COPD发生发展的重要因素之一。长期、反复感染可破坏气道正常的防御功能，损伤细支气管和肺泡。主要病毒为流感病毒、鼻病毒和呼吸道合胞病毒等；细菌感染以肺炎链球菌、流感嗜血杆菌、卡他莫拉菌及葡萄球菌为多见，支原体感染也是重要因素之一。

(五)蛋白酶-抗蛋白酶失衡

蛋白酶对组织有损伤和破坏作用;抗蛋白酶对弹性蛋白酶等多种蛋白酶有抑制功能。在正常情况下,弹性蛋白酶与其抑制因子处于平衡状态。其中 α_1 抗胰蛋白酶(α_1-AT)是活性最强的一种。蛋白酶增多和抗蛋白酶不足均可导致组织结构破坏产生肺气肿。

(六)其他

机体内在因素(如呼吸道防御功能及免疫功能降低、自主神经功能失调、营养、气温的突变等)都可能参与 COPD 的发生和发展。

二、临床表现

(一)症状

1.慢性咳嗽

晨间起床时咳嗽明显,白天较轻,睡眠时有阵咳或排痰。随病程发展可终身不愈。

2.咳痰

一般为白色黏液或浆液性泡沫痰,偶可带血丝,清晨排痰较多。急性发作伴有细菌感染时,痰量增多,可有脓性痰。

3.气短或呼吸困难

早期仅在体力劳动或上楼等活动时出现,随着病情发展逐渐加重,日常活动甚至休息时也感到气短是 COPD 的标志性症状。

4.喘息和胸闷

重度患者或急性加重时出现喘息,甚至静息状态下也感气促。

5.其他

晚期患者有体重下降,食欲减退等全身症状。

(二)体征

早期可无异常,随疾病进展慢性支气管炎病例可闻及干啰音或少量湿啰音。有喘息症状者可在小范围内出现轻度哮鸣音。肺气肿早期体征不明显,随疾病进展出现桶状胸,呼吸活动减弱,触觉语颤减弱或消失;叩诊呈过清音,心浊音界缩小或不易叩出,肺下界和肝浊音界下移,听诊心音遥远,两肺呼吸音普遍减弱,呼气延长,并发感染时,可闻及湿啰音。

三、COPD 严重程度分级及病程分期

(一)COPD 严重程度分级

根据第一秒用力呼气容积占用力肺活量的百分比($FEV_1/FVC\%$)、第一秒用力呼气容积占预计值百分比($FEV_1\%$预计值)和症状对 COPD 的严重程度做出分级。

(二)COPD 病程分期

COPD 按病程可分为急性加重期和稳定期,前者指在短期内咳嗽、咳痰、气短和(或)喘息加重、脓痰量增多,可伴发热等症状;稳定期指咳嗽、咳痰、气短症状稳定或轻微。

四、护理

(一)护理目标

患者的痰能咳出,喘息缓解;活动耐力增强;营养得到改善;焦虑减轻。

(二)护理措施

1.一般护理

(1)休息和活动:患者采取舒适的体位,晚期患者宜采取身体前倾位,使辅助呼吸肌参与呼吸。发热、咳喘时应卧床休息,视病情安排适当的活动量,活动以不感到疲劳、不加重症状为宜。室内保持合适的温湿度,冬季注意保暖,避免直接吸入冷空气。

(2)饮食护理;呼吸功的增加可使热量和蛋白质消耗增多,导致营养不良。应制订出高热量、高蛋白、高维生素的饮食计划。正餐进食量不足时,应安排少量多餐,避免餐前和进餐时过多饮水。餐后避免平卧,有利于消化。为减少呼吸困难,保存能量,患者饭前至少休息30分钟。每天正餐应安排在患者最饥饿、休息最好的时间。指导患者采用缩唇呼吸和腹式呼吸来减轻呼吸困难。为促进食欲,提供给患者舒适的就餐环境和喜爱的食物,餐前及咳痰后漱口,保持口腔清洁;腹胀的患者应进软食,细嚼慢咽。避免进食产气的食物,如汽水、啤酒、豆类、马铃薯和胡萝卜等;避免进食易引起便秘的食物,如油煎食物、干果、坚果等。如果患者通过进食不能吸收足够的营养,可应用管喂饮食或全胃肠外营养。

2.病情观察

观察患者咳嗽、咳痰的情况,痰液的颜色、量及性状,咳痰是否顺畅;呼吸困难的程度,能否平卧,与活动的关系,有无进行性加重;患者的营养状况、肺部体征及有无慢性呼吸衰竭、自发性气胸、慢性肺源性心脏病等并发症产生。监测动脉血气分析和水电解质、酸碱平衡情况。

3.氧疗的护理

呼吸困难伴低氧血症者,遵医嘱给予氧疗。一般采用鼻导管持续低流量吸氧,氧流量1~2L/min。COPD患者因长期二氧化碳潴留,主要靠缺氧刺激呼吸中枢,如果吸入高浓度的氧,反而会导致呼吸频率和幅度降低,引起二氧化碳潴留。而持续低流量吸氧维持 $PaO_2 \geq$ 60mmHg,既能改善组织缺氧,又可防止因缺氧状态解除而抑制呼吸中枢。护理人员应密切注意患者吸氧后的变化,如观察患者的意识状态、呼吸的频率及幅度、有无窒息或呼吸停止和动脉血气复查结果。氧疗有效指标:患者呼吸困难减轻、呼吸频率减慢、发绀减轻、心率减慢、活动耐力增加。

对COPD慢性呼吸衰竭者提倡进行长期家庭氧疗(LTOT)。LTOT为持续低流量吸氧,能改变疾病的自然病程,改善生活质量。LTOT是指一昼夜吸入低浓度氧15小时以上,并持续较长时间,使 $PaO_2 \geq 60$mmHg,或 SaO_2 升至90%的一种氧疗方法。LTOT指征:① $PaO_2 \leq 55$mmHg或 $SaO_2 \leq 88\%$,有或没有高碳酸血症;② PaO_2 为55~60mmHg或 $SaO_2 < 88\%$,并有肺动脉高压、心力衰竭所致的水肿或红细胞增多症(血细胞比容>0.55)。LTOT对血流动力学、运动耐力、肺生理和精神状态均会产生有益的影响,从而提高COPD患者的生活质量和生存率。

4.用药护理

(1)稳定期治疗用药。①支气管舒张药:短期应用以缓解症状,长期规律应用预防和减轻症状。常选用 β_2 肾上腺素受体激动剂、抗胆碱药、氨茶碱或其缓(控)释片。②祛痰药:对痰不易咳出者可选用盐酸氨溴索或羧甲司坦。

(2)急性加重期的治疗用药:使用支气管舒张药及对低氧血症者进行吸氧外,应根据病原菌类型及药物敏感情况合理选用抗生素治疗。如给予β内酰胺类/β内酰胺酶抑制剂；第二代头孢菌素、大环内酯类或喹诺酮类。如果出现持续气道阻塞，可使用糖皮质激素。

(3)遵医嘱应用抗生素、支气管舒张药、祛痰药物，注意观察疗效及不良反应。

5.呼吸功能锻炼

COPD患者需要增加呼吸频率来代偿呼吸困难，这种代偿多数是依赖于辅助呼吸肌参与呼吸，即胸式呼吸，而非腹式呼吸。然而胸式呼吸的有效性要低于腹式呼吸，患者容易疲劳。因此，护理人员应指导患者进行缩唇呼气、腹式呼吸、膈肌起搏(体外膈神经电刺激)、吸气阻力器等呼吸锻炼，以加强胸、膈呼吸肌肌力和耐力，改善呼吸功能。

(1)缩唇呼吸：缩唇呼吸的技巧是通过缩唇形成的微弱阻力来延长呼气时间，增加气道压力，延缓气道塌陷。患者闭嘴经鼻吸气，然后通过缩唇(吹口哨样)缓慢呼气，同时收缩腹部。吸气与呼气时间比为1∶2或1∶3。缩唇大小程度与呼气流量，以能使距口唇15～20cm处，与口唇等高点水平的蜡烛火焰随气流倾斜又不至于熄灭为宜。

(2)膈式或腹式呼吸：患者可取立位、平卧位或半卧位，双手分别放于前胸部和上腹部。用鼻缓慢吸气时，膈肌最大程度下降，腹肌松弛，腹部凸出，手感到腹部向上抬起。呼气时用口呼出，腹肌收缩，膈肌松弛，膈肌随腹腔内压增加而上抬，推动肺部气体排出，手感到腹部下降。

另外，可以在腹部放置小枕头、杂志或书，锻炼腹式呼吸。如果吸气时，物体上升，证明是腹式呼吸。缩唇呼吸和腹式呼吸每天训练3～4次，每次重复8～10次。腹式呼吸需要增加能量消耗，因此，指导患者只能在疾病恢复期如出院前进行训练。

6.心理护理

COPD患者因长期患病，社会活动减少，经济收入降低等，容易形成焦虑和压抑的心理状态，失去自信，躲避生活。也可由于经济原因，患者可能无法按医嘱常规使用某些药物，只能在病情加重时应用。医护人员应详细了解患者及其家庭对疾病的态度，关心体贴患者，了解患者心理、性格、生活方式等方面发生的变化，与患者和家属共同制订和实施康复计划，定期进行呼吸肌功能锻炼，合理用药，减轻症状，增强患者战胜疾病的信心；对表现焦虑的患者，教会患者缓解焦虑的方法，如听轻音乐、下棋、做游戏等娱乐活动，以分散注意力，减轻焦虑。

7.健康指导

(1)疾病知识指导：使患者了解COPD的相关知识，识别和消除使疾病恶化的因素，戒烟是预防COPD的重要且简单易行的措施，应劝导患者戒烟；避免吸入粉尘和刺激性气体的；避免和呼吸道感染患者接触，在呼吸道传染病流行期间，尽量避免去人群密集的公共场所。指导患者要根据气候变化，及时增减衣物，避免受凉感冒。学会识别感染或病情加重的早期症状，尽早就医。

(2)康复锻炼：使患者理解康复锻炼的意义，充分发挥患者进行康复的主观能动性，制订个体化的锻炼计划，选择空气新鲜、安静的环境，进行步行、慢跑、气功等体育锻炼。在潮湿、大风、严寒气候时，避免室外活动。教会患者和家属依据呼吸困难与活动之间的关系，判断呼吸困难的严重程度，以便合理地安排工作和生活。

(3)家庭氧疗：对实施家庭氧疗的患者，护理人员应指导患者和家属做到以下几点。①了解氧疗的目的、必要性及注意事项；注意安全，供氧装置周围严禁烟火，防止氧气燃烧爆炸；吸氧鼻导管需要每天更换，以防堵塞，防止感染；氧疗装置定期更换、清洁、消毒。②告诉患者和家属宜采取低流量（氧流量1～2L/min或氧浓度25%～29%）吸氧，且每天吸氧的时间不宜少于10小时，因夜间睡眠时，部分患者低氧血症更为明显，故夜间吸氧不宜间断；监测氧流量，防止随意调高氧流量。

(4)心理指导：引导患者适应慢性病并以积极的心态对待疾病，培养生活乐趣，如听音乐、养花种草等，以分散注意力，减少孤独感，缓解焦虑、紧张的精神状态。

(三)护理评价

患者氧分压和二氧化碳分压维持在正常范围内；能坚持药物治疗；能演示缩唇呼吸和腹式呼吸技术；呼吸困难发作时能采取正确体位，使用节能法；清除过多痰液，保持呼吸道通畅；使用控制咳嗽方法；增加体液摄入；减少症状恶化；根据身高和年龄维持正常体重；减少急诊就诊和入院的次数。

第八节　慢性肺源性心脏病

慢性肺源性心脏病（简称“慢性肺心病”），是由于肺组织、肺血管或胸廓的慢性病变引起肺组织结构和（或）功能异常，产生肺血管阻力增加，肺动脉压力增高，使右心室扩张和（或）肥厚，伴或不伴右心衰竭的心脏病，并排除先天性心脏病和左心病变引起者。本病患病年龄多在40岁以上，且患病率随年龄增长而增高。男女无明显差异。但存在一定的地区差异，地处气候寒冷气温变化大的地区患病率高，东北、西北、华北地区发病率高于南方地区，农村高于城市。吸烟者比不吸烟者患病率明显增高。冬春季节和气候骤变时，易出现急性发作。

一、病因及发病机制

(一)病因

按原发病的不同部位，主要分为3类。

1.支气管、肺疾病

以COPD最多见，占80%～90%，其次为支气管哮喘、支气管扩张、重症肺结核、肺尘埃沉着病、特发性肺间质纤维化等。

2.胸廓运动障碍性疾病

其较少见，严重的脊椎侧凸、后凸、脊椎结核，类风湿性关节炎、胸膜广泛粘连及胸廓成形术后造成的严重胸廓或脊椎畸形，以及神经肌肉疾病如脊髓灰质炎等。

3.肺血管疾病

慢性血栓栓塞性肺动脉高压、肺小动脉炎、累及肺动脉的过敏性肉芽肿病以及原因不明的原发性肺动脉高压等引起肺血管阻力增加、肺动脉高压和右心室负荷加重，形成慢性肺心病。

4.其他

原发性肺泡通气不足及先天性口咽畸形、睡眠呼吸暂停综合征等均可引起肺动脉高压而发展成慢性肺心病。

(二)发病机制

引起右心室扩大、肥厚的因素很多,但肺功能和结构的不可逆改变是先决条件。发生反复的气道感染和低氧血症,导致一系列体液因子和肺血管的变化,使肺血管阻力增加,肺动脉血管的结构重塑,产生肺动脉高压。

1.肺动脉高压的形成

(1)肺血管阻力增高的功能性因素:缺氧、高碳酸血症和呼吸性酸中毒使肺血管收缩、痉挛,肺血管阻力增加,其中缺氧是形成肺动脉高压的最重要因素。

(2)肺血管阻力增加的解剖学因素:慢性支气管炎反复发作,累及邻近小动脉,引起血管炎,管壁增厚、狭窄甚至闭塞。随肺气肿的加重,肺泡内压增高,压迫肺泡毛细血管,使管腔狭窄或闭塞。肺泡壁破坏,造成肺泡毛细血管网毁损。这些因素使肺血管重塑,使肺血管阻力增加。

(3)血液黏稠度增加和血容量增多:慢性缺氧产生继发性红细胞增多,血液黏稠度增加,血流阻力随之增高。缺氧可使醛固酮增加,使水钠潴留,并使肾小动脉收缩,肾血流量减少也加重水钠潴留,血容量增多。血液黏稠度增加和血容量增多,使肺动脉压升高。

2.心脏病变和心力衰竭

肺循环阻力增加时,右心发挥代偿作用而引起右心肥厚、扩张。舒张末期压仍正常。随着病情进展,肺动脉压持续升高,超过右心代偿能力,右心排出量下降,右心收缩期残留血量增加,舒张末压增高,而导致右心衰竭。此外,如缺氧、高碳酸血症、酸中毒、相对血容量增多等因素,均可引起左右心室肥厚,甚至导致左心衰竭。

二、临床表现

本病病程缓慢,临床上除原有肺、胸疾病的各种症状和体征外,主要是逐步出现肺、心功能衰竭以及其他器官受累的表现。按其功能可分为代偿期与失代偿期。

(一)肺、心功能代偿期

1.症状

这个时期症状为咳嗽、咳痰、气促,活动后可有心悸、呼吸困难乏力和活动耐力下降。急性感染可加重上述症状。少有胸痛和咯血。

2.体征

可有不同程度的发绀和肺气肿体征。偶有干、湿啰音,心音遥远,肺动脉瓣第二心音亢进,提示肺动脉高压;三尖瓣区闻及收缩期杂音和剑突下心脏搏动,提示右心室肥大。部分患者因肺气肿使胸膜腔内压升高,阻碍腔静脉回流,可有颈静脉充盈。此期肝界下移为膈肌下降所致。

(二)肺、心功能失代偿期

这个时期以呼吸衰竭为主要表现,有或无心力衰竭。由肺血管疾病引起的肺心病则以心力衰竭为主,呼吸衰竭为轻。

1.呼吸衰竭

(1)症状:呼吸困难加重,夜间为甚,常有头痛、失眠、食欲下降、白天嗜睡,甚至出现表情淡漠、神思恍惚、谵妄等肺性脑病的表现。常见诱因为急性呼吸道感染。

(2)体征:明显发绀、球结膜充血、水肿,严重时可有视网膜血管扩张、视盘水肿等颅内压升高的表现。腱反射减弱或消失,出现病理反射。因高碳酸血症可出现周围血管扩张的表现,如皮肤潮红、多汗。

2.心力衰竭(以右心衰竭为主)

(1)症状:明显气促,心悸、食欲缺乏、腹胀、恶心等。

(2)体征:发绀更明显,颈静脉怒张,心率增快,可出现心律失常,剑突下可闻及收缩期杂音,甚至出现舒张期杂音。肝大并有压痛,肝颈静脉反流征阳性,下肢水肿,重者可有腹腔积液。少数患者可出现肺水肿及全心衰竭的体征。

三、护理

(一)护理目标

患者呼吸趋于平稳,发绀减轻;痰能咳出,肺部啰音消失;尿量增加,水肿减轻或消失;活动耐力增强;无并发症发生。

(二)护理措施

1.一般护理

(1)休息与活动:心肺功能失代偿期,患者应绝对卧床休息,协助采取舒适体位,以减少机体耗氧量。如半卧位或坐位,促进心肺功能的恢复,减慢心率和呼吸困难。代偿期,以量力而行、循序渐进为原则,鼓励患者进行适量活动,活动量以不引起疲劳、不加重症状为度。对于卧床患者、协助定时翻身、更换姿势,并保持舒适体位。依据患者的耐受能力指导患者进行肢体肌肉缓慢的舒缩活动;鼓励患者进行腹式呼吸、缩唇呼吸等呼吸肌功能锻炼,加强胸、膈呼吸肌肌力锻炼,提高活动耐力。对出现肺性脑病先兆者,予以床档或约束肢体,加以安全防护。必要时专人护理。

(2)改善睡眠:①保持环境的安静和舒适,避免强烈光线刺激和噪声;睡前不要运动,保持全身肌肉放松,进行缓慢深呼吸,或用温水洗脚、温水沐浴或背部按摩等方法,促进睡眠。②夜间限制液体摄入量,睡前排尿,以免夜间起床解尿。限制午后饮用含咖啡饮料,避免饮酒;生活要有规律,安排适当的活动和娱乐,尽可能减少白天睡眠时间和次数。

(3)皮肤护理:因肺心病患者常有营养不良,若长期卧床,极易出现压疮。指导患者穿宽松、柔软的衣服;定时更换体位,受压处垫气圈或海绵垫,有条件时可用气垫床。

(4)饮食护理:给予高膳食纤维的蔬菜和水果、高维生素、易消化清淡饮食,防止因便秘、腹胀而加重呼吸困难。如患者出现腹腔积液、水肿或尿少时,应限制水钠摄入,钠盐<3g/d,水分<1500mL/d,每天热量摄入至少达到125kJ/kg(30kcal/kg),其中蛋白质为1.0~1.5g(kg·d),因糖类可增加二氧化碳生成量,增加呼吸负担,故糖类一般≤60%。避免含糖高的食物,以免引起痰液黏稠。少食多餐,减少用餐时的疲劳,进餐前后漱口,保持口腔清洁,促进食欲。软食为主,必要时遵医嘱静脉补充营养。

2.病情观察

观察患者的生命体征及意识状况,尤其注意观察患者的咳嗽、咳痰情况,痰液的性质、颜色、量;呼吸的频率、节律、幅度,及其变化特点,评估呼吸困难程度,有无发绀;观察有无心悸、胸闷、腹胀、尿量减少、下肢水肿等右心衰竭的表现;与活动相关程度;有无水肿,水肿出现的部位及其严重程度;定期监测动脉血气分析的变化,密切观察患者有无头痛、烦躁不安,神志改变等肺性脑病的症状。如有异常,及时通知医师处理。根据病情,限制输液量,控制输液速度。

3.吸氧护理

采用持续低流量、低浓度给氧,氧流量1～2L/min,浓度为25%～29%。防止高浓度氧抑制呼吸,加重二氧化碳潴留,导致肺性脑病。吸氧过程中,注意观察用氧效果,监测动脉血气分析结果的变化。

4.用药护理

(1)急性加重期治疗用药。①控制感染:根据感染的环境、痰涂片、痰培养及药敏试验选择抗生素。院外感染以革兰阳性菌占多数,院内感染以革兰阴性菌为主,常用的有青霉素类、氨基糖苷类、喹诺酮类及头孢菌素类等抗菌药物。使用抗生素时,注意观察感染症状和体征是否得到控制和改善,有无继发的真菌感染。②通畅呼吸道,纠正缺氧和二氧化碳潴留,合理用氧,改善呼吸功能。③控制心力衰竭:肺心病患者一般经积极控制感染,改善呼吸功能后,心力衰竭便可缓解。如未缓解,可适当选用利尿药、正性肌力药或血管扩张药。

(2)缓解期治疗用药:采用中西医结合的综合治疗措施,增强免疫功能,积极防治原发疾病,祛除诱发因素,延缓病情的发展。

(3)对有二氧化碳潴留、呼吸道分泌物多者及重症患者避免使用镇静剂、麻醉药、催眠药,以免抑制咳嗽反射和呼吸功能。

5.心理护理

肺心病是一种反复发作性疾病,反复的住院常给患者造成很大的精神压力和经济负担,患者常表现为焦虑、抑郁、缺乏自信,过分依赖医护人员或家人的照顾。医护人员要多与患者沟通,适当引导和安慰,协助患者了解疾病过程,提高应对能力,增强其自信心,消除焦虑,缓解压力。另外,对患者家属要给予指导,使其在情感上,更多地给予患者关心和支持。

6.健康指导

(1)疾病知识的介绍:使患者和家属了解疾病发生、发展过程及防治原发病的重要性,减少反复发作的次数。积极防治原发病,避免和防治各种可能导致病情急性加重的诱因。如积极戒烟;避免粉尘埃和刺激性气体对呼吸道的刺激;改善环境卫生和劳动条件;居室温湿度适宜,定期通风,保持空气新鲜;不到人多密集,通风不良的公共场所及避免接触上呼吸道感染者,改善环境卫生和劳动条件,积极防治原发病,保持呼吸道通畅,坚持家庭氧疗等。

(2)增强抗病能力,加强饮食营养:向患者和家属说明饮食营养的重要性,以保证机体康复的需要。病情缓解期应根据肺、心功能情况及体力状况进行体育锻炼,如散步、气功、太极拳、腹式呼吸运动、耐寒锻炼等。

(3)日常体位指导:日常采取既有利于气体交换又能节省能量的姿势,如站立时,背倚墙,使膈肌和胸廓松弛,全身放松;坐位时凳高合适,两足正好平放在地,身体稍向前倾,两手摆在双腿上或趴在小桌上,桌上放一软枕,使患者胸椎与腰椎尽可能在一直线上;卧位时床头抬高,并略抬高床尾,使下肢关节轻度屈曲。

(4)定期门诊随访:告知患者及家属病情变化或疾病加重的征象,如体温升高,呼吸困难加重、咳嗽剧烈、咳痰不畅、尿量减少、水肿明显或发现患者神志淡漠、嗜睡、兴奋躁动、口唇发绀加重等。均提示病情变化或加重,需及时就医诊治。

(三)护理评价

患者呼吸功能改善,症状减轻;活动耐力增强;未发生并发症。

第九节　呼吸衰竭

呼吸衰竭是各种原因引起的肺通气和(或)换气功能严重障碍,导致在静息条件下亦不能维持有效的气体交换,导致缺氧伴(或不伴)二氧化碳潴留,引起一系列生理功能和代谢紊乱的临床综合征。即在海平面大气压、静息状态下,呼吸室内空气,排除心内解剖分流和原发心排出量降低等情况后,动脉血氧分压(PaO_2)<60mmHg,伴(或不伴)有二氧化碳分压($PaCO_2$)>50mmHg,即为呼吸衰竭(简称“呼衰”)。

一、病因及发病机制

(一)病因

导致呼吸衰竭的原因很多,参与呼吸运动的任何环节,包括呼吸中枢、运动神经、肌肉、胸廓、胸膜、肺和气道的病变都会导致呼衰的发生。临床常见的病因如下。

1.呼吸系统疾病

(1)上呼吸道梗阻、气管-支气管炎、支气管哮喘、呼吸道肿瘤等引起气道阻塞,导致通气不足或伴有气体分布不匀,引起通气/血流比例失调。

(2)肺组织病变,如肺部感染、重症肺结核、肺气肿、弥散性肺纤维化、肺水肿、急性呼吸窘迫综合征(ARDS)、硅沉着病等导致有效呼吸面积减少,肺顺应性下降。

(3)胸廓病变,如胸廓畸形、外伤、手术创伤、气胸和大量胸腔积液等影响换气功能;肺血管疾病,如肺血管栓塞、肺毛细血管瘤等引起通气/血流比例失调。

2.神经系统及呼吸肌病变

如脑血管病变、脑炎、脑外伤、药物中毒、电击等直接或间接抑制呼吸中枢;脊髓灰质炎、多发性神经炎、重症肌无力等导致呼吸肌无力和麻痹,因呼吸动力下降引起通气不足。

慢性呼吸衰竭是指原有慢性疾病,包括呼吸和神经肌肉系统疾病等,导致呼吸功能损害逐渐加重,经过较长时间才发展为呼吸衰竭。在引起慢性呼吸衰竭的病因中,以支气管-肺疾病为最多见,如COPD、重症肺结核、肺间质纤维化、肺尘埃沉着病等。胸廓及神经肌肉病变亦可导致慢性呼吸衰竭的发生。

(二)发病机制

缺氧和二氧化碳潴留发生的主要机制为肺泡通气量不足,通气/血流比例失调,以及气体弥散障碍。

1.肺泡通气不足

COPD可引起气道阻力增加,呼吸动力减弱,生理无效腔增加,最终导致肺泡通气不足。

肺泡通气不足引起缺氧和二氧化碳潴留。

2.通气/血流比例失调

通气/血流比例失调是造成低氧血症最常见的原因。正常每分钟肺泡通气量(V)为4L,肺毛细血管血流量(Q)为5L,两者之比(V/Q)在正常情况下应保持在0.8,才能保证有效的气体交换。若$V/Q<0.8$,则静脉血不能充分氧合,形成肺动-静脉分流;若$V/Q>0.8$,吸入气体则不能与血液进行有效的气体交换,即生理无效腔增多。V/Q失调通常只引起缺氧而无二氧化碳潴留。

3.弥散障碍

肺内气体交换是通过弥散过程来实现的。弥散过程受多种因素影响,如弥散面积、肺泡膜的厚度、气体的弥散能力、气体分压差等。氧的弥散能力仅为二氧化碳的1/20,故弥散障碍主要影响氧的交换,产生单纯缺氧。

二、分类

(一)按动脉血气分析分类

1.Ⅰ型呼吸衰竭

Ⅰ型呼吸衰竭有缺氧但无二氧化碳潴留,即$PaO_2<60mmHg$,$PaCO_2$降低或正常,见于存在换气功能障碍(通气/血流比例失调、弥散功能损害和肺动-静脉分流)的患者,如ARDS等。

2.Ⅱ型呼吸衰竭

Ⅱ型呼吸衰竭有缺氧同时伴二氧化碳潴留,即$PaO_2<60mmHg$、$PaCO_2>50mmHg$,系肺泡通气不足所致,单纯通气不足,缺氧和二氧化碳潴留的程度是平行的,若伴换气功能损害,则缺氧更为严重,如COPD。

(二)按发病急缓分类

1.急性呼吸衰竭

急性呼吸衰竭是指呼吸功能原来正常,由于多种突发致病因素使通气或换气功能迅速出现严重损害,在短时间内发展为呼吸衰竭。

2.慢性呼吸衰竭

慢性呼吸衰竭多发生在一些慢性疾病,主要是在呼吸和神经肌肉系统疾病的基础上,导致呼吸功能损害逐渐加重,经过较长时间才发展为呼吸衰竭。

(三)按发病机制分类

1.泵衰竭

泵衰竭由呼吸泵(驱动或制约呼吸运动的神经、肌肉和胸廓)功能障碍引起。

2.肺衰竭

肺衰竭是由肺组织及肺血管病变或气道阻塞引起。

三、临床表现

(一)症状

除原发病症状外,主要是缺氧和二氧化碳潴留引起的呼吸困难和多脏器功能紊乱的表现。

1.呼吸困难

呼吸困难是最早、最突出的症状,患者可出现呼吸频率、节律和深度的改变。表现为呼吸浅促，点头、提肩呼吸，或出现“三凹征”。严重者，有呼吸节律的改变，如中枢性呼吸衰竭呈潮式、间歇或抽泣样呼吸；严重肺心病并发呼吸衰竭二氧化碳麻醉时，可出现浅慢呼吸。

2.发绀

发绀是缺氧的典型症状，当动脉血氧饱和度(SaO_2)<90%时，可在口唇、甲床等处出现发绀。因发绀的程度与还原血红蛋白含量相关，故伴有严重贫血或出血者，发绀可不显露，而COPD的患者，由于红细胞数量增多，发绀则更明显。

3.精神神经症状

慢性呼吸衰竭的精神症状不如急性呼衰明显，多表现为智力或定向功能障碍。缺氧早期由于脑血管扩张、血流量增加，出现搏动性头痛，继而注意力分散，智力或定向力减退；随着缺氧程度的加重，患者可逐渐出现烦躁不安、神思恍惚，进而嗜睡、昏迷。二氧化碳潴留常表现出先兴奋后抑制的症状，兴奋症状包括多汗、烦躁不安、白天嗜睡、夜间失眠等；二氧化碳潴留加重时，中枢神经系统则表现出抑制作用，患者出现神志淡漠、肌肉震颤或扑翼样震颤、间歇抽搐、昏睡、昏迷等称“肺性脑病”。

4.心血管系统症状

二氧化碳潴留使外周浅表静脉充盈、皮肤充血、温暖多汗。早期，由于心排血量增多，患者可有心率增快、血压升高；后期出现周围循环衰竭、血压下降、心率减慢和心律失常，同时，由于长期的慢性缺氧和二氧化碳潴留引起肺动脉高压，患者可出现右心衰竭的症状。

(二)体征

主要为缺氧和二氧化碳潴留的表现。除与症状共有的表现外，可见外周浅表静脉充盈，皮肤温暖、面色潮红、多汗，球结膜充血水肿。部分患者可见视神经盘水肿，瞳孔缩小，腱反射减弱或消失，锥体束征阳性等。

四、护理

(一)护理目标

患者呼吸困难缓解，发绀减轻或消失；气道通畅，痰能排出，痰鸣音明显减少或消失；精神状态好转，神志逐渐清醒；体重增加，营养状态好转；能够与医护人员有效沟通，并积极配合治疗护理；各种紊乱得以纠正，并发症能被及时发现并采取相应措施。

(二)护理措施

本病为临床急症，一旦发现，应立即采取有效措施。处理原则是在保持呼吸道通畅的条件下，改善缺氧，纠正二氧化碳潴留以及代谢功能紊乱，防止多器官功能损害，从而为基础疾病和诱发因素的治疗争取时间和创造条件。慢性呼吸衰竭病死率的高低，与能否早期诊断、合理治疗与护理有密切关系。

1.改善呼吸，保持气道通畅

(1)休息与体位：协助患者取半卧位，以利于增加通气量。注意室内空气清新、温暖，定时消毒，防止交叉感染。

(2)清除呼吸道分泌物：注意清除口咽部分泌物或胃内反流物，预防呕吐物反流入气管。要鼓励患者多饮水和用力咳嗽排痰；对咳嗽无力者应定时帮助翻身、拍背，边拍边鼓励排痰。可遵医嘱给予口服祛痰剂，无效时采用雾化吸入的方法以湿化气道。对昏迷患者则定时使用无菌多孔导管吸痰,以保持呼吸道通畅。

(3)缓解支气管痉挛:遵医嘱应用支气管扩张剂,以松弛支气管平滑肌,减少气道阻力,改善通气功能。

(4)控制感染:呼吸衰竭时,呼吸道分泌物积滞常易导致继发感染而加重呼吸困难。因此,在保持呼吸道引流通畅的前提下,根据痰菌培养和药敏试验结果,选择有效的抗生素控制呼吸道感染十分重要。在实施氧疗、气管插管、气管切开、建立人工气道进行机械通气的过程中,必须注意无菌操作,并注意保暖和口腔清洁,以防呼吸道感染。

(5)建立人工气道:对于病情严重又不能配合,昏迷或呼吸道大量痰液潴留伴有窒息危险,全身状态较差,明显无力,或动脉血二氧化碳分压进行性增高的患者,应及时建立人工气道和机械通气支持。

(6)鼻插管护理:为避免气管插管及气管切开,近年来多采用经鼻插管。经鼻插管的患者耐受性好,可停留较长时间,并减少了并发症的发生。①插管前将塑料导管经30℃加温使之变软,使之易于经鼻腔从鼻孔插入气道,减少插管对气道的机械损伤;②因管腔长,吸痰管必须超过导管顶端,吸痰时边抽边旋转吸痰,将深部分泌物吸出;③充分湿化气道使痰液稀释,以利清除,防止管腔阻塞;④塑料导管气囊压力较好,每天仅需放气1～2次,气囊可减少口咽分泌物进入下呼吸道。

2.合理给氧

通过增加吸氧浓度,提高肺泡内氧分压(PaO_2),进而提高PaO_2和SaO_2,可纠正缺氧和改善呼吸功能。目前多采用鼻导管、鼻塞或面罩给氧,配合机械通气可气管内给氧。

(1)对于低氧血症伴高碳酸血症者,应低流量(1～2L/min)、低浓度(25%～29%)持续给氧,主要原因在于:在缺氧伴高碳酸血症的慢性呼衰患者,其呼吸中枢化学感受器对二氧化碳的反应性差,此时呼吸的维持主要依靠缺氧对颈动脉窦和主动脉体化学感受器的兴奋作用;若吸入高浓度氧,PaO_2迅速上升,使外周化学感受器失去了缺氧的刺激,其结果是患者的呼吸变慢变浅,肺泡通气量下降,$PaCO_2$随即迅速上升,严重时可陷入二氧化碳麻醉状态,病情加重。在使用呼吸兴奋剂刺激通气或使用辅助呼吸机改善通气时,吸入氧浓度可稍高。

(2)对低氧血症不伴高碳酸血症者,应予以高浓度吸氧(>35%),使PaO_2提高到60mmHg或SaO_2在90%以上。此类患者的主要病变是氧合障碍,由于通气量足够,高浓度吸氧后,不会引起二氧化碳潴留。

(3)给氧过程中,若呼吸频率正常、心率减慢、发绀减轻、尿量增多、神志清醒、皮肤转暖,提示组织缺氧改善,氧疗有效。当患者发绀消失、神思清楚、精神好转、PaO_2>60mmHg,$PaCO_2$<50mmHg时,可考虑终止氧疗。停止吸氧前必须间断吸氧,以后逐渐停止氧疗。

3.加强病情观察

(1)注意生命体征和意识改变,随时发现病情变化,及时报告医生。

(2)加强安全防范措施。因患者常有烦躁、抽搐、神志恍惚等现象,故应加强安全防范措施,如加床档等,以防受伤。

4.理解关心患者,促进身心休息

护士在解除患者疾苦的同时,要多了解和关心患者,特别是建立人工气道和使用呼吸机治疗的患者,应经常做床旁巡视、照料,通过语言或非语言交流抚慰患者,在采用各项医疗护理措施前，应向患者做简要说明，并以同情、关切的态度和有条不紊的工作作风给患者以安全感，取得患者信任和合作。

5.观察及预防并发症

(1)体液失衡：定期采血进行血气分析和血生化检查，根据血气分析结果判断酸碱失衡情况。呼吸衰竭中常见的酸碱失衡，包括呼吸性酸中毒、呼吸性酸中毒合并代谢性酸中毒、呼吸性酸中毒合并代谢性碱中毒。针对这些酸碱失衡，临床上除做到充分供氧和改善通气以纠正呼吸性酸中毒外，护士可遵医嘱静脉滴注少量5%碳酸氢钠以治疗代谢性酸中毒，或通过采取避免二氧化碳排出过快、适当补氯、补钾等措施缓解代谢性碱中毒。

(2)上消化道出血：严重缺氧和二氧化碳潴留患者，应根据医嘱服用硫糖铝以保护胃黏膜，预防上消化道出血，同时予以充足热量及高蛋白、易消化、少刺激、富维生素饮食。注意观察呕吐物和粪便情况，出现黑便时，予以温凉流质饮食；出现呕血时，应暂禁食，并静脉输入西咪替丁、奥美拉唑等。

6.用药护理

(1)抗生素：呼吸道感染是呼吸衰竭最常见的诱因，建立人工气道进行机械通气和免疫功能低下的患者可因反复感染而加重病情。在保持气道通畅的条件下，根据痰细菌培养和药敏试验结果，选择有效的抗生素积极控制感染。

(2)呼吸兴奋剂：为改善肺泡通气，促进二氧化碳的排出，可遵医嘱使用呼吸兴奋剂，以刺激呼吸中枢，增加呼吸频率和潮气量，从而改善通气。尼可刹米是目前常用的呼吸中枢兴奋剂，可兴奋呼吸中枢、增加通气量并有一定的苏醒作用。使用中应密切观察药物的不良反应。都可喜是口服的呼吸兴奋剂，主要通过刺激颈动脉窦和主动脉体化学感受器来兴奋呼吸中枢，适用于较轻的呼衰患者。

7.健康指导

(1)向患者及家属讲解疾病的发病机制、发展和转归。语言力求通俗易懂，尤其对一些文化程度不高的老年患者应反复讲解。

(2)教会患者缩唇、腹式呼吸等呼吸功能锻炼的方法，以促进康复、延缓肺功能的恶化。指导患者如何进行体位引流以及有效地咳嗽、咳痰，以保持气道通畅。

(3)嘱患者坚持正确用药，掌握药物剂量、用法和注意事项。对出院后仍需吸氧的患者，应指导患者和家属学会合理的家庭氧疗方法，并了解氧疗时应注意的问题，保证用氧安全。

(4)增强体质，积极避免各种引起呼吸衰竭的诱因。具体包括：教会患者预防上呼吸道感染的方法，如用冷水洗脸等耐寒锻炼；鼓励患者改进膳食结构，加强营养；避免吸入刺激性气体，劝告吸烟者戒烟；避免日常生活中不良因素的刺激，如情绪激动等，以免加重气急而诱发呼吸衰竭；尽量少去客流较大公共场所，减少与感冒者的接触，减少呼吸道感染的机会。

(5)若有咳嗽、咳痰加重，痰量增多、出现脓性痰，气急加重或伴发热，应及时就医，以控制呼吸道感染。

(三)护理评价

患者呼吸频率、幅度和节律正常，动脉血氧分压和二氧化碳分压在正常范围；掌握有效咳嗽，咳痰技术，呼吸道通畅；焦虑缓解，无明显体重减轻；无与低氧血症和高碳酸血症相关的损害发生。

第二章　消化内科疾病护理

第一节　胃炎

胃炎是指任何病因引起的胃黏膜炎症，常伴有上皮损伤和细胞再生。胃黏膜对损害的反应涉及上皮损伤、黏膜炎症和上皮细胞再生等过程。胃炎是最常见的消化道疾病之一。按临床发病的缓急和病程的长短，一般将胃炎分为急性胃炎和慢性胃炎。

一、急性胃炎

急性胃炎是由多种病因引起的急性胃黏膜炎症。临床上急性发病，常表现为上腹部症状。内镜检查可见胃黏膜充血、水肿、出血、糜烂（可伴有浅表溃疡）等一过性病变。病理组织学特征为胃黏膜固有层见到以中性粒细胞为主的炎症细胞浸润。

急性胃炎主要包括：①急性幽门螺杆菌感染引起的急性胃炎。但临床上很难诊断幽门螺杆菌感染引起的急性胃炎，因为一过性的上腹部症状多不为患者注意，亦极少需要胃镜检查，加之可能多数患者症状很轻或无症状。感染幽门螺杆菌后，如不予治疗，幽门螺杆菌感染可长期存在并发展为慢性胃炎。②除幽门螺杆菌之外的病原体感染及（或）其毒素对胃黏膜损害引起的急性胃炎。进食被微生物及（或）其毒素污染的不洁食物所引起的急性胃肠炎，以肠道炎症为主。由于胃酸的强力抑菌作用，除幽门螺杆菌之外的细菌很难在胃内存活而感染胃黏膜，因此一般人很少患除幽门螺杆菌之外的感染性胃炎。但当机体免疫力下降时，可发生各种细菌、真菌、病毒所引起的急性感染性胃炎。③急性糜烂出血性胃炎。本病是由各种病因引起的、以胃黏膜多发性糜烂为特征的急性胃黏膜病变，常伴有胃黏膜出血，可伴有一过性浅溃疡形成。因为本病胃黏膜炎症很轻或阙如，因此严格来说应称为急性糜烂出血性胃病。急性糜烂出血性胃炎临床常见，需要积极治疗，本节予以重点讨论。

（一）病因及发病机制

引起急性糜烂出血性胃炎的常见病因如下。

1.药物

常见的有非甾体抗炎药（NSAID），如阿司匹林、吲哚美辛等，某些抗肿瘤药，如氟尿嘧啶、口服氯化钾或铁剂等。这些药物直接损伤胃黏膜上皮层。其中，NSAID 还通过抑制环氧合酶的作用而抑制胃黏膜生理性前列腺素的产生，削弱胃黏膜的屏障功能；氟尿嘧啶对快速分裂的细胞如胃肠道黏膜细胞产生明显的细胞毒作用。

2.急性应激

严重创伤、大手术、大面积烧伤、颅内病变、败血症及其他严重脏器病变或多器官功能衰竭等均可引起胃黏膜糜烂、出血，严重者发生急性溃疡并大量出血，如烧伤所致者称 Curling 溃疡，中枢神经系统病变所致者称 Cushing 溃疡。一般认为急性应激引起急性糜烂出血性胃炎机制是应激状态下胃黏膜微循环不能正常运行而造成黏膜缺血、缺氧，由此可导致胃黏膜黏液和碳酸氢盐分泌不足、局部前列腺素合成不足、上皮再生能力减弱等改变，使胃黏膜屏障受损。

3.乙醇

乙醇具亲脂性和溶脂能力，高浓度乙醇因而可直接破坏胃黏膜屏障。黏膜屏障的正常保护功能是维持胃腔与胃黏膜内氢离子高梯度状态的重要保证。当上述因素导致胃黏膜屏障破坏，则胃腔内氢离子便会反弥散进入胃黏膜内，从而进一步加重胃黏膜的损害，最终导致胃黏膜糜烂和出血。上述各种因素亦可能导致增加十二指肠液反流入胃腔，其中的胆汁和各种胰酶，参与了胃黏膜屏障的破坏。

(二)临床表现

1.症状

本病大多无症状，一部分仅有上腹不适、腹胀、食欲减退等症状。一部分表现为突发的呕血和(或)黑便，是上消化道出血的常见病因之一。上消化道出血中10%～25%的由急性糜烂出血性胃炎引起。

2.体征

急性糜烂出血性胃炎可有上腹部不同程度的压痛。大量出血可引起休克、贫血。

(三)护理

1.护理目标

患者病因祛除，无腹痛、消化道出血。

2.护理措施

(1)一般护理。①休息与活动：患者应注意休息，减少活动，对急性应激造成者应卧床休息。同时应做好患者的心理疏导，解除其精神紧张。②合理饮食：进食应定时、有规律，一般进少渣、温凉半流质饮食。如有少量出血可给牛奶、米汤等流质以中和胃酸，有利于黏膜的修复。急性大出血或呕吐频繁时应禁食。

(2)治疗用药护理：指导正确使用阿司匹林、吲哚美辛等对胃黏膜有刺激的药物，必要时应用制酸剂、胃黏膜保护剂预防疾病的发生。大出血时立即建立静脉通道。配合医生迅速、准确地实施输血、输液、各种止血治疗及用药等抢救措施，并观察治疗效果及不良反应。输液开始宜快，必要时测定中心静脉压作为调整输液量和速度的依据。避免因输液、输血过多、过快而引起急性肺水肿，对老年患者和心肺功能不全者尤应注意。

(3)病情观察：观察患者呕血及黑便大致数量，血压、脉搏、血红蛋白变化情况。观察原发病及其他病因的转归情况。

(4)心理护理：安慰解释，使患者消除焦虑和恐惧，积极配合治疗。

(5)健康指导：向患者及家属介绍急性胃炎的有关知识、预防方法和自我护理措施。避免使用对胃黏膜有刺激的药物，必须使用时应同时服用制酸剂；嗜酒者应戒酒；对于急性应激状态患者，要注意保护胃黏膜治疗；注意饮食卫生，生活要有规律，保持轻松愉快的心情。

3.护理评价

患者无腹痛及呕血黑便；能戒除烟酒，饮食规律；能够了解急性应激及药物原因所致急性胃炎防治知识。

二、慢性胃炎

慢性胃炎是由各种病因引起的胃黏膜慢性炎症。以国际上新悉尼系统的分类方法，将慢性胃炎分为浅表性(又称非萎缩性)、萎缩性和特殊类型三大类。慢性浅表性胃炎是指不伴有胃黏膜萎缩性改变、胃黏膜层见以淋巴细胞和浆细胞为主的慢性炎性细胞浸润的慢性胃炎，幽门螺杆菌感染是此类慢性胃炎的主要病因。慢性萎缩性胃炎是指胃黏膜已发生了萎缩性改变的慢性胃炎，常伴有肠上皮化生。慢性萎缩性胃炎又可再分为多灶萎缩性胃炎和自身免疫性胃炎两大类。特殊类型胃炎种类很多，由不同病因所致，临床上较少见，如感染性胃炎、化学性胃炎等。慢性胃炎是一种常见病，其发病率在各种胃病中居首位。男性稍多于女性。随年龄增长发病率逐渐增高。自身免疫性胃炎在我国仅有少数个案报道。由幽门螺杆菌引起的慢性胃炎呈世界范围分布，我国属于幽门螺杆菌高感染率国家，估计人群中幽门螺杆菌的感染率达40%～70%。幽门螺杆菌感染可几乎无例外地引起胃黏膜炎症，且感染后机体一般难以将其清除而变成慢性感染。

(一)病因与发病机制

1.幽门螺杆菌感染(Hp)

目前认为幽门螺杆菌感染是慢性浅表性胃炎最主要的病因，其机制是如下。

(1)幽门螺杆菌具有鞭毛结构，可在胃内黏液层中自由活动，并依靠其黏附素与胃黏膜上皮细胞紧密接触，直接侵袭胃黏膜。

(2)幽门螺杆菌所分泌的尿素酶，能分解尿素产生NH，中和胃酸，既形成了有利于幽门螺杆菌定居和繁殖的中性环境，又损伤了上皮细胞膜。

(3)幽门螺杆菌能产生细胞毒素使上皮细胞空泡变性，造成黏膜损害和炎症。

(4)幽门螺杆菌的菌体胞壁还可作为抗原诱导自身免疫反应。

2.饮食和环境因素

流行病学资料显示，饮食中高盐和缺乏新鲜蔬菜、水果与慢性胃炎的发生密切相关。幽门螺杆菌感染增加了胃黏膜对环境因素损害的易感性。

3.自身免疫

自身免疫性胃炎以富含壁细胞的胃体黏膜萎缩为主。壁细胞损伤后能作为自身抗原刺激机体的免疫系统而产生相应的壁细胞抗体和内因子抗体，破坏壁细胞，使胃酸分泌减少乃至缺失，还可影响维生素B_{12}吸收，导致恶性贫血。

4.物理及化学因素

长期饮浓茶、烈酒、咖啡，食用过热、过冷、过于粗糙的食物，可损伤胃黏膜；服用大量非甾体类抗感染药可破坏黏膜屏障；各种原因引起的十二指肠液反流，因其中的胆汁和胰液等会削弱胃黏膜的屏障功能，使其易受胃酸-胃蛋白酶的损害。

(二)临床表现

1.症状

慢性胃炎大多无症状，部分有上腹痛或不适、食欲缺乏、饱胀、嗳气、反酸、恶心和呕吐等消化不良的表现。少数可有少量上消化道出血。一些患者可出现明显畏食、贫血和体重减轻，见于自身免疫性胃炎。

2.体征

慢性胃炎可有上腹部轻压痛。

(三)护理

1.护理目标

病因祛除,无腹痛,营养状况改善,焦虑减轻。

2.护理措施

(1)一般护理。①休息与活动:伴有贫血时适当休息,平时,进行适当的锻炼,以增强机体抗病力。②合理饮食:以高营养、易消化、丰富的新鲜蔬菜水果为饮食原则。避免摄入过咸、过甜、过辣的刺激性食物。避免长期饮浓茶、烈酒、咖啡,避免食用过热、过冷、过于粗糙的食物。

(2)用药护理:遵医嘱给患者以清除幽门螺杆菌感染治疗时,注意观察药物的疗效及不良反应。枸橼酸铋钾(CBS)为常用制剂,因其在酸性环境中方起作用,故宜餐前30分钟服用。服CBS过程中可使齿、舌变黑,可用吸管直接吸入。部分患者服药后出现便秘和粪便变黑,停药后可自行消失。少数患者有恶心、一过性血清转氨酶升高等,极少数出现急性肾衰竭。阿莫西林服用前应询问患者有无青霉素过敏史,应用过程中注意有无迟发性过敏反应的出现,如皮疹。甲硝唑可引起恶心、呕吐等胃肠道反应,应在餐后30分钟服用,并可遵医嘱用甲氧氯普胺、维生素B_2等拮抗。

(3)心理护理:及时了解患者心理,耐心解释患者疑虑,尤其有异型增生的患者,常因担心恶变而恐惧。护理人员应主动安慰患者,说明本病经过正规治疗是可以逆转的。对于异型增生,经严密随访,即使有恶变,及时手术也可获得满意的疗效,使患者乐观、积极配合治疗消除焦虑、恐惧心理。

(4)健康指导:①向患者及家属介绍本病的有关病因,指导健康的饮食习惯。②介绍根除幽门螺杆菌治疗的意义和适应证。指导药物治疗注意事项,如避免使用对胃黏膜有刺激的药物,必须使用时应同时服用制酸剂或胃黏膜保护剂;介绍药物的不良反应,如有异常及时复诊,定期门诊复查。③对胃黏膜异型增生的患者,嘱其定期随访。

3.护理评价

经过治疗和护理患者不适减轻;了解相关知识;及时发现和处理并发症。

第二节 消化性溃疡

消化性溃疡主要指发生在胃十二指肠的慢性溃疡,即胃溃疡(GU)和十二指肠溃疡(DU)。溃疡的黏膜缺损超过黏膜肌层,不同于糜烂。本病中年最为常见,DU多见于青壮年,而GU多见于中老年,后者发病高峰比前者约迟10年。男性患病比女性较多。临床上DU比GU多见,两者之比为(2～3):1,但有地区差异,在胃癌高发区GU所占的比例有所增加。

一、病因及发病机制

在正常生理情况下,胃十二指肠黏膜经常接触有强侵袭力的胃酸和在酸性环境下被激活,能水解蛋白质的胃蛋白酶,此外,还经常受摄入的各种有害物质的侵袭,但却能抵御这些侵袭因素的损害,维持黏膜的完整性,这是因为胃、十二指肠黏膜具有一系列防御和修复机制。目前认为,胃十二指肠黏膜的这一完善而有效的防御和修复机制,足以抵抗胃酸/胃蛋白酶的侵蚀。一般而言,只有当某些因素损害了这一机制才可能发生胃酸/胃蛋白酶侵袭黏膜而导致溃疡形成。

(一)幽门螺杆菌

幽门螺杆菌为消化性溃疡的重要病因。Hp 可造成胃十二指肠黏膜的上皮细胞受损和强烈的炎症反应,损害了局部黏膜的防御-修复机制。

(二)非甾体抗炎药(NSAID)

NSAID 是引起消化性溃疡的另一个常见病因。大量研究资料显示,在长期服用 NSAID 患者中 10%~25%可发现胃或十二指肠溃疡,有 1%~4%患者发生出血、穿孔等溃疡并发症。NSAID 引起的溃疡以 GU 较 DU 多见。溃疡形成及其并发症发生的危险性除与服用 NSAID 种类、剂量、疗程有关外,尚与高龄、同时服用抗凝血药、糖皮质激素等因素有关。NSAID 通过削弱黏膜的防御和修复功能而导致消化性溃疡发病。NSAID 和幽门螺杆菌是引起消化性溃疡发病的两个独立因素。

(三)胃酸

消化性溃疡的最终形成是由于胃酸/胃蛋白酶对黏膜自身消化所致。因胃蛋白酶活性是 pH 值依赖性的,在 pH 值>4 时便失去活性,因此在探讨消化性溃疡发病机制时主要考虑胃酸是溃疡形成的直接原因。胃酸的这一损害作用一般只有在正常黏膜防御和修复功能遭受破坏时才能发生。

(四)其他

(1)吸烟:吸烟者消化性溃疡发生率比不吸烟者高,吸烟影响溃疡愈合和促进溃疡复发。

(2)遗传:消化性溃疡的家族史可能是幽门螺杆菌感染的"家庭聚集"现象;O 型血胃上皮细胞表面表达更多黏附受体而有利于幽门螺杆菌定植。遗传因素的作用尚有待进一步研究。

(3)急性应激可引起应激性溃疡。长期精神紧张、过劳,易使溃疡发作或加重,情绪应激可能主要起诱因作用。

(4)胃十二指肠运动异常:研究发现部分 DU 患者胃排空增快,这可使十二指肠球部酸负荷增大;部分 GU 患者有胃排空延迟,这可增加十二指肠液反流入胃,加重胃黏膜屏障损害。胃肠运动障碍不大可能是原发病因,但可加重幽门螺杆菌或 NSAID 对黏膜的损害。

概言之,消化性溃疡是一种多因素疾病,其中幽门螺杆菌感染和服用 NSAID 是已知的主要病因,溃疡发生是黏膜侵袭因素和防御因素失平衡的结果,胃酸在溃疡形成中起关键作用。

二、临床表现

(一)症状

典型的消化性溃疡有如下临床特点:①慢性过程,病史可达数年至数十年。②周期性发作,发作与自发缓解相交替,发作期可为数周或数月,缓解期亦长短不一,短者数周、长者数年;发作常有季节性,多在秋冬或冬春之交发病,可因精神情绪不良或过劳而诱发。③发作时上腹痛呈节律性,表现为空腹痛即餐后 2~4 小时或(及)午夜痛,腹痛多为进食或服用抗酸药所缓解，典型节律性表现在DU多见。腹痛性质多为灼痛，亦可为钝痛、胀痛、剧痛或饥饿样不适感。腹痛多位于中上腹，可偏右或偏左。部分患者无上述典型表现的疼痛，而仅表现为无规律性的上腹隐痛或不适。但部分患者可无症状或症状较轻以至不为患者所注意。④可有反酸、嗳气、上腹胀等症状。

(二)体征

溃疡活动时上腹部可有局限性轻压痛，缓解期无明显体征。

(三)临床特殊类型

1.复合溃疡

复合溃疡指胃和十二指肠同时发生的溃疡。DU往往先于GU出现。幽门梗阻发生率较高。

2.幽门管溃疡

幽门管位于胃远端，与十二指肠交界，长约2cm。幽门管溃疡与DU相似，胃酸分泌一般较高。幽门，管溃疡上腹痛的节律性不明显，对药物治疗反应较差，呕吐较多见，较易发生幽门梗阻。出血和穿孔等并发症。

3.球后溃疡

DU大多发生在十二指肠球部，发生在球部远段十二指肠的溃疡称球后溃疡。多发生在十二指肠乳头的近端。具DU的临床特点，但午夜痛及背部放射痛多见，对药物治疗反应较差，较易并发出血。

4.巨大溃疡

巨大溃疡指直径＞2cm的溃疡，对药物治疗反应较差、愈合时间较慢，易发生慢性穿透或穿孔。

5.老年人消化性溃疡

近年老年人发生消化性溃疡的报道增多。临床表现多不典型，GU多位于胃体上部甚至胃底部、溃疡常较大，易误诊为胃癌。

6.无症状性溃疡

约15％消化性溃疡患者可无症状，而以出血、穿孔等并发症为首发症状。可见于任何年龄，以老年人较多见；NSAID引起的溃疡近半数无症状。

三、并发症

1.出血

50％以上的消化道出血是由于消化性溃疡所致。出血是消化性溃疡最常见的并发症。DU比GU容易发生。常因服用NSAID而诱发，部分患者(10％～25％)以上消化道出血为首发症状。

2.穿孔

穿孔是消化性溃疡最严重的并发症，见于2％～10％的病例。消化性溃疡穿孔的后果有3种，如下。

(1)溃疡穿透浆膜层达腹腔致弥散性腹膜炎，引起突发的剧烈腹痛，称游离穿孔。

(2)溃疡穿透并与邻近实质性器官相连，往往表现为腹痛规律发生改变，变得顽固而持久，称为穿透性溃疡。

(3)溃疡穿孔入空腔器官形成瘘管。

3.幽门梗阻

幽门梗阻见于2%～4%的病例,大多由DU或幽门管溃疡引起。急性梗阻多因炎症水肿和幽门部痉挛所致,梗阻为暂时性,随炎症好转而缓解;慢性梗阻主要由于溃疡愈合后瘢痕收缩而呈持久性。幽门梗阻使胃排空延迟,患者可感上腹饱胀不适,疼痛于餐后加重,且有反复大量呕吐,呕吐物呈酸腐味的宿食,大量呕吐后疼痛可暂缓解。严重频繁呕吐可致失水和低氯低钾性碱中毒,常继发营养不良。上腹饱胀和逆蠕动的胃型,以及空腹时检查胃内有振水音、抽出胃液量>200mL,是幽门梗阻的特征性表现。

4.癌变

少数GU可发生癌变,癌变率在1%以下,DU则极少见。对长期GU病史,年龄在45岁以上,经严格内科治疗4～6周症状无好转,大便隐血试验持续阳性者,应怀疑是否癌变,需进一步检查和定期随访。

四、护理

(一)护理目标

患者能够了解并避免发病诱因,能够描述正确的溃疡防治知识,主动参与、积极配合防治;未出现上消化道出血、穿孔、幽门梗阻、溃疡癌变等并发症或出现能被及时发现和处理;焦虑程度减轻或消失。

(二)护理措施

1.一般护理

(1)休息和活动:症状较重或有并发症时,应卧床休息。溃疡缓解期,应适当活动,工作宜劳逸结合,以不感到劳累和诱发疼痛为原则。

(2)饮食护理。①饮食原则:定时定量,以维持正常消化活动的节律,避免餐间零食和睡前进食,使胃酸分泌有规律;少食多餐,少食可避免胃窦部过度扩张引起的促胃液素分泌增加,以减少胃酸对病灶的刺激,多餐可使胃中经常保持适量的食物以中和胃酸,利于溃疡面的愈合;细嚼慢咽,以减少对消化道过强的机械刺激,同时咀嚼还可增加唾液分泌,后者具有稀释和中和胃酸的作用;食物选择应营养丰富、搭配合理、清淡、易于消化、刺激性小,各种食物应切细、煮软。可选择牛奶、鸡蛋、鱼及面食、稍加碱的软米饭或米粥等偏碱性食物,脂肪摄取也应适量。避免生、冷、硬、粗纤维的蔬菜、水果,忌用生姜、生蒜、生萝卜、油炸食物以及浓咖啡、浓茶和辣椒、酸醋;进餐时避免情绪不安,精神紧张。②营养状况监测:经常评估患者的饮食和营养状况。

2.病情观察

(1)病情监测:注意观察及详细了解患者疼痛的规律和特点,指导患者准备抑酸性食物(苏打饼干等)在疼痛前进食,或服用抑酸剂以防疼痛。也可采用局部热敷或针灸止痛等。监测生命体征及腹部体征的变化,以及时发现并纠正并发症。

(2)帮助患者认识和祛除病因及诱因:①对服用NSAID者,应停药。②对嗜烟酒者,应督促患者戒烟戒酒。

3.并发症的护理

当发生急性穿孔和瘢痕性幽门梗阻时，应立即遵医嘱做好手术前准备。亚急性穿孔和慢性穿孔时，注意观察疼痛的性质。急性幽门梗阻时，做好呕吐物的观察与处理，指导患者禁食水，行胃肠减压，保持口腔清洁，遵医嘱静脉补充液体，并做好解痉药和抗生素的用药护理。

4.用药护理

遵医嘱对患者进行药物治疗，并注意观察药效及不良反应。

(1)碱性抗酸药：如氢氧化铝凝胶等，应在饭后1小时和睡前服用。服用片剂时应嚼服，乳剂给药前应充分摇匀。抗酸药应避免与奶制品同时服用，因两者相互作用可形成络合物。酸性的食物及饮料不宜与抗酸药同服。氢氧化铝凝胶能阻碍磷的吸收，引起磷缺乏症，表现为食欲缺乏、软弱无力等症状，甚至可导致骨质疏松。长期大量服用还可引起严重便秘、代谢性碱中毒与钠潴留，甚至造成肾损害。如服用镁制剂则易引起腹泻。

(2)H_2受体拮抗剂：应在餐中或餐后即刻服用，也可把一日剂量在睡前服用。如需同时服用抗酸药，则两药应间隔1小时以上服用。如用于静脉给药时应注意控制速度，速度过快可引起低血压和心律失常。西咪替丁对雄性激素受体有亲和力，可产生男性乳腺发育、阳痿以及性功能紊乱，肾脏是其排泄的主要部位，应用期间应注意患者肾功能。此外，少数患者还可出现一过性肝功能损害和粒细胞缺乏，亦可出现头痛、头晕、疲倦、腹泻及皮疹等反应，如出现上述反应应及时协助医生进行处理。药物可从母乳排出，哺乳期应停止用药。

(3)其他药物：奥美拉唑可引起头晕，特别是用药初期，应嘱患者用药期间避免开车或做其他必须注意力高度集中的事。硫糖铝片宜在每次进餐前1小时服用。可有便秘、口干、皮疹、眩晕、嗜睡等不良反应。因其含糖量较高，糖尿病患者应慎用。不能与多酶片同服，以免降低两者的效价。

5.心理护理

及时了解并减轻各种焦虑，护理人员应关心患者，鼓励其说出心中的顾虑与疑问，护士应耐心倾听并给予解答。正确评估患者及家属对疾病的认识程度和心理状态。积极进行健康宣教，减轻不良心理反应。

6.健康指导

(1)向患者及家属讲解有关溃疡病的知识，如病因、诱因、饮食原则。

(2)指导患者保持乐观的情绪、规律的生活，避免过度紧张与劳累。

(3)指导患者戒除烟酒，慎用或勿用致溃疡药物，如阿司匹林、咖啡因、泼尼松等。

(4)指导患者按医嘱正确服药，学会观察药效及不良反应，不随便停药，以减少复发。

(5)让患者了解并发症的症状、体征，能在病情加重时及时就医。

(6)年龄偏大的胃溃疡患者应嘱其定期到门诊复查，防止癌变。

(三)护理评价

患者能说出引起疼痛的原因、诱因，戒除烟酒，饮食规律，能选择适宜的食物，未因饮食不当诱发疼痛；能正确服药，上腹部疼痛减轻并渐消失，无恶心、呕吐、呕血、黑便；情绪稳定，无焦虑或恐惧，生活态度积极乐观。

第三节 胃癌

胃癌约占胃恶性肿瘤的95%以上。每年新诊断的癌症病例数中，胃癌位居第四位，在癌症病死率中排列第二位，该病在我国仍是最常见的恶性肿瘤之一。男性胃癌的发病率和病死率高于女性，男女之比约为2∶1。发病年龄以中老年居多，35岁以下较低，55～70岁为高发年龄段。我国胃癌的发病率在不同地区之间有很大差异。

一、病因及发病机制

胃癌的发生是一个多步骤、多因素进行性发展的过程。在正常情况下，胃黏膜上皮细胞的增生和凋亡之间保持动态平衡。这种平衡的维持有赖于癌基因、抑癌基因及一些生长因子的共同调控。这种平衡一旦破坏，即癌基因被激活，抑癌基因被抑制，使胃上皮细胞过度增生又不能启动凋亡信号，则可能逐渐进展为胃癌。多种因素会影响上述调控体系，共同参与胃癌的发生。

(一)环境和饮食因素

环境因素可直接或间接经饮食途径参与胃癌的发生，在胃癌发生中起重要作用。如火山岩地带、高泥炭土壤、水土含硝酸盐过多、微量元素比例失调或化学污染均为致癌因素。多吃新鲜水果和蔬菜、使用冰箱及正确贮藏食物，可降低胃癌的发生。经常食用霉变食品、咸菜腌制烟熏食品，以及过多摄入食盐，可增加危险性。

(二)幽门螺杆菌感染

幽门螺杆菌感染(Hp)与胃癌的关系已引起关注。1994年WHO宣布Hp是人类胃癌的Ⅰ类致癌原。胃癌可能是Hp长期感染与其他因素共同作用的结果，其中Hp可能起先导作用。

(三)遗传因素

胃癌有明显的家族聚集倾向，家族发病率高于人群2～3倍。浸润型胃癌有更高的家族发病倾向，提示该型与遗传因素有关。一般认为遗传素质使致癌物质对易感者更易致癌。

(四)癌前状态

胃癌的癌前状态分为癌前疾病和癌前病变，前者是指与胃癌相关的胃良性疾病，有发生胃癌的危险性，后者是指较易转变为癌组织的病理学变化。

1.癌前疾病

(1)慢性萎缩性胃炎、残胃炎：因有胃酸分泌不足，有利于细菌生长。胃内增加的细菌可促进亚硝酸盐类致癌物质产生，长期作用于胃黏膜将导致癌变。另外老年人胃癌发病率高亦与此有关。毕Ⅱ式胃切除术后，癌变常在术后10～15年发生。

(2)胃息肉：炎性息肉约占80%，直径多在2cm以下，癌变率低；腺瘤性息肉癌变的概率较高，特别是直径>2cm的广基息肉。

(3)胃溃疡：癌变多从溃疡边缘发生，多因溃疡边缘的炎症、糜烂、再生及异型增生所致。

2.癌前病变

(1)肠型化生:肠化有小肠型和大肠型两种。大肠型化生又称不完全肠化,其肠化细胞不含亮氨酸氨基肽酶和碱性磷酸酶,被吸收的致癌物质易于在细胞内积聚,导致细胞异型增生而发生癌变。

(2)异型增生:胃黏膜腺管结构及上皮细胞失去正常的状态出现异型性改变,组织学上介于良恶性之间。因此,对上述癌前病变应注意密切随访。

二、临床表现

(一)症状

早期无或者仅有非特异性消化道症状。进展期症状是上腹痛,常同时伴有食欲缺乏,厌食,体重减轻。腹痛可急可缓,开始仅为上腹饱胀不适,餐后更甚,继之有隐痛不适,偶呈节律性溃疡样疼痛,但这种疼痛不能被进食或服用制酸剂缓解。患者常有早饱感及软弱无力。早饱感是指患者虽感饥饿,但稍一进食即感饱胀不适。早饱感或呕吐是胃壁受累的表现,皮革胃或部分梗阻时这种症状尤为突出。

发生并发症或转移时可出现一些特殊症状,贲门癌累及食管下段时可出现吞咽困难。并发幽门梗阻时可有恶心呕吐,溃疡型胃癌出血时可引起呕血或黑便,继之出现贫血。胃癌转移至肝脏可引起右上腹痛,黄疸和(或)发热;转移至肺可引起咳嗽、呃逆、咯血,累及胸膜可产生胸腔积液而发生呼吸困难;肿瘤侵及胰腺时,可出现背部放射性疼痛。

(二)体征

早期胃癌无明显体征,进展期在上腹部可扪及肿块,有压痛。肿块多位于上腹偏右相当于胃窦处。如肿瘤转移至肝脏可致肝大及出现黄疸,甚至出现腹腔积液。腹膜有转移时也可发生腹腔积液,移动性浊音阳性。侵犯门静脉或脾静脉时有脾脏增大。有远处淋巴结转移时可扪及 Virchow 淋巴结,质硬不活动。肛门指检在直肠膀胱凹陷可扪及一板样肿块。

一些胃癌患者可以出现副癌综合征,包括反复发作的表浅性血栓静脉炎(Trousseau 征)及过度色素沉着;黑棘皮病,皮肤皱褶处有过度色素沉着,尤其是双腋下;皮肌炎、膜性肾病、累及感觉和运动通路的神经肌肉病变等。

三、护理

(一)护理目标

患者疼痛得到控制,营养状态改善,情绪稳定,能积极配合治疗。

(二)护理措施

1.一般护理

(1)休息与活动:轻症患者可适当参加日常活动、进行身体锻炼,以不感到劳累、腹痛为原则。重症患者应卧床休息。

(2)饮食护理;对能进食者鼓励其尽可能进食易消化、营养丰富的流质或半流质饮食。对食欲缺乏者,应为患者提供清洁的进食环境,选择适合患者口味的食品和烹调方法,并注意变换食物的色、香、味,以增进食欲。定期测量体重,监测血清蛋白和血红蛋白等营养指标以监测患者的营养状态。

(3)静脉营养支持:对消化功能不全不能进食的患者,遵医嘱静脉补充液体及能量。

2.病情观察

(1)疼痛的观察与处理:观察疼痛特点,注意评估疼痛的性质、部位,是否伴有严重的恶心和呕吐、吞咽困难、呕血及黑便等症状。如出现剧烈腹痛和腹膜刺激征,应考虑发生穿孔的可能性,及时协助医师进行有关检查或手术治疗。教会患者一些放松和转移注意力的技巧,疼痛剧烈时,可腹部热敷止痛。

(2)监测患者的感染征象:密切观察患者的生命体征及血常规检查的改变,询问患者有无咽痛、尿痛等不适,及时发现感染迹象并协助医师进行处理。病房应定期消毒,减少探视,保持室内空气新鲜;严格遵循无菌原则进行各项操作,防止交叉感染。协助患者做好皮肤、口腔护理,注意会阴部及肛门的清洁,减少感染的机会。

3.用药护理

(1)化疗药物:遵医嘱进行化学治疗,以抑制和杀伤癌细胞,注意观察药物的疗效及不良反应。

(2)止痛药物:遵循 WHO 推荐的三阶梯疗法,遵医嘱给予相应的止痛药,第一阶段从非阿片类镇痛剂开始,如阿司匹林、布桂嗪(强痛定)、奈福泮(平痛新)、吲哚美辛(消炎痛)栓等。若不能缓解,在此基础上,加弱阿片类镇痛剂,如可卡因、丙氧酚等;若疼痛剧烈,则可用强阿片类镇痛剂,如哌替啶、美施康定等,现在又有一种新型贴剂多瑞吉,镇痛效果可达到 72h。

4.心理护理

护理人员应与患者建立良好的护患关系,运用倾听、解释、安慰等技巧与患者沟通,表示关心与体贴,耐心听取患者自身感受的叙述,并给予支持和鼓励。同时介绍有关胃癌治疗进展信息,提高患者治疗的信心,用积极的心态面对疾病。此外,及时取得家属的配合,协助患者得到家庭和社会的支持,控制焦虑、抑郁情绪,使患者保持乐观的生活态度。

5.健康指导

(1)疾病预防指导:对健康人群开展卫生宣教,提倡多食富含维生素 C 的新鲜水果、蔬菜,多食肉类、鱼类、豆制品和乳制品;避免高盐饮食,少进咸菜、烟熏和腌制食品;食品贮存要科学,不食霉变食物。对胃癌高危人群如中度或重度胃黏膜萎缩、中度或重度肠化,不典型增生或有胃癌家族史者应遵医嘱给予根除幽门螺杆菌治疗及定期复查,以便早期诊断及治疗。

(2)生活指导:指导患者生活规律,保证充足的睡眠,根据病情和体力,适量活动,增强机体抵抗力。注意个人卫生,特别是体质衰弱者,应做好口腔、皮肤黏膜的护理,防止继发性感染。指导患者运用适当的心理防卫机制,保持乐观态度和良好的心理状态、以积极的心态面对疾病。

(3)用药及疾病指导:指导患者合理使用止痛药,并应发挥自身积极的应对能力以提高控制疼痛的效果。嘱患者定期复诊,以监测病情变化和及时调整治疗方案。教会患者及家属如何早期识别并发症,及时就诊。

(三)护理评价

患者情绪稳定,积极配合治疗;疼痛得到明显缓解,营养改善,体力增强。

第四节　炎症性肠病

炎症性肠病是一种病因不明的肠道慢性非特异性炎症性疾病。包括溃疡性结肠炎（UC）和克罗恩病（CD）。一般认为，UC 和 CD 是同一疾病的不同亚类，组织损伤的基本病理过程相似，但可能由于致病因素不同，发病的具体环节不同，最终导致组织损害的表现不同。

一、溃疡性结肠炎

UC 是一种病因不明的直肠和结肠慢性非特异性炎症性疾病。病变主要位于大肠的黏膜与黏膜下层。主要症状有腹泻、黏液脓血便和腹痛，病程漫长，病情轻重不一，常反复发作。本病多见于 20～40 岁，男女发病率无明显差别。

（一）病理

其病变主要位于直肠和乙状结肠，可延伸到降结肠，甚至整个结肠。病变一般仅限于黏膜和黏膜下层，少数重症者可，累及肌层。活动期黏膜呈弥散性炎症反应，可见水肿、充血与灶性出血，黏膜脆弱，触之易出血。由于黏膜与黏膜下层有炎性细胞浸润，大量中性粒细胞在肠腺隐窝底部聚集，形成小的隐窝脓肿。当隐窝脓肿融合破溃，黏膜即出现广泛的浅小溃疡，并可逐渐融合成不规则的大片溃疡。结肠炎症在反复发作的慢性过程中，大量新生肉芽组织增生，常出现炎性息肉。黏膜因不断破坏和修复，丧失其正常结构，并且由于溃疡愈合形成瘢痕，黏膜肌层与肌层增厚，使结肠变形缩短，结肠袋消失，甚至出现肠腔狭窄。少数患者有结肠癌变，以恶性程度较高的未分化型多见。

（二）临床分型

临床上根据本病的病程、程度、范围和病期进行综合分型。

1.根据病程经过分型

（1）初发型：无既往史的首次发作。

（2）慢性复发型：最多见，发作期与缓解期交替。

（3）慢性持续型：病变范围广，症状持续半年以上。

（4）急性暴发型：少见，病情严重，全身毒血症状明显，易发生大出血和其他并发症。

上述后 3 型可相互转化。

2.根据病情程度分型

（1）轻型：多见，腹泻每天 4 次以下，便血轻或无，无发热、脉速，贫血轻或无，血沉正常。

（2）重型：腹泻频繁并有明显黏液脓血便，有发热、脉速等全身症状，血沉加快、血红蛋白下降。

（3）中型：介于轻型和重型之间。

3.根据病变范围分型

可分为直肠炎、直肠乙状结肠炎、左半结肠炎、全结肠炎以及区域性结肠炎。

4.根据病期分型

可分为活动期和缓解期。

(三)临床表现

起病多数缓慢,少数急性起病,偶见急性暴发起病。病程长,呈慢性经过,常有发作期与缓解期交替,少数症状持续并逐渐加重。

1.症状

(1)消化系统表现:主要表现为腹泻与腹痛。①腹泻为最主要的症状,黏液脓血便是本病活动期的重要表现。腹泻主要与炎症导致大肠黏膜对水钠吸收障碍以及结肠运动功能失常有关。粪便中的黏液或黏液脓血,为炎症渗出和黏膜糜烂及溃疡所致。排便次数和便血程度可反映病情程度,轻者每天排便2～4次,粪便呈糊状,可混有黏液、脓血,便血轻或无,重者腹泻每天可达10次以上,大量脓血,甚至呈血水样粪便。病变限于直肠和乙状结肠的患者,偶有腹泻与便秘交替的现象,此与病变直肠排空功能障碍有关。②腹痛,轻者或缓解期患者多无腹痛或仅有腹部不适,活动期有轻或中度腹痛,为左下腹的阵痛,亦可涉及全腹。有疼痛-便意-便后缓解的规律,大多伴有里急后重,为直肠炎症刺激所致。若并发中毒性巨结肠或腹膜炎,则腹痛持续且剧烈。③其他症状可有腹胀、食欲缺乏、恶心、呕吐等。

(2)全身表现:中、重型患者活动期有低热或中等度发热,高热多提示有并发症或急性暴发型。重症患者可出现衰弱、消瘦、贫血、低清蛋白血症、水和电解质平衡紊乱等表现。

(3)肠外表现:本病可伴有一系列肠外表现,包括口腔黏膜溃疡、结节性红斑外周关节炎、黄疸性脓皮病、虹膜睫状体炎等。

2.体征

患者呈慢性病容,精神状态差,重者呈消瘦贫血貌。轻者仅有左下腹轻压痛,有时可触及痉挛的降结肠和乙状结肠。重症者常有明显腹部压痛和鼓肠。若有反跳痛、腹肌紧张、肠鸣音减弱等应注意中毒性巨结肠和肠穿孔等并发症。

(四)护理

1.护理目标

患者大便次数减少,粪质正常;腹痛缓解,营养改善,体重恢复,未发生并发症,焦虑减轻。

2.护理措施

(1)一般护理。①休息与活动:在急性发作期或病情严重时均应卧床休息,缓解期适当休息,注意劳逸结合。②合理饮食:指导患者食用质软、易消化、少纤维素又富含营养,有足够热量的食物,以利于吸收、减轻对肠黏膜的刺激并供给足够的热量,以维持机体代谢的需要。避免食用冷饮、水果、多纤维的蔬菜及其他刺激性食物,忌食牛乳和乳制品。急性发作期患者,应进流质或半流质饮食,病情严重者应禁食,按医嘱给予静脉高营养,以改善全身状况。应注意给患者提供良好的进餐环境,避免不良刺激,以增进患者食欲。

(2)病情观察:观察患者腹泻的次数、性质,腹泻伴随症状,如发热、腹痛等,监测粪便检查结果。严密观察腹痛的性质、部位以及生命体征的变化,以了解病情的进展情况,如腹痛性质突然改变,应注意是否发生大出血、肠梗阻、中毒性巨结肠、肠穿孔等并发症。观察患者进食情况,定期测量患者的体重,监测血红蛋白、血清电解质和清蛋白的变化,了解营养状况的变化。

(3)用药护理:遵医嘱给予柳氮磺吡啶(SASP)、糖皮质激素、免疫抑制剂等治疗,以控制病情,使腹痛缓解。注意药物的疗效及不良反应,如应用SASP时,患者可出现恶心、呕吐、皮疹、粒细胞减少及再生障碍性贫血等。应嘱患者餐后服药，服药期间定期复查血常规，应用糖皮质激素者，要注意激素不良反应，不可随意停药，防止反跳现象，应用硫唑嘌呤或巯嘌呤时患者可出现骨髓抑制的表现，应注意监测白细胞计数。

(4)心理护理：安慰鼓励患者，向患者解释病情，使患者以平和的心态应对疾病，自觉地配合治疗。

(5)健康指导。①心理指导：由于病情反复发作，迁延不愈，常给患者带来痛苦，尤其是排便次数的增加，给患者的精神和日常生活带来很多困扰，易产生自卑、忧虑，甚至恐惧心理。应鼓励患者以平和的心态应对疾病，积极配合治疗。②指导患者合理饮食及活动：指导患者食用质软、易消化、少纤维素又富含营养、有足够热量的食物，避免食用冷饮、水果、多纤维的蔬菜及其他刺激性食物，忌食牛乳和乳制品。在急性发作期或病情严重时均应卧床休息，缓解期适当休息，注意劳逸结合。③用药指导：嘱患者坚持治疗，不要随意更换药物或停药。教会患者识别药物的不良反应，出现异常症状要及时就诊，以免耽搁病情。

3.护理评价

患者腹泻、腹痛缓解，营养改善，体重恢复。

二、克罗恩病

CD是一种病因尚不十分清楚的胃肠道慢性炎性肉芽肿性疾病。病变多见于末段回肠和邻近结肠，但从口腔至肛门各段消化道均可受累，呈节段性或跳跃式分布。临床上以腹痛、腹泻、体重下降、腹块、瘘管形成和肠梗阻为特点，可伴有发热等全身表现以及关节、皮肤、眼、口腔黏膜等肠外损害。本病有终身复发倾向，重症患者迁延不愈，预后不良。

(一)病理

病变表现为同时累及回肠末段与邻近右侧结肠者，只涉及小肠者，局限在结肠者。病变可涉及口腔、食管、胃、十二指肠，但少见。

大体形态上，克罗恩病特点为：①病变呈节段性或跳跃性，而不呈连续性；②黏膜溃疡早期呈鹅口疮样溃疡，随后溃疡增大、融合，形成纵行溃疡和裂隙溃疡，将黏膜分割呈鹅卵石样外观；③病变累及肠壁全层，肠壁增厚变硬，肠腔狭窄。

组织学上，克罗恩病的特点为：①非干酪性肉芽肿，由类上皮细胞和多核巨细胞构成，可发生在肠壁各层和局部淋巴结；②裂隙溃疡，呈缝隙状，可深达黏膜下层甚至肌层；③肠壁各层炎症，伴固有膜底部和黏膜下层淋巴细胞聚集、黏膜下层增宽、淋巴管扩张及神经节炎等。肠壁全层病变致肠腔狭窄，可发生肠梗阻。溃疡穿孔引起局部脓肿，或穿透至其他肠段、器官、腹壁，形成内瘘或外瘘。肠壁浆膜纤维素渗出、慢性穿孔均可引起肠粘连。

(二)临床分型

区别本病不同临床情况，有助全面估计病情和预后，制订治疗方案。

1.临床类型

依疾病行为分型，可分为狭窄型(以肠腔狭窄所致的临床表现为主)、穿通型(有瘘管形成)和非狭窄非穿通型(炎症型)。各型可有交叉或互相转化。

2.病变部位

参考影像和内镜结果确定，可分为小肠型、结肠型、回结肠型。如消化道其他部分受累亦应注明。

3.严重程度

根据主要临床表现的程度及并发症计算CD活动指数(CDAI),用于疾病活动期与缓解期区分、病情严重程度估计(轻、中、重度)和疗效评定。

(三)临床表现

起病大多隐匿、缓渐,从发病早期症状出现至确诊往往需数月至数年。病程呈慢性,长短不等的活动期与缓解期交替,有终身复发倾向。少数急性起病,可表现为急腹症,酷似急性阑尾炎或急性肠梗阻。腹痛、腹泻和体重下降三大症状是本病的主要临床表现。但本病的临床表现复杂多变,这与临床类型、病变部位、病期及并发症有关。

1.消化系统表现

(1)腹痛:为最常见症状。多位于右下腹或脐周,间歇性发作,常为痉挛性阵痛伴腹鸣。常于进餐后加重,排便或肛门排气后缓解。腹痛的发生可能与进餐引起胃肠反射或肠内容物通过炎症、狭窄肠段,引起局部肠痉挛有关。体检常有腹部压痛,部位多在右下腹。腹痛亦可由部分或完全性肠梗阻引起,此时伴有肠梗阻症状。出现持续性腹痛和明显压痛,提示炎症波及腹膜或腹腔内脓肿形成。全腹剧痛和腹肌紧张,提示病变肠段急性穿孔。

(2)腹泻:亦为本病常见症状,主要由病变肠段炎症渗出、蠕动增加及继发性吸收不良引起。腹泻先是间歇发作,病程后期可转为持续性。粪便多为糊状,一般无脓血和黏液。病变涉及下段结肠或肛门直肠者,可有黏液血便及里急后重。

(3)腹部包块:见于10%~20%的患者,由于肠粘连、肠壁增厚、肠系膜淋巴结肿大、内瘘或局部脓肿形成所致。多位于右下腹与脐周。固定的腹块提示有粘连,多已有内瘘形成。

(4)瘘管形成:是克罗恩病的特征性临床表现,因透壁性炎性病变穿透肠壁全层至肠外组织或器官而成。瘘分内瘘和外瘘,前者可通向其他肠段、肠系膜、膀胱、输尿管、阴道、腹膜后等处,后者通向腹壁或肛周皮肤。肠段之间内瘘形成可致腹泻加重及营养不良。肠瘘通向的组织与器官因粪便污染可致继发性感染。外瘘或通向膀胱、阴道的内瘘均可见粪便与气体排出。

(5)肛门周围病变:包括肛门周围瘘管、脓肿形成及肛裂等病变,见于部分患者,有结肠受累者较多见。有时这些病变可为本病的首发或突出的临床表现。

2.全身表现

(1)发热:为常见的全身表现之一,与肠道炎症活动及继发感染有关。间歇性低热或中度热常见,少数呈弛张高热伴毒血症。少数患者以发热为主要症状,甚至较长时间不明原因发热之后才出现消化道症状。

(2)营养障碍:由慢性腹泻、食欲减退及慢性消耗等因素所致。主要表现为体重下降,可有贫血、低蛋白血症和维生素缺乏等表现。青春期前患者常有生长发育迟滞。

3.肠外表现

本病肠外表现与溃疡性结肠炎的肠外表现相似,但发生率较高,据我国统计报道以口腔黏膜溃疡、皮肤结节性红斑、关节炎及眼病为常见。

(四)护理

1.护理目标

患者腹泻、腹痛缓解,营养改善,体重恢复,无并发症。

2.护理措施

(1)一般护理。①休息与活动:在急性发作期或病情严重时均应卧床休息,缓解期适当休息,注意劳逸结合。必须戒烟。②合理饮食:一般给高营养低渣饮食,适当给予叶酸、维生素B_{12}等多种维生素。重症患者酌情用要素饮食或全胃肠外营养,除营养支持外还有助诱导缓解。

(2)病情观察:观察患者腹泻的次数、性质,腹泻伴随症状,如发热、腹痛等,监测粪便检查结果。严密观察腹痛的性质、部位以及生命体征的变化,测量患者的体重,监测血红蛋白、血清电解质和清蛋白的变化,了解营养状况的变化。

(3)用药护理:遵医嘱腹痛、腹泻可使用抗胆碱能药物或止泻药,合并感染者静脉途径给予广谱抗生素。给予柳氮磺吡啶(SASP)、糖皮质激素、免疫抑制剂等治疗,以控制病情,使腹痛缓解。注意避免药物的不良反应,如应嘱患者餐后服药,服药期间定期复查血常规,不可随意停药,防止反跳现象等。

(4)心理护理:向患者解释病情,使患者树立战胜疾病信心,自觉地配合治疗。

(5)健康指导。①疾病知识指导:指导患者合理休息与活动,戒烟,食用质软、易消化、少纤维素又富含营养、有足够热量的食物,避免食用冷饮、水果、多纤维的蔬菜及其他刺激性食物,忌食牛乳和乳制品;②安慰鼓励患者:使患者树立信心,积极地配合治疗;③用药指导:嘱患者坚持服药并了解药物的不良反应,病情有异常变化要及时就诊。

3.护理评价

患者腹泻、腹痛缓解,无发热、营养不良,体重增加。

第五节　肝硬化

肝硬化是一种由不同病因引起的慢性进行性弥散性肝病。病理特点为广泛的肝细胞变性坏死、再生结节形成、结缔组织增生,致使正常肝小叶结构破坏和假小叶形成。临床可有多系统受累,主要表现为肝功能损害和门静脉高压,晚期出现消化道出血、肝性脑病、感染等严重并发症。在我国,肝硬化是常见疾病和主要死因之一。本病占内科总住院人数的4.3%～14.2%。

一、病因与发病机制

(一)病毒性肝炎

病毒性肝炎主要为乙型病毒性肝炎,其次为丙型肝炎,或乙型加丁型重叠感染,甲型和戊型一般不发展为肝硬化。

(二)日本血吸虫病

我国长江流域血吸虫病流行区多见。反复或长期感染血吸虫病者,虫卵及其毒性产物在肝脏汇管区刺激结缔组织增生,导致肝纤维化和门脉高压,称为血吸虫病性肝纤维化。

(三)酒精中毒

长期大量饮酒者,酒精及其中间代谢产物(乙醛)直接引起酒精性肝炎,并发展为肝硬化,酗酒所致的长期营养失调也对肝脏起一定损害作用。

(四)药物或化学毒物

长期服用双醋酚丁、甲基多巴等药物,或长期反复接触磷、砷、四氯化碳等化学毒物,可引起中毒性肝炎,最终演变为肝硬化。

(五)胆汁淤积

持续存在肝外胆管阻塞或肝内胆汁淤积时,高浓度的胆汁酸和胆红素损害肝细胞,导致肝硬化。

(六)循环障碍

慢性充血性心力衰竭、缩窄性心包炎、肝静脉或下腔静脉阻塞等使肝脏长期淤血,肝细胞缺氧、坏死和结缔组织增生,最后发展为肝硬化。

(七)遗传和代谢疾病

由于遗传性或代谢性疾病,某些物质或其代谢产物沉积于肝,造成肝损害,并可致肝硬化,如肝豆状核变性、血色病、半乳糖血症和 α_1-抗胰蛋白酶缺乏症。

(八)营养失调

食物中长期缺乏蛋白质、维生素、胆碱等,以及慢性炎症性肠病,可引起营养不良和吸收不良,降低肝细胞对致病因素的抵抗力,成为肝硬化的直接或间接病因。

此外,部分病例发病原因难以确定,称为隐源性肝硬化,其中部分病例与无黄疸型病毒性肝炎,尤其是丙型肝炎有关。自身免疫性肝炎也可发展为肝硬化。各种病因引起的肝硬化,其病理变化和发展演变过程是基本一致的。特征为广泛肝细胞变性坏死,结节性再生,弥散性结缔组织增生,假小叶形成。上述病理变化造成肝内血管扭曲、受压、闭塞而致血管床缩小,肝内门静脉、肝静脉和肝动脉小分支之间发生异常吻合而形成短路,导致肝血循环紊乱。这些严重的肝内血循环障碍,是形成门静脉高压的病理基础,且使肝细胞营养障碍加重,促使肝硬化病变进一步发展。

二、临床表现

肝硬化的病程发展通常比较缓慢,可隐伏 3～5 年或更长时间。临床上分为肝功能代偿期和失代偿期。

(一)代偿期

早期症状轻,以乏力、食欲缺乏为主要表现,可伴有恶心、厌油腻、腹胀、上腹隐痛及腹泻等。症状常因劳累或伴发病而出现,经休息或治疗可缓解。患者营养状况一般或消瘦,肝轻度大,质地偏硬,可有轻度压痛,脾轻至中度大。肝功能多在正常范围内或轻度异常。

(二)失代偿期

主要为肝功能减退和门静脉高压所致的全身多系统症状和体征。

1.肝功能减退

(1)全身症状和体征:一般状况与营养状况均较差、乏力、消瘦、不规则低热、面色灰暗黝黑(肝病面容)、皮肤干枯粗糙、水肿、舌炎、口角炎等。

(2)消化道症状:食欲减退甚至畏食进食后上腹饱胀不适、恶心、呕吐、稍进油腻肉食易引起腹泻,因腹腔积液和胃肠积气而腹胀不适。肝细胞有进行性或广泛性坏死时可出现黄疸。

(3)出血倾向和贫血:常有鼻出血、牙龈出血、皮肤紫癜和胃肠出血等倾向,系肝合成凝血因子减少、脾功能亢进和毛细血管脆性增加所致。贫血可因缺铁、缺乏叶酸和维生素 B_{12},脾功能亢进等因素引起。

(4)内分泌失调:①雌激素增多、雄激素和糖皮质激素减少,肝对雌激素的灭活功能减退,故体内雌激素增多。雌激素增多时,通过负反馈抑制腺垂体分泌促性腺激素及促肾上腺皮质激素的功能,致雄激素和肾上腺糖皮质激素减少。雌激素与雄激素比例失调,男性患者常有性欲减退、睾丸萎缩、毛发脱落及乳房发育;女性患者可有月经失调、闭经,不孕等。部分患者出现蜘蛛痣,主要分布在面颈部上胸、肩背和上肢等上腔静脉引流区域;手掌大小鱼际和指端腹侧部位皮肤发红称为肝掌。肾上腺皮质功能减退,表现为面部和其他暴露部位皮肤色素沉着。②醛固酮和抗利尿激素增多、肝功能减退时对醛固酮和抗利尿激素的灭活作用减弱,致体内醛固酮及抗利尿激素增多。醛固酮作用于远端肾小管,使钠重吸收增加;抗利尿激素作用于集合管,使水的重吸收增加。水钠潴留导致尿少、水肿,并促进腹腔积液形成。

2.门静脉高压

(1)脾大:门静脉高压致脾静脉压力增高,脾淤血而肿大,一般为轻、中度大,有时可为巨脾。上消化道大量出血时,脾脏可暂时缩小,待出血停止并补足血容量后,脾脏再度增大。晚期脾大常伴有对血细胞破坏增加,使周围血中白细胞、红细胞和血小板减少,称为脾功能亢进。

(2)侧支循环的建立和开放:正常情况下,门静脉系与腔静脉系之间的交通支很细小,血流量很少。门静脉高压形成后,来自消化器官和脾脏的回心血液流经肝脏受阻,使门腔静脉交通支充盈扩张,血流量增加,建立起侧支循环。

临床上重要的侧支循环有:①食管下段和胃底静脉曲张,主要是门静脉系的胃冠状静脉和腔静脉系的食管静脉、奇静脉等沟通开放,常在恶心、呕吐、咳嗽、负重等使腹内压突然升高,或因粗糙食物机械损伤、胃酸反流腐蚀损伤时,导致曲张静脉破裂出血,出现呕血、黑便及休克等表现。②腹壁静脉曲张,由于脐静脉重新开放,与附脐静脉、腹壁静脉等连接,在脐周和腹壁可见迂曲静脉以脐为中心向上及下腹壁延伸。③痔核形成,为门静脉系的直肠上静脉与下腔静脉系的直肠中、下静脉吻合扩张形成,破裂时引起便血。

(3)腹腔积液:是肝硬化肝功能失代偿期最为显著的临床表现。腹腔积液出现前,常有腹胀,以饭后明显。大量腹腔积液时腹部隆起,腹壁绷紧发亮,患者行动困难,可发生脐疝,膈抬高,出现呼吸困难、心悸。部分患者伴有胸腔积液。

腹腔积液形成的因素有:①门静脉压力增高使腹腔脏器毛细血管床静水压增高,组织间液回吸收减少而漏入腹腔;②低清蛋白血症系指血浆清蛋白<30g/L,肝功能减退使清蛋白合成减少及蛋白质摄入和吸收障碍,低清蛋白血症时血浆胶体渗透压降低,血管内液外渗;③肝淋巴液生成过多,肝静脉回流受阻时,肝内淋巴液生成增多,超过胸导管引流能力,淋巴管内压力增高,使大量淋巴液自肝包膜和肝门淋巴管渗出至腹腔;④抗利尿激素及继发性醛固酮增多,引起水钠重吸收增加;⑤肾脏因素,有效循环血容量不足致肾血流量减少,肾小球滤过率降低,排钠和排尿量减少。

3.肝脏情况

早期肝脏增大，表面尚平滑，质中等硬；晚期肝脏缩小，表面可呈结节状，质地坚硬；一般无压痛，但在肝细胞进行性坏死或并发肝炎和肝周围炎时可有压痛与叩击痛。

三、并发症

（一）上消化道出血

上消化道出血为本病最常见的并发症。由于食管下段或胃底静脉曲张破裂，引起突然大量的呕血和黑便，常引起出血性休克或诱发肝性脑病，病死率高。

（二）感染

由于患者抵抗力低下、门腔静脉侧支循环开放等因素，增加细菌入侵繁殖机会，易并发感染如肺炎、胆道感染、大肠埃希菌败血症、自发性腹膜炎等。自发性腹膜炎系指无任何邻近组织炎症的情况下发生的腹膜和（或）腹腔积液的细菌性感染。其主要原因是肝硬化时单核-吞噬细胞的噬菌作用减弱，肠道内细菌异常繁殖并经由肠壁进入腹膜腔，以及带菌的淋巴液漏入腹腔引起感染，致病菌多为革兰阴性杆菌。患者可出现发热、腹痛、腹胀、腹膜刺激征、腹腔积液迅速增长或持续不减，少数病例发生中毒性休克。

（三）肝性脑病

肝性脑病是晚期肝硬化的最严重并发症。

（四）原发性肝癌

肝硬化患者短期内出现肝脏迅速增大、持续性肝区疼痛、腹腔积液增多且为血性、不明原因的发热等，应考虑并发原发性肝癌，需做进一步检查。

（五）功能性肾衰竭

功能性肾衰竭又称肝肾综合征，表现为少尿或无尿、氮质血症、稀释性低钠血症和低尿钠，但肾无明显器质性损害。主要由于肾血管收缩和肾内血液重新分布，导致肾皮质血流量和肾小球滤过率下降等因素引起。

（六）电解质和酸碱平衡紊乱

出现腹腔积液和其他并发症后患者电解质紊乱趋于明显，常见的如下。

1.低钠血症

长期低钠饮食致原发性低钠，长期利尿和大量放腹腔积液等致钠丢失，抗利尿激素增多使水潴留超过钠潴留而致稀释性低钠。

2.低钾低氯血症与代谢性碱中毒

进食少、呕吐、腹泻、长期应用利尿剂或高渗葡萄糖液、继发性醛固酮增多等可引起低钾低氯，而低钾低氯血症可致代谢性碱中毒，诱发肝性脑病。

四、护理

（一）护理目标

患者能描述营养不良的原因，遵循饮食计划，保证各种营养物质的摄入；能叙述腹腔积液和水肿的主要原因，腹腔积液和水肿有所减轻，身体舒适感增加；能了解常见并发症防治知识，尽力避免并发症；无皮肤破损或感染，焦虑减轻或消失。

(二)护理措施

1.一般护理

(1)休息和活动:休息代偿期患者宜适当减少活动、避免劳累、保证休息,失代偿期尤其是出现并发症时,患者需卧床休息。

(2)饮食护理:饮食以高热量、高蛋白(肝性脑病除外)和维生素丰富而易消化的食物为原则。盐和水的摄入视病情调整,有腹腔积液者应低盐或无盐饮食,钠限制在每天500～800mg(氯化钠1.2～2.0g),进水量限制在每天1000mL左右。应向患者介绍各种食物的成分,例如高钠食物有咸肉、酱菜、酱油、罐头食品、含钠味精等,应尽量少食用;含钠较少的食物有粮谷类、瓜茄类、水果等;含钾多的食物有水果,硬壳果、马铃薯、干豆、肉类等。评估患者有无不恰当的饮食习惯而加重水钠潴留,切实控制钠和水的摄入量。限钠饮食常使患者感到食物淡而无味,可适量添加柠檬汁、食醋等,改善食品的调味,以增进食欲。禁酒,忌用对肝有损害药物。有食管静脉曲张者避免进食粗糙、坚硬食物。避免损伤曲张静脉,食管胃底静脉曲张者应食菜泥、肉末、软食,进餐时细嚼慢咽,咽下的食团宜小且外表光滑,切勿混入糠皮、硬屑、鱼刺、甲壳等,药物应磨成粉末,以防损伤曲张的静脉导致出血。

2.体液过多的护理

(1)休息和体位:多卧床休息,卧床时尽量取平卧位,以增加肝、肾血流量,改善肝细胞的营养,提高肾小球滤过率。可抬高下肢,以减轻水肿。阴囊水肿者可用托带托起阴囊,以利水肿消退。大量腹腔积液者卧床时可取半卧位,以使膈下降,有利于呼吸运动,减轻呼吸困难和心悸。

(2)避免腹内压骤增:大量腹腔积液时,应避免使腹内压突然剧增的因素,例如剧烈咳嗽、打喷嚏、用力排便等。

(3)用药护理:使用利尿剂时应特别注意维持水电解质和酸碱平衡。利尿速度不宜过快,以每天体重减轻不超过0.5kg为宜。

(4)病情监测:观察腹腔积液和下肢水肿的消长,准确记录出入量,测量腹围、体重,并教会患者正确的测量和记录方法。进食量不足、呕吐、腹泻者,或遵医嘱应用利尿剂、放腹腔积液后更应密切观察。监测血清电解质和酸碱度的变化,以及时发现并纠正水电解质、酸碱平衡紊乱,防止肝性脑病、功能性肾衰竭的发生。

(5)腹腔穿刺放腹腔积液的护理:术前说明注意事项,测量体重、腹围、生命体征,排空膀胱以免误伤;术中及术后监测生命体征,观察有无不适反应;术毕用无菌敷料覆盖穿刺部位,如有溢液可用吸收性明胶海绵处置;术毕缚紧腹带,以免腹内压骤然下降;记录抽出腹腔积液的量、性质和颜色,标本及时送检。

3.活动无耐力护理

肝硬化患者的精神、体力状况随病情进展而减退,疲倦乏力、精神不振逐渐加重,严重时衰弱而卧床不起。应根据病情适当安排休息和活动。代偿期患者无明显的精神、体力减退,可参加轻工作,避免过度疲劳;失代偿期患者以卧床休息为主,但过多的躺卧易引起消化不良、情绪不佳,故应视病情安排适量的活动,活动量以不感到疲劳、不加重症状为度。

4.有皮肤完整性受损危险的护理

肝硬化患者因常有皮肤干燥、水肿，有黄疸时可有皮肤瘙痒和长期卧床等因素，易发生皮肤破损和继发感染。除常规的皮肤护理、预防压疮措施外，应注意沐浴时避免水温过高，或使用有刺激性的皂类和沐浴液，沐浴后可使用性质柔和的润肤品，以减轻皮肤干燥和瘙痒；皮肤瘙痒者给予止痒处理，嘱患者勿用手抓搔，以免皮肤破损。

5.心理护理

及时了解并减轻各种焦虑，护理人员应关心患者，鼓励其说出心中的顾虑与疑问，护士应耐心倾听并给予解答。

6.健康指导

(1)心理指导：护士应帮助患者和家属掌握本病的有关知识和自我护理方法，分析和消除不利于个人和家庭应对的各种因素，家属应理解和关心患者，细心观察、及早识别病情变化，例如当患者出现性格，行为改变等可能为肝性脑病的前驱症状时，或消化道出血等其他并发症时，应及时就诊。定期门诊随诊。

(2)休息指导：保证身心休息，应有足够的休息和睡眠，生活起居有规律。活动量以不加重疲劳感和其他症状为度。应十分注意情绪的调节和稳定。在安排好治疗、身体调理的同时，勿过多考虑病情，遇事豁达开朗。

(3)生活指导：注意保暖和个人卫生，预防感染。切实遵循饮食治疗原则和计划，安排好营养食谱。

(4)用药指导：按医师处方用药，加用药物需征得医师同意，以免服药不当而加重肝脏负担和肝功能损害。应向患者详细介绍所用药物的名称、剂量、给药时间和方法，教会其观察药物疗效和不良反应。例如服用利尿剂者，如果出现软弱无力、心悸等症状时，提示低钠、低钾血症，应及时就医。

(三)护理评价

患者能自己选择符合饮食治疗计划的食物，保证每天所需热量、蛋白质、维生素等营养成分的摄入；能陈述减轻水钠潴留的有关措施，正确测量和记录出入量、腹围和体重，腹腔积液和皮下水肿及其引起的身体不适有所减轻；能按计划进行活动和休息，活动未致疲乏感加重，活动耐力增加；皮肤无破损和感染，瘙痒感减轻或消失。

第三章　神经内科疾病护理

第一节　三叉神经痛

一、定义

三叉神经痛是三叉神经分布区闪电式的反复发作性剧痛。三叉神经痛可分为特发性和继发性两种,可能因三叉神经脱髓产生异位冲动或伪突触传递所致。

二、病因及发病机制

三叉神经痛分原发性及继发性两类,后者指有明确的病因,如桥脑小脑角肿瘤、半月神经节肿瘤、鼻咽癌、蛛网膜炎、多发性硬化等造成三叉神经分布区内的疼痛,这种疼痛常为持续性,且伴有三叉神经受损的客观体征,如角膜反射消失、面部痛觉减退等。以往认为,原发性三叉神经痛无明显病因,但随着三叉神经显微血管减压术的开展,人们逐渐认识到三叉神经痛的病因是由于邻近血管压迫了三叉神经根所致,导致神经纤维相互挤压,逐渐发生脱髓鞘改变,引起邻近纤维之间发生短路,使轻微刺激即可形成一系列冲动,通过短路传入中枢,引起剧痛,这种疼痛持续时间短暂,但反复发作,无任何阳性神经体征。

三、临床表现

1.多见于老年人,多于 50 岁以上起病,女性多于男性,女性是男性的 2～3 倍,疼痛局限于三叉神经一个或两个分支分布区,第 2、3 支最常见,多为单侧性,极少三支同时受累。表现为历时短暂的电击样、刀割样或撕裂样剧痛,每次常持续数秒,突发突止,通常无预兆,间歇期完全正常。疼痛以面颊、上下颌及舌部最明显。轻触鼻翼、颊部和舌可以诱发,这些点称为扳机点。通常洗脸、刷牙易诱发第 2 支疼痛,咀嚼、哈欠和讲话诱发第 3 支发作,以致患者不敢洗脸、进食,表现面色憔悴和情绪低落。

2.严重病例伴有面部肌肉反射性抽搐,口角牵向患侧,称为痛性抽搐。同时可伴有面红、结膜充血、流泪和皮温高等。严重者可以昼夜发作,失眠或睡后易醒。

3.病程可呈周期性,每次发作期为数日、数周或数月,缓解期数日或数年。病程愈长,发作愈频繁病情愈严重,一般不会自愈。神经系统检查通常无阳性体征。

四、辅助检查

(一)三叉神经诱发电位检查

表现为潜伏期延长伴有波幅降低。

(二)头颅 CT 或 MRI 检查

原发性三叉神经痛正常,继发性可明确相关的病因。

五、治疗

原发性三叉神经痛首选药物治疗,以卡马西平为首选药物,但现在还缺乏绝对有效而又无不良反应的治疗方法。继发性者主要针对病因进行治疗。

六、观察要点

1.注意观察不良反应,如角膜溃疡、失明、脑神经损害、动脉损伤等并发症。

2.注意观察三叉神经微血管减压术有无并发症,如听力减退或消失、眼球运动神经的暂时麻痹、面部感觉减退和带状疱疹等。

七、护理要点

(一)常规护理

1.一般护理

保持室内光线柔和,周围环境安静、清洁、整齐和安全,避免患者因周围环境刺激而产生焦虑,加重疼痛。

2.饮食护理

饮食宜清淡,保证机体营养,避免粗糙、干硬、辛辣食物,严重者予以流质饮食。

3.心理护理

由于本病为突然发作的、反复的、阵发性剧痛,易出现精神抑郁和情绪低落等表现,护士应根据患者不同的心理给予疏导和支持,帮助患者树立战胜疾病的信心,积极配合治疗。

(二)专科护理

1.症状护理

观察患者疼痛的部位、性质,与患者进行交谈,帮助患者了解疼痛的原因与诱因;与患者讨论减轻疼痛的方法,如精神放松,听轻音乐,指导性想象,让患者回忆一些有趣的事情等,使其分散注意力,以减轻疼痛。

2.药物治疗护理

注意观察药物的疗效与不良反应,发现异常情况及时报告医师处理。原发性三叉神经痛首选卡马西平药物治疗,其不良反应为头晕、嗜睡、口干、恶心、皮疹、再生障碍性贫血、肝功能损害、智力和体力衰弱等,护理者必须注意观察,每1～2个月复查肝功能和血常规。偶有皮疹、肝功能损害和白细胞减少,需停药。也可按医师建议单独或联合使用苯妥英钠、氯硝西泮、巴氯芬片、野木瓜等治疗。

3.经皮选择性半月神经节射频电凝术术后并发症的护理

术后观察患者的恶心、呕吐反应,随时处理污物,遵医嘱补液补钾;术后询问患者有无局部皮肤感觉减退,观察其是否有同侧角膜反射迟钝、咀嚼无力、面部异样不适等感觉,并注意给患者进软食,洗脸水温要适宜;如有术中穿刺方向偏内、偏深误伤视神经引起视力减退、复视等并发症,应积极遵医嘱给予治疗,并防止患者活动摔伤、碰伤。

(三)健康指导

(1)注意药物疗效与不良反应,在医师指导下减量或更改药物。

(2)服用卡马西平期间应每周检查血常规,每月检查肝、肾功能,有异常及时就医。

(3)积极锻炼身体,增加机体免疫力。

(4)指导患者生活有规律,合理休息、娱乐;鼓励患者运用指导式想象、听音乐、阅读报刊等分散注意力,消除紧张情绪。

(5)指导患者避免面颊、上下颌、舌部、口角、鼻翼等局部刺激，进食易消化、流质饮食，咀嚼时使用健侧；洗脸水温度适宜，不宜过冷过热。

第二节　特发性面神经麻痹

一、定义

特发性面神经麻痹又称面神经炎、Bell 麻痹，是指茎乳孔以上面神经管内段面神经的一种急性非化脓性炎症。冬春季节好发。任何年龄均可发病，以 20～40 岁最为多见，男性略多，绝大多数为一侧性。

二、病因及发病机制

面神经从桥脑发出后，经面神经管，最后由茎乳孔出颅腔，分布于面部表情肌。面神经是运动、感觉及自主神经纤维组成的混合神经。其运动神经司面部的表情运动，其感觉神经司前 2/3 的味觉，其副交感神经纤维司泪腺、颌下腺和舌下腺的分泌。

面神经炎发病的外在原因尚未明了。有人推测可能因面部受冷风吹袭，面神经的营养微血管痉挛，引起局部组织缺血、缺氧所致。也有的认为与病毒感染有关，但一直未分离出病毒。近年来也有认为可能是一种免疫反应。膝状神经节综合征则系带状疱疹病毒感染，使膝状神经节及面神经发生炎症所致。

三、临床表现

1.通常急性起病，发病前可伴麻痹侧乳突区、耳内、耳后或下颌角疼痛。患者往往是清晨起床时发现闭目不全、口角歪斜，症状可于数小时或 1～3 日内达到高峰。

2.面部表情肌瘫痪，可见额纹消失，不能皱额蹙眉，眼裂变大，不能闭合或闭合不全；闭眼时眼球向上外方转动，显露白色巩膜，称为 Bell 征；鼻唇沟变浅，口角下垂，示齿时口角偏向健侧；口轮匝肌瘫痪使鼓腮和吹口哨漏气；颊肌瘫痪可使食物滞留于患侧齿颊之间，并常有口水自该侧淌下。多为单侧性，双侧多见于 Guillain-Barre 综合征。泪点随下睑外翻而泪液外溢。

3.不同部位的面神经损害可出现不同的临床症状。鼓索以上的面神经病出现同侧舌前 2/3味觉丧失；发出镫骨肌支以上受损时出现同侧舌前 2/3 味觉丧失和听觉过敏；膝状神经节病变除有周围性面瘫、舌前 2/3 味觉障碍和听觉过敏外，还可以有患侧乳突部疼痛、耳郭和外耳道感觉减退、外耳道或鼓膜疱疹，称 Hunt 综合征，是带状疱疹病毒感染所致。

4.通常在起病后 2 周进入恢复期。

四、辅助检查

(一)实验室检查

脑脊液检查多数正常。极少数患者脑脊液的淋巴细胞和单核细胞增高。

(二)特殊检查

(1)肌电图面神经传导速度测定：有助于判断面神经损害是暂时性传导障碍，还是永久性的失神经支配(病后 3 个月左右测定)。

(2)面神经兴奋阈值测定:病程早期测定有助于评估预后。

(3)复合肌肉动作电位:病后3～4周测定可以评估预后。

五、治疗

早期以改善局部血液循环,消除面神经的炎症和水肿为主,后期以促进神经功能恢复为其主要治疗原则。

六、观察要点

(1)使用糖皮质激素治疗的患者,应注意药物的不良反应,观察有无胃肠道出血、感染征象,并及时测量血压等。

(2)使用阿昔洛韦的患者,应定期检查血常规,肝、肾功能等。

七、护理要点

(一)常规护理

1.一般护理

急性期注意休息,防风、防受寒,特别是患侧茎乳孔周围应加以保护,如出门穿风衣或系围巾等,避免诱因。

2.饮食护理

饮食宜清淡,保证机体营养,避免粗糙、干硬、辛辣食物,严重者予以流质饮食;有味觉障碍的患者,应注意食物的冷热程度,防烫、冻伤口腔黏膜。

3.心理护理

患者因口角歪斜而难为情,心理负担加重,护士应解释病情的过程、治疗和预后,开导患者积极配合治疗,使患者树立战胜疾病的信心。

(二)专科护理

1.症状护理

(1)对因不能闭眼而角膜长期暴露的患者,应以眼罩加以防护,局部涂以眼膏,滴眼药水,以防感染。

(2)口腔麻痹侧食物残存时应漱口或行口腔护理,及时清除,保持口腔清洁,预防口腔感染。

(3)应尽早加强面肌的主动和被动运动,可教患者对着镜子做皱眉、抬额、闭眼、露齿、鼓腮和吹口哨等动作,每日数次,每次5～15分钟,并辅以面部肌肉按摩。

2.治疗护理

(1)急性期给予茎乳孔附近特定核磁波(TDP)治疗仪照射:照射时患者应戴上有色眼镜或眼罩保护眼,以免发生眼球干涩现象,照射距离以20～30cm为宜,以防灼伤。

(2)热疗:指导患者耳后部及病侧面部行温毛巾热敷,热敷时谨防烫伤。

(3)面部按摩:用手紧贴于瘫痪侧肌上做环形按摩,每日3次,每次10～15分钟,以促进血液循环,消除面部水肿,增加面部肌肉群的弹性恢复。

(4)中医治疗:发病7天之内是面神经缺血水肿期,也是面神经炎的急性发病期,尽早进行针灸治疗,有利于减轻水肿、促进恢复。

3.康复训练

尽早行面肌的主动与被动训练，当神经功能开始恢复后，指导患者练习瘫侧面肌的随意运动，如抬额、皱眉、闭眼、吹口哨、鼓腮、示牙、耸鼻、努嘴等动作，促进患者早日康复。

(三)健康指导

(1)应用激素治疗，常用泼尼松(强的松)片口服或地塞米松静脉滴注，向患者介绍使用激素治疗的目的是改善血循环、使局部炎症及水肿消退，短时期使用激素，不良反应产生的机会很少，消除患者不愿意服用激素的顾虑。

(2)应用营养神经的药物，维生素 B_1、维生素 B_{12} 大剂量肌内注射时，由于维生素 B_1 注射时感觉疼痛明显，可将两者抽吸在一个注射器内做肌内深部注射。

(3)恢复期，告知患者需继续遵医嘱服药。

(4)告知患者及早进行面肌锻炼是减少并发症及后遗症的关键，指导患者自我按摩，促进面部功能恢复。

(5)对于未完全治愈者，每1～2个月门诊或电话随访1次，检查口眼闭合情况。

(6)告知患者注意休息，不可过度劳累，外出时须戴口罩、眼镜，避免患侧面部直接吹风。

(7)增强体质，避免冷风刺激，勿用冷水洗脸，不要夜间开窗睡觉，防止再度受凉。

第三节　面肌痉挛

一、定义

面肌痉挛为高反应性功能障碍综合征的一种，为第Ⅶ对脑神经支配的一侧面部肌肉不随意的阵发性抽搐。一般先由眼轮匝肌开始，逐渐扩散影响面部表情肌和口轮匝肌，又称面肌抽搐或半侧颜面痉挛。此病不危及患者生命，但影响患者的生活及社交活动，给患者造成心理负担，并以此为诱因引起患者自主神经功能紊乱。

二、病因及发病机制

(一)血管因素

目前已知有80%～90%的面肌痉挛是由于面神经出脑干区存在血管压迫所致。临床资料表明在导致面肌痉挛的血管因素中，以小脑前下动脉及小脑后下动脉为主，而小脑上动脉次之。这是因为小脑上动脉起自于基底动脉与大脑后动脉交界处，位置较高，走行最为恒定。而小脑后下动脉和小脑前下动脉则相对变异较大，因而容易形成血管袢或异位压迫到面神经。

另外迷路上动脉及其他变异的大动脉如椎动脉、基底动脉亦可能对面神经形成压迫而导致面肌痉挛。以往认为面肌痉挛是由于动脉的搏动性压迫所致，近几年的研究表明单一静脉血管压迫面神经时亦可导致面肌痉挛。且上述血管可两者或多者对面神经形成联合压迫。

(二)非血管因素

桥脑小脑角的非血管占位性病变如肉芽肿、肿瘤和囊肿等因素亦可产生面肌痉挛。其原因可能是由于：①占位导致正常血管的移位；②占位对面神经的直接压迫；③占位本身异常血管的影响如动静脉畸形、脑膜瘤、动脉瘤等。另外后颅窝的一些占位性病变也可导致面肌痉挛。如罕见的中间神经的施万细胞瘤压迫面神经导致的面肌痉挛。在年轻患者中局部的蛛网膜增厚可能是引起面肌痉挛的主要原因之一。

三、临床表现

该病女性多见,尤以40岁以后发病明显增多。初发病者多为一侧眼轮匝肌不自主抽搐、阵发性,随着病情进展,抽搐波及同侧面部其他肌肉,其中口角抽搐最为显著,严重者可累及同侧颈阔肌。

(1)抽搐的特点:阵发性、快速及不规律性,程度轻重不等。

(2)持续时间:一般开始发病时抽搐仅持续数秒钟,以后达数分钟或更长时间,间歇期变短、抽搐加重。

(3)严重者可呈面肌强直性抽搐,不能睁眼,口角歪向同侧,导致说话困难。

(4)该病患者常因紧张、过度劳累、面部过度运动使抽搐加剧,但不能自己控制抽搐发作,睡眠后症状消失。

(5)多为单侧发病,部分患者伴有面部疼痛或诉头晕、耳鸣、有的患者由于长期面肌痉挛出现同侧面肌肌力减弱,晚期患者可伴同侧面瘫。

四、辅助检查

(一)头颅CT、MRI检查

目的是排除颅内病变,特别是C-P角是否有肿瘤、蛛网膜囊肿或血管性病变。

(二)脑血管造影

必要时行脑血管造影,了解局部血管状况。

(三)病变侧面肌肌电图检查

可了解面肌的电兴奋性及其典型特征,如出现纤维震颤和肌束震颤波。

五、治疗

对病因明确者应积极治疗其原发疾病,对原发性面肌痉挛可采用以下方法治疗:

(一)药物治疗

各种抗癫痫、镇静、安定类等药物,如苯妥英钠、卡马西平、苯巴比妥、地西泮等,对少数患者可减轻症状,同时配合维生素B_1、维生素B_{12}肌内注射效果会更佳。

(二)手术治疗

1.微血管减压术

是治疗面肌痉挛的主要和首选方法,属面神经非毁损性手术,最大的优势是既能解除面肌痉挛,又不造成面神经功能障碍。该手术是目前治疗原发性面肌痉挛效果最可靠、疗效持久的方法。

2.其他手术方法

包括面神经主干或部分神经束切断、药物封闭、面神经干射频治疗、面神经　舌下神经吻合等。主要原理是在面神经走行过程中对其实施损伤,以减少或中断面神经电冲动而达到治疗面肌痉挛的目的。

(三)肉毒素注射

肉毒素面部注射后2～7天可见效,但维持时间较短,为12～18周,要多次注射维持疗效,每年需进行注射4次。其并发症是眼睑下垂、面瘫和复视。

六、观察要点

(1)术后严密观察生命体征及意识、瞳孔、肢体活动、反射,特别注意呼吸、血压的变化、警惕颅内高压的发生。

(2)观察伤口有无渗血渗液,若有应及时通知医师并更换敷料,术后第7天伤口拆线换药。

七、护理要点

(一)心理护理

面肌痉挛患者由于长期不自主的面容常影响人际交往,给患者带来巨大的痛苦和心理压力。加上病程迁延,反复接受针灸、药物治疗,对手术治疗及术后效果缺少必要的了解。因此,我们应耐心、热情解答患者所提出的问题,详细解释手术目的、方法、效果及术后注意事项,解除患者的心理疑虑,增强对手术治疗的信心,正确认识和接受手术。

(二)术前常规准备

(1)协助完成相关术前检查。

(2)术前8小时禁食水。

(3)术前一天清洗头发,术晨2小时局部备皮,局部备皮范围可用示指、中指、无名指三指之宽在耳后上方、后方划出。长发者应将余下的头发梳成小辫,扎在远离术野处。

(4)手术前一天行抗生素皮试,术晨遵医嘱带入术中用药,术前30分钟预防性使用抗菌药物。

(5)术晨更换清洁病员服。

(6)术晨与手术室人员进行患者、药物核对后,送入手术室。

(7)麻醉后置尿管。

(三)术后护理措施

1.全麻术后护理常规

了解麻醉和手术方式、术中情况、切口和引流情况,持续低流量吸氧,持续心电监护,床档保护防坠床。

2.各管道观察及护理

①输液管保持通畅,留置针妥善固定,注意观察穿刺部位皮肤;②尿管,拔管后注意关注患者自行排尿情况;③面肌痉挛微血管减压手术后一般均不需安置创腔引流管。

3.疼痛护理

评估患者疼痛情况,警惕颅内高压的发生,遵医嘱给予脱水剂或激素,提供安静舒适的环境。

4.基础护理

做好口腔护理、尿管护理、定时翻身、患者清洁等工作。

5.抗生素使用

按照《抗菌药物临床应用指导原则》选择用药。

6.体位与活动

全麻清醒前去枕平卧位6小时,头偏向一侧;全麻清醒后手术当日睡枕,可适当抬高床头10°侧卧位;术后第1～2日抬高床头15°～30°侧卧位,以利静脉回流减轻脑水肿;术后第2～6日指导患者适当下床活动(无创腔引流管),活动能力应当根据患者个体化情况,循序渐进,对于年老或体弱的患者,应当相应推后活动进度。

(四)饮食护理

术后4～6小时禁食;术后6～10小时流质饮食;术后第2天半流质或软食;术后第3天普食,进食高蛋白、高维生素、易消化食物,忌辛辣、刺激性食物。

(五)健康指导

1.饮食

宜营养丰富、容易消化,多吃新鲜蔬菜水果,预防便秘,忌刺激性食物,忌烟酒、浓茶、咖啡、无鳞鱼。

2.活动

不要过于劳累。

3.服药

遵医嘱定时服用卡马西平等药物。

4.心理护理

保持良好的心态。

5.改变生活习惯

勿抽烟、喝酒、剔牙,改变咀嚼习惯,避免单侧咀嚼导致颞下颌关节功能紊乱。

6.复查

术后定期门诊随访,术后每3个月复查1次,半年后每半年复查1次,至少复查2年。由于手术仅仅解除了血管对面神经根部的压迫,而面神经功能需要一定时间才能修复正常,面肌痉挛一般在6个月内才能完全停止,故术后应定时服药、定期复查。

第四节　多发性神经病

一、定义

多发性神经病也称末梢神经炎,是肢体远端的多发性神经损害,主要表现为肢体远端感觉、运动和自主神经障碍。本病主要病理改变是轴索变性和节段性脱髓鞘,周围神经远端明显。轴索变性由远端向近端发展,表现为多发性神经病。

二、病因及发病机制

药物、农药、重金属中毒、营养缺乏、代谢性疾病及慢性炎症性病变均能引起本病。如糖尿病,应用异烟肼、呋喃类、呋喃唑酮及抗癌药,重金属或化学药品中毒,恶性肿瘤,慢性酒精中毒、慢性胃肠道疾病及胃肠大部切除术后,麻风、尿毒症、白喉、血卟啉病等。部分病因不清。

三、临床表现

(1)各种感觉缺失:呈手套袜子形分布,可见感觉异常、感觉过度和疼痛等刺激症状。

(2)肢体远端下运动神经元瘫痪,严重病例伴肌萎缩和肌束震颤,四肢腱反射减弱或消失,踝反射明显。下肢胫前肌、腓骨肌,上肢骨间肌、蚓状肌和鱼际肌萎缩明显,手、足下垂和跨越步态,晚期肌肉挛缩出现畸形。

(3)自主神经功能障碍:包括直立性低血压、肢冷、多汗或无汗、指(趾)甲松脆、皮肤菲薄、干燥或脱屑、竖毛障碍,传入神经病变导致无张力性膀胱、阳痿和腹泻等。

四、辅助检查

(一)脑脊液检查

正常或蛋白含量轻度增高。

(二)神经传导速度测定

可鉴别轴索与脱髓鞘病变,前者表现为波幅降低,后者神经传导速度减慢。

(三)神经活检

可确定病变性质和程度。

五、治疗

急性期应卧床休息,补充水溶性维生素,严重疼痛者可用镇痛药物。恢复期可增加理疗、康复训练及针灸等综合治疗手段,并应尽快查明病因。

六、观察要点

急性中毒应大量补液,并密切观察患者生命体征变化,及时调节输液速度。

七、护理要点

(一)常规护理

1.一般护理

急性期应卧床休息,特别是维生素 B_1 缺乏和白喉性多发性神经病等累及心肌者;重症患者有肢体瘫痪时,应保持肢体功能位置。

2.饮食护理

给予高热量、高维生素、清淡易消化的饮食,多吃新鲜水果、蔬菜,补充足够的 B 族维生素;对于营养缺乏者要保证各种营养物质的充分和均衡供给;对于烟酒嗜好尤其是长期酗酒、大量吸烟者要规劝其戒酒、戒烟。

3.生活护理

评估患者的生活自理能力,对于肢体麻木、乏力、步态不稳及急性起病需卧床休息的患者,应给予进食、穿衣、洗漱、尿便及个人卫生等生活上的照顾,满足患者生活需求;做好口腔护理、皮肤护理,协助翻身,以促进睡眠、增进舒适、预防压疮等并发症;尤其对于多汗或皮肤干燥、脱屑等自主神经障碍者要勤换衣服、被褥,保持床单位整洁,减少机械性刺激,督促患者勤洗澡或协助床上擦浴,指导涂抹防裂油膏。

4.心理护理

护士应多与患者交谈,及时了解患者的想法,解释疾病的病因、进展及预后,减轻心理负担,使患者懂得肢体功能锻炼的重要性而主动配合治疗。

(二)专科护理

1.症状护理

(1)对有感觉障碍的患者,应注意勿让患者烫伤和冻伤,禁用热水袋。加强皮肤护理,每日用温水泡手、泡脚,并辅助局部按摩,刺激和促进患者对感觉的恢复。

(2)对有手、足运动障碍的患者,护士既应给予日常生活协助,又要鼓励和督促患者做一些力所能及的事情,并指导手、足功能的锻炼;四肢瘫痪者应定时翻身,维持肢体功能位置,有手足下垂者用夹板和支架以防瘫痪肢体的挛缩和畸形。

(3)对多汗的患者,应及时更换衣服、床单,保持床单平整、无屑,注意水电解质平衡。

2.用药护理

指导患者正确服药和学会观察药物不良反应。如病情要继续使用异烟肼者,应配以较大剂量维生素 B_6,以防因维生素 B_6 缺乏而出现周围神经炎、眩晕、失眠、惊厥等中枢神经反应;砷中毒用二巯丙醇(BAL)时应深部肌内注射,防止局部硬结形成。铅中毒用二巯丁二钠静脉滴注时可产生神经系统不良反应,应注意观察及时报告医师。

3.康复护理

指导患者进行肢体的主动和被动运动,并辅以针灸、理疗、按摩,防止肌肉萎缩和关节挛缩,促进知觉恢复;鼓励患者在能够承受的活动范围内坚持日常生活锻炼,并为其提供宽敞的活动环境和必要的辅助设施。

(三)健康指导

1.疾病预防指导

生活有规律;合理饮食、均衡营养、戒烟限酒,尤其是怀疑慢性酒精中毒者应戒酒;预防感冒;避免药物和食物中毒;保持平衡心态;积极治疗原发病。

2.疾病知识指导

告知患者及家属疾病相关知识与自我护理方法,帮助患者分析寻找病因和不利于恢复的因素,每天坚持适度的运动和肢体功能锻炼,防止跌倒、坠床、外伤、烫伤和肢体挛缩畸形;每晚睡前用温水泡脚,以促进血液循环和感觉恢复,增进睡眠;糖尿病周围神经病者应特别注意保护足部,预防糖尿病足;有直立性低血压者起坐、站立时动作要慢,注意做好安全防护;定期门诊复查,当感觉和运动障碍症状加重或出现外伤、感染、尿潴留或尿失禁时立即就诊。

第五节 急性炎症性脱髓鞘性多发性神经病

一、定义

急性炎症性脱髓鞘性多发性神经病又称吉兰－巴雷综合征,又称急性感染性变态反应性多发性神经病,又称 Guillain－Barre 综合征。是迅速进展而大多数可恢复的四肢对称性迟缓性瘫痪,可侵犯脑神经及呼吸肌,脑脊液常有蛋白－细胞分离现象。其主要病变是周围神经广泛的炎性脱髓鞘,是可能与感染有关和免疫机制参与的急性(或亚急性)特发性多发性神经病。

二、病因及发病机制

确切病因不清，可能与巨噬细胞病毒、呼吸道细胞病毒、肝炎病毒以及空肠弯曲杆菌感染等有关。一般认为是多种原因所致的迟发性过敏性自身免疫性疾病。病变主要在脊神经前根、周围神经丛和近端神经干，也可累及后根、自主神经节及远端神经。

病理改变主要是血管周围出现炎性细胞浸润，大多为淋巴细胞和巨噬细胞，这些细胞瓦解健康细胞、吞噬髓鞘而引起节段性脱髓鞘。在我国华北地区部分患者伴有轴索变性。

三、临床表现

(一)多数患者

病前1～4周可追溯有胃肠道或呼吸道感染症状以及疫苗接种史。急性或亚急性起病，出现肢体对称性弛缓性瘫痪，通常自双下肢开始，近端常较远端明显，多于数日至2周达到高峰。病情危重者在1～2日内迅速加重，出现四肢完全性瘫痪、呼吸肌和吞咽肌麻痹，危及生命。如对称性瘫痪在数日内自下肢至上肢并累及脑神经，称为Landry上升性麻痹。腱反射减低或消失，发生轴索变性可见肌萎缩。

(二)感觉

主诉通常不如运动症状明显，但较常见，感觉异常如烧灼、麻木、刺痛和不适感等，可先于瘫痪或同时出现，约30%的患者有肌肉痛。感觉缺失较少见，呈手套、袜子形分布，振动觉和关节运动觉不受累。少数病例出现Kernig征、Lasegue征等神经根刺激征。

(三)少数患者

出现脑神经麻痹，可为首发症状，常见双侧面神经瘫，其次为延髓性麻痹(球麻痹)，数日内必然会出现肢体瘫痪。

(四)自主神经功能紊乱

症状较明显，如窦性心动过速、心律失常、直立性低血压、高血压、出汗增多、皮肤潮红、手足肿胀及营养障碍、肺功能受损、暂时性尿潴留、麻痹型肠梗阻等。

(五)吉兰－巴雷综合征

可有变异型，可分为以下几型：①急性运动轴索型神经病：为纯运动型，特点是病情重，多有呼吸肌受累，24～48小时内迅速出现四肢瘫，肌萎缩出现早，病残率高，预后差。②急性运动感觉轴索型神经病：发病与急性运动轴索型神经病相似，病情常更严重，预后差。③Fisher综合征：被认为是吉兰-巴雷综合征变异型。表现为眼外肌麻痹、共济失调和腱反射消失三联征。④不能分类的吉兰-巴雷综合征：包括“全自主神经功能不全”和极少数复发型吉兰-巴雷综合征。

四、辅助检查

(一)脑脊液

脑脊液蛋白－细胞分离是本病特征性表现，即脑脊液的蛋白增高而细胞数正常，是本病的特点之一。半数病例蛋白质在起病第1周内可正常，第2周蛋白增高，第3周增高最明显，到第12周后绝大多数又恢复正常。蛋白增高程度不一，通常为1～5g/L。细胞数一般少于10×10^{6}个/L，偶可达50×10^{6}个/L，以单核细胞为主。

(二)心电图

严重病例可出现异常,常见窦性心动过速和T波改变,如T波低平,QRS波电压增高,可能为自主神经功能异常所致。

(三)肌电图

早期肢体远端的神经传导速度可正常,但此时F波的潜伏期已延长,随着病情的发展,80%的病例神经传导速度明显减慢,常超过60%~70%,波幅可正常。

(四)电生理检查

可发现运动及感觉神经传导速度(NCV)明显减慢、失神经或轴索变性的证据。发病早期可能仅有F波或H反射延迟或消失,F波异常代表神经近端或神经根损害,对吉兰-巴雷综合征诊断颇有意义。脱髓鞘可见NCV减慢、远端潜伏期延长、波幅正常或轻度异常,轴索损害表现为远端波幅减低。

但由于脱髓鞘病变节段性和斑点状特点,可能某一神经NCV正常,另一神经异常,因此早期应检查多根神经。

(五)腓肠神经活检

显示脱髓鞘和炎性细胞浸润提示吉兰-巴雷综合征,但腓肠神经是感觉神经,吉兰-巴雷综合征以运动损害为主,因此活检结果仅作诊断的参考。

五、治疗

抢救呼吸肌麻痹,对症、支持治疗,预防并发症,同时尽早针对病因治疗。

六、观察要点

严密观察有无呼吸肌麻痹、呼吸骤停的危险,监测患者的呼吸频率、深浅、呼吸形态变化,随时询问患者有无胸闷、气短、呼吸困难等不适。定时监测生命体征、血氧饱和度、氧分压、二氧化碳分压的变化。特别要加强患者发病第1周病情进展的高峰时期的病情观察。

七、护理要点

(一)常规护理

1.一般护理

急性期卧床休息,让患者处于舒适卧位;密切观察神志、瞳孔、呼吸、血压变化及肌力情况等,鼓励患者多咳嗽和深呼吸;有呼吸困难者应抬高床头;肢体瘫痪时应维持肢体的功能位置,相应部位辅以软枕支持;慢性起病或恢复期的患者可适当运动,并在医护人员指导下进行肢体功能康复训练。

2.饮食护理

指导进食高蛋白、高维生素、高热量且易消化的软食,多食水果、蔬菜,补充足够的水分。吞咽困难和气管切开、呼吸机辅助呼吸者应及时插胃管,给予鼻饲流质,以保证机体足够的营养供给,维持水、电解质平衡。留置胃管的患者强调在进食时到进食后30分钟应抬高床头,防止食物反流引起窒息和吸入性肺炎。

3.心理护理

本病发病急,病情进展快,恢复期较长,患者常产生焦虑、恐惧、失望心理,情绪低落,对疾病的康复很不利。护士应向患者解释疾病的发展过程及预后,及时了解患者的心理状况,主动关心患者,不怕麻烦,使患者解除心理负担,懂得早期肢体锻炼的重要性,积极配合治疗和主动功能锻炼;对气管切开的患者,可帮助其采用身体语言或书写的方式表达个人感受和想法。

(二)专科护理

1.症状护理

(1)对肢体活动障碍的患者应说明早期肢体锻炼的重要性,保持肢体的轻度伸展,帮助患者被动运动,防止肌挛缩,维持肢体正常运动功能及正常功能位置,防止足下垂,必要时用“T”字形木板固定双足,可穿弹力长袜预防深静脉血栓形成及并发肺栓塞。

(2)对有感觉障碍的患者应注意保护皮肤勿被烫伤、冻伤及擦破,定时翻身,每小时 1 次,加用按摩气垫床,防止发生压疮。

(3)对不能吞咽的患者应尽早鼻饲,进食时和进食后 30 分钟取坐位,以免误入气管引起窒息或吸入性肺炎。

(4)对多汗的患者要勤换衣服、被褥,以防因受凉而加重病情。

2.预防并发症

重症患者因为瘫痪、气管切开和机械通气,往往卧床时间较长,机体抵抗力低下,除容易发生肺部感染、压疮、营养失调外,还可导致下肢静脉血栓形成、肢体挛缩和肌肉失用性萎缩、便秘、尿潴留等并发症。护士应指导和协助患者翻身、拍背、活动肢体、按摩腹部,必要时穿弹力长袜、灌肠、导尿等。

3.用药护理

应教会患者遵医嘱正确服药,告知药物的作用、不良反应、使用时间、方法及注意事项;告知激素治疗可致骨质疏松、电解质紊乱和消化系统并发症等不良反应,应注意观察有无低钾、低钙等,及时预防和处理。

(三)健康指导

1.疾病知识指导

指导患者及家属了解本病的病因、进展、常见并发症及预后;保持情绪稳定和健康心态;加强营养,增强体质和机体抵抗力,避免淋雨、受凉、疲劳和创伤,防止复发。

2.康复指导

加强肢体功能锻炼和日常生活活动训练,减少并发症,促进康复。肢体被动和主动运动均应保持关节的最大活动度;运动锻炼过程中应有家人陪同,防止跌倒、受伤。本病患者恢复过程长,需要数周或数月,家属应理解和关心患者,督促患者坚持运动锻炼。

3.病情监测指导

告知消化道出血、营养失调、压疮、下肢静脉血栓形成的表现及预防窒息的方法,当患者出现胃部不适、腹痛、柏油样便,肢体肿胀疼痛,以及咳嗽、咳痰、发热、外伤等情况时立即就诊。

第六节　多发性硬化

一、定义

多发性硬化(MS)是一种以中枢神经系统白质脱髓鞘病变为特点的自身免疫性疾病。临床表现为反复发作的神经功能障碍,多次缓解复发,病情每况愈下。病变可累及脑白质、脊髓、脑干、小脑、视神经、视交叉。

二、病因及发病机制

多发性硬化系脱髓鞘疾病,病因和发病机制尚未完全了解。

大量资料说明可能与免疫功能紊乱、病毒感染或遗传易感性及环境因素等有关。一般认为可能的机制是患者早期患过某种病毒感染而致自身抗原改变,另外有的病毒具有与中枢神经髓鞘十分近似的抗原,这两者都可导致免疫识别错误而诱发自身免疫机制。

三、临床表现

本病多发生于20～40岁,以急性或亚急性起病。病程长短不一,缓解和复发为本病的重要特征,另一部分患者症状呈持续性加重或阶梯样加重而无明显缓解过程。MS患者的体征多于症状是其重要的临床表现。按病变部位一般分为以下四型。

(一)脊髓型

病变主要损及侧束和后束,由于病灶从脊髓中心向周围扩散,早期不累及脊髓视丘侧束及后根(髓内病灶),故无疼痛的主诉,亦无束带感的主诉。当单个大的斑块或多个斑块融合时,可损及脊髓一侧或某一节段,则可出现半横贯性脊髓损害表现。患者常先诉背痛,继之下肢中枢性瘫痪,损害水平以下的深、浅感觉障碍,尿潴留和阳痿等。在颈髓后束损害时,患者过度前屈颈部时出现异常针刺样疼痛,是为Lhermitte征。还可有自发性短暂由某一局部向一侧或双侧躯干及肢体扩散的强直性痉挛和疼痛发作,称为强直性疼痛性痉挛发作。累及脊髓后索时,患者多出现双腿感觉丧失,脚像踩在棉花上没跟,有的像踩在玻璃碴上,刺疼难忍。也可有下肢力弱、痉挛和大小便排出障碍,约有50%的女性、80%的男性出现性功能障碍。神经检查确定节段后,磁共振往往可以发现病灶。

(二)视神经脊髓型

其又称视神经脊髓炎、Devic病。近来因其病理改变与多发性硬化相同,而被视为它的一种临床类型。病变主要累及视神经、视交叉和脊髓(颈段与胸段)。本型可以视神经、视交叉损害为首发症状,亦可以脊髓损害为首发症状,两者可相距数月甚至数年。两者同时损害者亦可见。起病可急可缓,视神经损害者表现为眼球运动时疼痛,视力减退或全盲,视神经盘正常或苍白,常为双眼损害。视交叉病变主要为视野缺损。视盘炎者除视力减退外,还有明显的视盘水肿。脊髓损害表现同脊髓型。

(三)脑干小脑型

脑干症状表现为眩晕、复视、眼球震颤、核间性眼肌麻痹、构音不清、假性延髓麻痹或延髓麻痹、交叉性瘫痪或偏瘫。其中眼球震颤及核间性眼肌麻痹是高度提示MS的两个重要体征。

小脑症状表现可出现步态紊乱，走路时摇摇晃晃，蹒跚如醉酒样。患者手有细颤，取东西时，尤其是细小东西，或做精细动作显得笨拙。

四、辅助检查

脑脊液细胞数、IgG 指数和 IgG 指数寡克隆区带，诱发电位和磁共振成像等三项检查对 MS 的诊断具有重要意义。

(一)脑脊液(CSF)检查

为 MS 临床诊断提供重要依据，其他方法无法替代。

(1)CSF 单核细胞数：轻度增高或正常，一般在 $15\times10^6/L$ 以内，通常不超过 $50\times10^6/L$，超过此值排除 MS。部分病例 CSF 蛋白轻度增高。

(2)IgG 鞘内合成：是临床诊断 MS 的一项重要辅助指标。

MS 患者的 IgG 指数增高。

(二)诱发电位

包括视觉诱发电位、脑干听觉诱发电位和体感诱发电位以及运动诱发电位，MS 患者大多有一项或多项异常。

(三)影像学检查

CT 显示白质内多发性低密度灶，病灶主要分布在侧脑室周围。MRI 是检测 MS 最有效的辅助诊断方法，阳性率可达 36%～60%，明显优于 CT，且能发现 CT 难以显示的小脑、脑干、脊髓内的脱髓鞘病灶。

五、治疗

尚无特效治疗。治疗原则为控制发作，阻止病情发展，对症支持治疗。

六、观察要点

1.应密切观察患者的言行，防止意外。无论哪种病理性行为，护理人员都应给予高度重视，发现有加重情况，应及时与医师联系，必要时请精神科会诊处置。

2.排痰时注意观察患者痰液的性质、量，出现Ⅲ度感染时，应立即通知医师，给予相应的护理。

七、护理要点

(一)常规护理

1.生活护理

给予患者功能位，并根据患者感觉缺失的部位和程度，定时给予翻身，并注意肢体的保暖。每日用温水擦洗感觉障碍的身体部位。注意患者肢体保暖但慎用暖水袋。

2.安全护理

(1)应向患者介绍入院环境并将患者安排在离护士站较近且安静的病房，并把餐具、水、呼叫器、便器放在患者的视力范围内。

(2)如患者有精神症状应给予必要的约束或由家人/护理员 24 小时陪护。

(3)给视力下降、视物模糊的患者提供适当的照明。

(4)床单位使用气垫床和带棉套的床档，防止压疮及患者坠床。保持床单位清洁、平整、干燥、无尘渣，防止感觉障碍的部位受损。

3.皮肤护理

由于患者卧床时间较长,又因膀胱功能障碍,皮肤护理非常重要。保持床单位清洁、平整、干燥、无尘渣,防止感觉障碍的部位受损。男性尿失禁患者可使用假性导尿,必要时给予留置导尿。留置导尿患者应每日进行会阴冲洗 1 次,每 4 小时进行尿管开放 1 次,以训练膀胱功能。如出现尿疹或湿疹应立即请皮肤科会诊,随时给予药物针对性治疗。

4.饮食护理

(1)给予高蛋白、低脂、低糖、富含多种维生素、易消化、易吸收的清淡食物,并维持足够的液体摄入(每日大约 2500mL),以保持体内充足的水分,使机体更好地消化和利用营养素。

(2)蛋白质在 3 餐食物中分配比例是:早餐占总热能的 30%,午餐占 45%~50%,晚餐占 20%~25%。

(3)饮食中应含有足量的纤维素。纤维素有亲水性,能吸收水分,使食物残渣膨胀并形成润滑凝胶,在肠内易推进,并能刺激肠蠕动,有利于激发便意和排便反射,预防便秘的发生或减轻便秘的症状。

5.情感障碍的护理

有病理性情绪高涨或易激惹、易激动的患者应避免自伤或伤人行为,对其行为适当给予限制,采取隔离或保护,减少环境中的刺激因素,必要时可遵医嘱用药;教育患者家属及其看护者,使他们知道患者的行为是一种病理状态,以获得更多的社会支持;护理抑郁患者时需要耐心,应多给予肯定和鼓励,多陪伴患者,鼓励参加活动,多听收音机,创造良好的治疗环境,加强护患之间的交流,达到有效的沟通。

6.心理护理

应加强与患者的沟通,取得患者信赖,鼓励患者说出自己紧张、焦虑的原因,如疾病反复或迁延不愈等原因。满足患者的合理要求,医护人员主动帮助或协助照顾好患者。给患者讲解疾病知识,让年轻患者逐渐能够承受,并与家属做好沟通,尽可能让家属多做患者的心理工作。积极让患者参与制订护理计划,并鼓励患者自理。

(二)专科护理

1.视力障碍的护理

指导复视、视力减退和偏盲的患者使用适当的工具弥补视觉损害,向患者详细介绍住院的环境,并指导患者熟悉环境,介绍主管的医师、护士,解释呼叫系统并评估患者运用的能力。将日常用物放于患者易于取放的地方,同时应去除一些危险物品如开水瓶、绳、刀等工具,有条件的医院可将患者安置在可水平升降的床位,夜间保持床在最低水平并支起护栏防护,在实施整体护理过程中,根据患者的受教育情况,建议患者使用放大镜读报,或大字的阅读材料和书,或听收音机。

2.留置尿管的护理

若确定患者必须留置尿管,说明患者的膀胱功能差,这时应选择大小与形态合适的尿管,按无菌操作原则留置导尿管并更换引流袋。一般使用气囊导尿管,其气囊(滞留球)内注入 10~20mL(<30mL)的液体或气体,以防止尿管脱出;每日进行尿道口清洁、消毒,鼓励患者多饮水,2000~3000mL/d;指导患者及家属排尿和膀胱功能训练的方法;告知患者尿路感染的有

关症状和体征，如尿频、尿急、尿痛、尿液混浊且有异味等，避免接头的反复打开，防止尿液向膀胱反流。

3.便秘的护理

指导患者多饮开水，告知摄入充足的水分能达到软化粪便、刺激排便的目的；指导摄取足量的食物纤维，以促进肠蠕动；指导下腹部的轻柔按摩、穴位按压以及确定一个规律的排便时间，养成定时排便的习惯或帮助患者采用半蹲姿势，借助腹肌的动力作用排便等；严重便秘，粪块成硬结时可行保留灌肠，如注入温矿物油，滞留20～30分钟后戴上润滑的手套，捣碎并弄出粪块。平时还可指导患者应用缓泻剂、使用栓剂等手段协助通便。注意告诉患者排便时间不能太长，勿过分用力。

4.促皮质素及糖皮质激素的药物护理

这是治疗MS的主要药物，它们具有抗炎和免疫调节作用，能控制急性病程和复发。因在急性期大剂量短程冲击疗法时可引起心律失常，应备好心电监护仪、除颤器的器械，必要时在监护下进行；因易出现如钠潴留、低钾、低钙等电解质和体液紊乱，应加强对血钾、血钠、血钙的监测及补钾的重要性认识，护士应了解静脉补钾的浓度，指导患者如何观察尿量，学会记录；由于口服10%氯化钾口感差，大多数患者拒绝口服或不能坚持，护士应加强与主管医师、患者及其家属的沟通，反复强调补钾的重要性，教会患者快速饮入或稀释后加糖的方法，改善口感，坚持服钾；此外该药还可能出现皮肤、胃肠道及骨骼肌系统的症状，应注意观察并记录。

5.免疫球蛋白的药物护理

免疫球蛋白为生物制剂，应于2～8℃或室温（不超过30℃）下存放。滴注速度在开始15分钟内应特别缓慢，后可逐渐加快至2mL/min（约为40滴）。输液过程中可偶见体温上升、呕吐、心率与血压波动等反应，可能与输液速度过快或个体差异有关，应立即停止输注并给予对症处理。

6.干扰素的药物护理

干扰素具有较强的抗病毒作用，可增加患者免疫细胞的抑制功能，多用于控制复发和进行型的MS患者。常见不良反应为皮下注射后流感样症状，可持续1～2日；注射局部可出现红肿、触痛，偶尔可引起白细胞减少、肝功能损害等。

7.知觉训练

用砂纸、丝绸刺激触觉；用冷水、温水刺激温度觉；用针尖刺激痛觉。

8.功能锻炼

经常给患者做肢体按摩和肢体被动活动。为患者讲解活动的重要性，定时更换体位，操作时动作要轻柔。鼓励患者进行自主功能锻炼，帮助患者进行被动肢体活动，并保持关节功能位。恢复期鼓励患者并协助做渐进性活动：协助患者在床上慢慢坐起，坐在床边摆动腿数分钟，下床时有人搀扶或使用助行器。

9.防止并发症的发生

（1）防止误吸：管饲前应给予患者吸痰，头抬高15°～30°，并抽吸胃液，防止胃内残留液过多而引起反流导致误吸。

（2）肺炎：给予患者更换体位，定时进行翻身、叩背、排痰。

给予雾化吸入，或使用叩背机，促使肺内深部痰液的及时排出。

(3)压疮：因患者出现运动障碍，应使用气垫床和带棉套的床档，保持床单位清洁、平整、干燥、无尘渣。身体的骨突出部位应给予保护，温水擦背每日2次。

(三)健康指导

1.疾病知识指导

(1)告诉患者及家属 MS 容易在疲劳、感染、感冒、体温升高及手术创伤后复发，应注意避免。

(2)急性复发期最常见症状为疲劳，应保证足够的卧床休息，避免各种增加疲劳的因素；缓解期注意生活有规律，坚持适当的运动锻炼，劳逸结合，防止过劳。

(3)避免使体温升高的因素，如勿使用热敷，沐浴时水温不宜太高。

(4)一般认为女性分娩后3个月左右容易复发，故女性患者在首次发作后2年内应避孕。

2.预防并发症

督促患者落实各项治疗护理措施，如吞咽障碍的患者应给予软食或糊状食物，预防误吸和窒息；视力障碍和平衡障碍的患者防止受伤；尿失禁的患者应注意外阴部清洁、干燥，勤换洗，保持个人卫生；尿潴留或排尿困难的患者指导监测残余尿量，观察尿液的颜色和性质，预防尿路感染。精神障碍和认知障碍的患者应有专人看护，防止意外发生等。

3.用药指导

指导遵医嘱正确服药和定期门诊检查。详细告知所用药物的名称、剂量、用法，教会患者观察药物疗效与不良反应，如口服激素治疗时应遵医嘱用药，不可随意减量或突然停药。

4.照顾者指导

MS 为多次缓解、复发病程，且有进行性加重趋势，患者容易丧失治疗信心，产生悲观厌世情绪和焦虑心理，应指导家属和照顾者关心、体贴患者，给予精神支持和生活照顾，细心观察和及时识别病情变化。当患者出现发热、上腹不适、胃痛、黑便、全身倦怠无力以及视力障碍加重时，应考虑可能发生感染、应激性溃疡或合并低钾等，协助患者及时就医。

第七节　急性播散性脑脊髓炎

一、定义

急性播散性脑脊髓炎(ADEM)是广泛累及脑和脊髓白质的急性炎症性脱髓鞘疾病，也称为感染后、出疹后或疫苗接种后脑脊髓炎。

二、病因及发病机制

本病为单相病程，症状和体征数日达高峰，与病毒感染有关，尤其麻疹或水痘病毒。ADEM 的发病机制不清楚，可能是感染时炎症破坏了髓鞘，触发了机体对髓鞘碱性蛋白的反应，由于某些特定的条件或个体的特异性反应因而引发 ADEM。也可能是感染或免疫接种触发了过强的免疫反应而引起。

三、临床表现

1.多见于儿童,也可见于成人。症状常出现在感染或疫苗接种后1～3周(4～30日),多为散发,无季节性,病情严重。

2.神经病学症状和体征与病变累及的部位有关。脑炎型首发症状为头痛、发热、意识模糊。脑膜受累出现头痛、呕吐和脑膜刺激征等。脊髓炎型常见受损平面以下部分或完全性截瘫或四肢瘫、上升性麻痹、传导束性感觉障碍、不同程度的膀胱及肠麻痹。

3.急性坏死性出血性脑脊髓炎被认为是ADEM的暴发型。

病情也更为凶险,病死率高。表现急起高热、头痛、意识模糊或意识进行性加重,不全偏瘫或四肢瘫。

四、辅助检查

(一)脑脊液(CSF)检查

所见是非特异的。CSF可表现有压力增高,中度淋巴细胞增多,蛋白轻至中度增加(一般<1g/L)。

以IgG增高为主,寡克隆区带多为阳性。

(二)脑电图(EEG)

一般为弥散性慢活动,偶也可正常。

(三)CT

显示白质内弥散性多灶性大片斑片状低密度区。急性期呈明显增强效应。MRI可见脑和脊髓白质内散在多发的T1低信号、T2高信号区。特别是丘脑部位,有助于诊断。

(四)细胞学检查

外周血可见白细胞增多,血沉增快。

五、治疗

急性期应早期应用大剂量皮质类固醇抑制炎性脱髓鞘过程,减轻脑和脊髓的充血和水肿。静脉滴注甲泼尼龙每日500～1000mg,或地塞米松每日20mg冲击治疗,以后逐渐减量至口服。血浆置换或静脉给予免疫球蛋白,0.4g/(kg·d),连用3～5日。对重症患者有益。除上述治疗外,支持治疗非常重要。如体温、抽搐和颅内高压的控制,辅助呼吸,皮肤的保护,注意水、电解质平衡,以及避免合并感染的发生和控制都非常重要,为患者的恢复创造良好的条件。

六、观察要点

1.定期进行膀胱触诊,随时观察是否能正常排尿,尤其在更换导尿管时,首先让患者多饮水,导尿管撤除后应鼓励患者自行排尿,必要时再给予留置。

2.密切监测体温变化。

七、护理要点

(一)常规护理

1.一般护理

每2小时1次监测生命体征,观察并记录患者的呼吸及呼吸形态,包括呼吸频率、深度、节律。监测患者缺氧状态,必要时给予鼻导管吸氧或面罩给氧,病情严重时可给予气管插管或气管切开等措施。

2.日常护理

定时翻身、叩背、吸痰;或使用振动排痰机叩背,促使患者易于咳嗽、咳痰,同时有利于气道的吸引和痰液的排出。

3.安全护理

(1)应向患者介绍入院环境,并将患者安排在离护士站较近且安静的病房,并把餐具、水、呼叫器、便器放在患者的视力范围内。

(2)如果患者有精神症状应给予必要的约束或由家人/护理员24小时进行陪护。

(3)床单位使用气垫床和带棉套的床档,防止压疮及患者坠床;保持床单位清洁、平整、干燥、无尘渣,防止感觉障碍的部位受损。

4.体位护理

协助患者采用舒适的体位,可给予头部抬高。保证患者有效的呼吸形态。

5.心理护理

鼓励患者及时、主动向护理人员表达自己的感受,如胸闷、气短、肢体的不适等,同时做好患者的心理护理。

6.饮食护理

(1)保证患者足够热量的供给,给予高蛋白、高维生素、低纤维素、易消化饮食。尤其鼻饲停止改为普食前,应给予少食多餐,蛋羹、肉末面片、稠粥等半流软食,防止误吸。必要时给予肠外营养。

(2)患者进食时给予舒适卧位,并保证心情愉快,嘱患者进食时不要讲话,防止呛咳引起误吸。

(3)患者有吞咽困难、构音障碍,易出现进食呛咳、误吸等症状,疾病的危险期可给予鼻饲。患者进食情况改变后应立即停止鼻饲。进行鼻饲时应注意先予患者排痰,再给予患者头高位并偏向一侧,抽吸胃内残留液,大于150mL/次时应推延或停止进食1次,防止大量胃内容物的反流,引起误吸。

(4)定期评估患者的吞咽情况,尽早让患者减轻鼻饲的痛苦同时减少胃肠道并发症的发生。

(二)专科护理

1.眼及视觉障碍的护理

(1)对病情发展凶猛,出现眼球胀痛、前额疼痛、失明等症状的患者,应让其卧床闭目休息,戴眼罩,并涂眼膏以保护暴露的角膜。

(2)对视力减退、限盲、偏盲患者,指导其使用适当的工具弥补视觉损伤。

(3)视物不清或复视时,尽量闭眼休息或双眼交替休息,使用字体较大的阅读材料和书籍等。

(4)给患者创造方便的活动环境,日常生活用品放在视觉较好的一侧,呼叫器置于患者手边等。

2.提高患者的自理能力

(1)提供患者肢体活动的机会,进食、翻身、排尿便等简单床上活动在患者恢复期时尽量自理，对于颈髓受损的患者，应适当给予协助。

(2)对于高位截瘫患者应注意给予肢体功能位，尽量给予双下肢的内旋，首先防止压疮的发生，其次预防患者肢体的失用综合征的发生。并给予肢体的被动功能锻炼，防止肌肉萎缩。

3.排泄功能的护理

(1)程度严重的膀胱功能障碍出现尿潴留时应及时给予留置导尿，4 小时开放 1 次，以训练膀胱功能。注意定时消毒尿道口，更换引流袋，防止泌尿系感染。

(2)患者出现肠麻痹会导致便秘，甚至 10 天无排便，由于患者感觉缺失，并无异常，易出现肠梗阻，因此患者应长期小量服用缓泻剂，保证排便的正常。

4.肢体及皮肤护理

(1)因患者出现运动障碍，应使用气垫床和带棉套的床档，保持床单位清洁、平整、干燥、无尘渣，防止感觉障碍的部位受损。身体的骨突部位应使用水球保护，并给予温水擦背每日 2 次，防止压疮的发生。

(2)给予患者功能位，防止患者的肢体功能缺失。并根据患者感觉缺失的部位和程度，定时给予翻身，并注意肢体的保暖。

(3)每日用温水擦洗感觉障碍的身体部位，以促进血液循环和感觉恢复。

(4)使用机械通气患者，做好呼吸机管路的护理，防止长时间管路置于患者胸前导致皮肤的擦伤。

(5)合并低蛋白血症、腹泻、水肿、贫血、糖尿病等并发症时，应密切监测患者的皮肤状况，保证皮肤的完整性。

5.防止并发症发生

做好针对皮肤、下呼吸道、泌尿系等部位的感染控制措施，防止出现感染后的高热等并发症。

(三)健康指导

(1)为患者讲解有关疾病的知识，同时做好心理护理，让其接受现实，并积极配合治疗。

(2)向家属和患者进行激素药物的讲解，使其了解药物的不良反应及突然停药后的危险，合理使用药物。

(3)让患者与家属了解饮食的护理，尤其针对排便情况，一定保障患者排泄的正常。

(4)讲解患者肢体活动的重要性，必要时做被动训练。定时翻身，教会家属翻身的手法和技巧，并训练和鼓励患者进行自主活动，增强自理能力。

(5)鼓励患者主动向医护人员表达自己的感受，如出现胸闷、气短、呼吸困难等异常情况。

第八节　视神经脊髓炎

一、定义

视神经脊髓炎(NMO)又称 Devic 病或 Devic 综合征，是视神经和脊髓同时或相继受累的急性或亚急性脱髓鞘病变。其临床特征为急性或亚急性起病，单眼或双眼失明，其前或其后数周伴发横贯性或上升性脊髓炎。本病的病因及发病机制还不清楚,可能与遗传因素及种族差异有关。

二、病因及发病机制

NMO 的病因、发病机理尚不清楚。虽然目前普遍认为 NMO 是 MS 的一个亚型,但其是否为一独立的疾病仍有争议。白种人具有 MS 的种族易感性,以脑干病损为主;非白种人则对 NMO 具有易感性,以视神经和脊髓损害最常见。这可能是与遗传和种族差异有关。NMO 是一种严重的单相病程疾病,但许多病例呈复发病程。

三、临床表现

(一)视神经受损症状

急性起病,患儿可在数小时或数日内,单眼视力部分或全部丧失,一些患儿在视力丧失前1~2 天感觉眼眶疼痛,眼球运动或按压时疼痛明显,眼底改变为视神经盘炎或球后视神经炎。亚急性起病患儿,1~2 个月症状达到高峰,少数呈慢性起病,视力丧失在数月内逐步进展,进行性加重。

(二)脊髓受损症状

脊髓受累以胸段和颈段多见,表现为急性或亚急性起病的横贯性脊髓损害或上升样脊髓炎样表现。病损以下出现相应的感觉、运动和自主神经功能障碍。此外,有的患儿可伴有痛性痉挛和 Lhermitte 征(屈颈时,自颈部出现一种异常针刺感沿脊柱向下扩散至股部或至足部)。

四、辅助检查

(一)血液检查

急性发作时白细胞计数可增多,以多形核白细胞为主;红细胞沉降率可加快;外周血 Th/Ts(辅助性 T 细胞/抑制性 T 细胞)比值升高,总补体水平升高,免疫球蛋白升高。随病情缓解而呈下降趋势。

(二)脑脊液检查

脊髓病变发作时,约 50%患儿可有脑脊液细胞数增多,以淋巴细胞为主,通常不超过$100\times10^6/L$。蛋白质含量正常或轻度增高,大多在 1g/L 以下。球蛋白轻度增高。糖含量正常或偏低。当脊髓肿胀明显或伴发蛛网膜炎时,可能出现髓腔不完全梗阻,蛋白质含量可明显升高。

(三)影像学检查

脊髓 MRI 检查可见脊髓肿胀,髓内散在长 T1 长 T2 异常信号。

五、治疗

甲泼尼龙大剂量冲击疗法,继以泼尼松口服等对终止或缩短病程有一定的效果。另外,也可适当选用硫唑嘌呤、环磷酰胺等免疫抑制药。恢复期应加强功能锻炼及理疗。

六、观察要点

使用气垫床,每次翻身、皮肤护理时,均查看患儿皮肤有无硬结和颜色改变,预防压疮。

七、护理要点

(一)常规护理

1.加强心理护理

鼓励患儿保持良好的心态,树立战胜疾病的信心。

2.保持正常排泄

做好便秘、尿失禁、尿潴留的护理。

(二)专科护理

1.视力障碍护理

帮助患儿熟悉住院环境和生活环境。指导患儿眼睛疲劳或有复视时尽量闭眼休息。给患儿创造方便日常生活的环境,如使用大字的阅读材料和书籍,呼叫器置于患儿手边等,必要时给予帮助。

2.预防并发症

注意保暖,避免受寒,取卧位并经常拍背,协助排痰。

(三)健康指导

(1)指导家长给予患儿加强营养,增强体质。

(2)指导家长协助患儿加强肢体锻炼,促进肌力恢复。锻炼时要加以保护,以防跌伤等意外。

(3)指导患儿及家长制定预防压疮、肺部感染及泌尿系感染的计划。

第四章　内分泌科疾病护理

第一节　单纯性甲状腺肿

单纯性甲状腺肿(simple goiter)是指非炎症和非肿瘤原因引起的不伴有临床甲状腺功能异常的甲状腺肿。甲状腺可呈弥散或多结节肿大。本病可呈地方性分布,当人群单纯性甲状腺肿的患病率超过 10%时,称为地方甲状腺肿;也可呈散性分布,发病率约 5%。女性发病率是男性的 3～5 倍。

一、临床表现

(一)症状

主要表现为甲状腺肿大引起的压迫症状,如压迫气管出现呼吸困难,压迫食管引起吞咽困难,压迫喉返神经引起声音嘶哑。小儿严重缺碘,可出现地方性呆小病。

(二)体征

主要体征为甲状腺肿大。早期甲状腺呈轻至中度弥散性肿大,表面光滑、质地较软、无压痛和结节。病史较长者可在腺体内触及大小不等的结节、质地坚韧。

二、辅助检查

1.甲状腺功能检查:血清 T_3、T_4,基本正常,T_3/T_4 的比值常增高。

2.甲状腺 ^{131}I 摄取率及 T_3 抑制试验 ^{131}I 摄取率增高,但无高峰前移,可被 T_3 所抑制。

3.TSH 正常或升高。

4.甲状腺扫描:可见弥散性甲状腺肿,常呈均匀分布。

三、治疗要点

单纯性甲状腺肿的治疗主要取决于病因,其治疗措施如下。

1.由于缺碘所致者,应补充碘剂,40 岁以上尤其是结节性甲状腺肿患者应避免大剂量碘治疗,以免发生碘甲状腺功能亢进症。地方性甲状腺肿流行地区可采用碘盐进行防治。由服用致甲状腺肿物质而引起本病者,应停服这些物质。

2.无明显原因的单纯性甲状腺肿患者,可采用甲状腺制剂治疗,以补充内源性甲状腺激素的不足,抑制 TSH 的分泌,可用干甲状腺片、甲状腺激素等治疗。

四、护理评估

(一)了解病史

应详细了解患者患病的起始时间,有无诱因,发病的缓急,主要症状及特点;既往检查、治疗经过及效果,是否遵从医嘱。

(二)观察临床表现

注意观察患者有无呼吸困难、吞咽困难、声音嘶哑等压迫症状;小儿患者有无意识、精神状态的异常等;通过体格检查评估甲状腺是否呈弥散性肿大、表面是否光滑、质地如何、有无压痛和结节。

(三)患者心理状态

评估患病对患者日常生活、工作、家庭的影响;有无精神心理的变化,如焦虑、自我形象紊乱等。

(四)辅助检查

评估甲状腺功能检查:血清 T_3、T_4、T_3/T_4的比值;甲状腺^{131}I摄取率及 T_3抑制试验^{131}I摄取率、TSH、甲状腺扫描等检查结果。

五、护理诊断

(一)自我形象紊乱

与甲状腺肿大致颈部增粗有关。

(二)知识缺乏

缺乏药物的使用及正确的饮食方法等知识,与缺乏指导有关。

(三)潜在并发症

呼吸困难、声音嘶哑、吞咽困难等,与肿大的甲状腺压迫邻近组织器官有关。

六、护理措施

(一)一般护理

指导患者遵医嘱补充碘剂,若使用甲状腺制剂时应坚持长期服药,以免停药后复发。观察药物治疗的效果和不良反应。如患者出现甲状腺功能亢进症表现,应及时汇报医师协助处理。结节性甲状腺肿患者避免大剂量使用碘治疗,以免诱发甲状腺功能亢进症。

(二)病情观察

观察患者甲状腺肿大的程度、质地,有无结节及压痛。若甲状腺结节在短期内迅速增大,应警惕恶变。

(三)心理护理

向患者讲解有关疾病知识,消除其紧张情绪,积极配合治疗。鼓励患者表达自身感受,指导其恰当修饰,改变自我形象,消除自卑,树立信心。

七、健康教育指导

(1)指导患者正确地用药:使用甲状腺制剂时应坚持长期服药,以免停药后复发,学会自我观察药物不良反应,如心动过速、食欲增加、腹泻、出汗、呼吸急促等,一旦出现应与医师联系。

(2)指导患者摄取适当的饮食:①教育患者摄取加碘的食盐,多摄取含碘高的食物,如海带、紫菜等海产类食品,以预防地方性缺碘。②避免摄入大量抑制甲状腺激素合成的物质,食物如包心菜、花生、菠菜、萝卜等,药物如硫氰酸盐、保泰松、碳酸锂等,这些物质可阻碍甲状腺激素合成,从而引起或加重甲状腺肿。

(3)在地方性甲状腺肿流行地区居住的居民增加碘的摄入量可预防和治疗本病。妊娠妇女在妊娠前或妊娠初期补充足够的碘可预防地方性呆小病的发生。

第二节　甲状腺功能亢进症

甲状腺功能亢进症(hyperthyroidism,简称"甲亢")系指由多种病因导致的甲状腺激素(TH)分泌过多,引起的一组临床综合征。甲亢的病因很多,其中以 Graves 病(Graves disease)又称弥散性毒性甲状腺肿最为多见,占甲亢的 80%～85%,多见于成年女性,男女之比1∶(4～6),以 20～40 岁好发。临床上以甲状腺肿大、高代谢症候群、突眼为特征,胫前黏液性水肿或指端粗厚较少见。下面对 Graves 病予以重点阐述。

一、临床表现

甲亢可以突然起病。也可缓慢发病。典型表现有高代谢症候群、甲状腺肿大、突眼。老年和小儿患者表现多不典型。

(一)甲状腺毒症表现

1.高代谢综合征

由于 TH 分泌过多和交感神经兴奋性增高,导致新陈代谢加速,基础代谢率明显增高。因产热和散热增多,患者常有低热(T<38℃)、怕热、多汗;TH 分泌过多可加速蛋白质分解导致负氮平衡,患者常有体重下降、消瘦、乏力、尿肌酸排出增多;TH 分泌过多还可以促进肠道糖吸收,加速糖的氧化利用和肝糖原分解,使患者的糖耐量降低或糖尿病加重;此外,TH 分泌过多可促进脂肪合成、分解与氧化,总的结果是分解大于合成,加速胆固醇合成、转化及排泄其转化、排泄作用更明显。患者血中总胆固醇降低。

2.神经精神系统表现

TH 分泌过多,中枢神经系统兴奋性增高,患者常出现情绪不稳定、焦躁多虑、多言好动、记忆力减退、注意力不集中、失眠等症状;偶尔表现为淡漠、寡言。此外,还可有腱反射亢进、动作敏捷等。手、舌、眼睑细颤是甲亢在神经系统方面的特征表现。

3.心血管系统表现

由于 TH 分泌过多和交感神经兴奋性增高,患者常有心悸、胸闷、气促、脉压增大、心律失常等。本病往往表现为窦性心动过速(100～120 次/分),且休息和睡眠时不缓解。重者可发生甲亢性心脏病,表现为心脏扩大、心房纤颤、心力衰竭等。

4.消化系统表现

因甲状腺激素可促使胃肠蠕动增快,患者常表现为食欲亢进、多食消瘦、消化吸收不良、排便次数增多或腹泻。但老年患者可有食欲减退、畏食等现象。因 TH 对肝脏也有直接毒性作用,有的患者表现为肝大及肝功能异常,偶有黄疸。

5.运动系统表现

由于蛋白质分解增加,常有甲亢性肌病,表现为不同程度的肌无力、肌萎缩、行动困难,甚至进食误咽、饮水呛咳,不少患者还伴有周期性瘫痪、重症肌无力,严重时影响呼吸肌功能。此外甲亢可影响骨髓脱钙而发生骨质疏松,亦可发生指端粗厚,外形似杵状指,称为指端粗厚症,是 Graves 病特征性表现之一。

6.生殖系统表

女性常有月经减少或闭经；男性多有阳痿，偶有乳房发育。男女生殖力均下降。

7.血液系统表现

表现为外周血三系减少，如白细胞计数偏低，可伴发血小板减少性紫癜、贫血。

(二)甲状腺肿大

大多数患者有不同程度的甲状腺肿大，呈弥散性、对称性肿大，质软、无压痛，久病者质地可较韧，吞咽时上下移动。少数患者甲状腺不肿大或不对称。由于甲状腺血流量增多，在甲状腺上下极可触及震颤，可闻及血管杂音，甲状腺震颤和杂音为本病较特异的体征，有重要的诊断意义。

(三)突眼

突眼为本病重要而特异的体征之一，分为单纯性突眼和浸润性突眼。

1.单纯性突眼

单纯性突眼又称良性突眼。较常见，与交感神经兴奋眼外肌和提上睑肌有关。表现为：眼外肌兴奋使眼球对称性向前突出，突眼度小于18mm，瞬目减少；上眼睑挛缩，睑裂增宽，向下看，上眼睑不能随眼球下落，向下看，前额皮肤不能皱起；看近物，眼球辐辏不良。

2.浸润性突眼

浸润性突眼又称恶性突眼。较少见，约占5%，与眶后组织的自身免疫性炎症有关。浸润性突眼与单纯性突眼的表现类似，但突眼度大于19mm，甚至高可达30mm，双眼突眼度不对称；眼部不适症状明显，如视力下降，视野缩小，眼睛有异物感，畏光流泪等。严重者眼睑闭合不全，角膜外露，可因溃疡或全眼球炎导致失明。

(四)特殊甲状腺表现和类型

1.甲状腺危象

甲状腺危象是本病严重表现，可危及生命。本危象因大量甲状腺激素突然释放入血所致。与全身疾病使蛋白质结合的激素过多转化为游离激素，及交感神经兴奋或反应性增高有关。

(1)主要诱因：①应激状态。如感染、手术创伤、精神刺激、放射性碘治疗等。②严重躯体疾病。如心力衰竭、低血糖症、败血症、脑卒中、急腹症等。③口服过量TH制剂。④与手术有关。术前准备不充分，术中过度挤压甲状腺等。

(2)临床表现：表现为原有的甲亢症状加重，体重锐减；高热(体温大于39℃)，心动过速(140～240次/分)；烦躁不安、呼吸急促、大汗、呕吐、腹泻，患者可因大量失水导致休克、昏迷、死亡。病程中可伴有心房颤动、心房扑动、心力衰竭、肺水肿、水电解质紊乱等情况。

2.甲状腺功能亢进性心脏病

甲状腺功能亢进性心脏病简称甲亢性心脏病，多见于成年人，老年人更多见。主要表现为心脏增大、心力衰竭、心律失常(期前收缩、心房颤动、心房扑动、阵发性心动过速等，以心房颤动最为常见)，经有效的抗甲状腺治疗后可使病情明显缓解。

(五)胫前黏液性水肿

胫前黏液性水肿是Graves病的特征性表现之一。多见双侧小腿对称性胫前下1/3处呈紫红色皮损，皮肤粗厚，晚期呈树皮状。是自身免疫性疾病的一种表现。约5%甲状腺功能亢进者并发胫前黏液性水肿。

二、辅助检查

典型病例诊断并不困难,非典型病例诊断则须借助实验室检查以明确诊断。基础代谢率等传统的检查方法,不能准确地反映病情严重程度,目前临床已很少使用,在此不进行介绍。

(一)血清甲状腺激素升高

(1)血清游离甲状腺激素(FT_4)与游离三碘甲状腺原氨酸(FT_3)FT_3、FT_4不受血甲状腺结合球蛋白影响,可直接反映甲状腺功能状态,其敏感性、特异性高于TT_3、TT_4,是临床诊断甲亢的首选指标。

(2)血清总甲状腺激素(TT_3)与总三碘甲腺原氨酸(TT_4)血清中TT_3、TT_4,与蛋白结合达99.5%以上,易受血甲状腺结合球蛋白影响。TT_3浓度变化常与TT_4改变相平行,但Graves病早期TT_3上升比TT_4快,故TT_3为Graves病早期诊断、治疗中观察及停药后复发的敏感指标,亦是诊断TT_3型甲亢的特异指标。T_4由甲状腺产生,80%的T_3由T_4转换而来,TT_4是判定甲状腺功能最基本的筛选指标。

(二)血清反T_3(rT_3)增高

rT_3无生物活性,是TT_4在外周组织的降解产物,Graves病早期或复发早期可仅有rT_3升高。

(三)促甲状腺激素(TSH)降低

TSH的波动较TT_3、TT_4更迅速而显著,是反映下丘脑—垂体甲状腺轴功能的敏感指标。

(四)促甲状腺激素释放激素(TRH)

兴奋试验阴性Graves病时血T_3、T_4增高,反馈抑制TSH,故TSH细胞不被TRH兴奋,当静脉注射TRH后TSH不增高支持甲亢诊断。

(五)三碘甲状腺原氨酸(T_3)抑制试验阴性

用于鉴别单纯性甲状腺肿和甲亢。甲亢患者用T_3后甲状腺^{131}I摄取率不下降。

(六)甲状腺刺激性抗体(TSAb)阳性

TSAb阳性是诊断Graves病的重要指标之一,可判断病情活动、复发,有早期诊断意义,还可作为治疗停药的重要指标。

(七)甲状腺^{131}I摄取率

目前已不用于本病诊断,主要用于鉴别性诊断。

(八)影像学检查

超声、放射性核素扫描、CT、MRI等,有助于甲状腺、异位甲状腺肿和球后病变性质的诊断,可根据需要选用。

三、治疗要点

目前尚不能对Graves病进行病因治疗,Graves病治疗方法主要包括抗甲状腺药物、放射性碘及手术治疗3种。应根据患者的年龄、性别、病情轻重、病程长短、甲状腺病理、有无其他并发症或并发症,以及患者的意愿、医疗条件和医师经验等多种因素慎重选用适当的治疗方案。抗甲状腺药物应用最广,但仅能获得40%~60%治愈率。放射性碘及手术治疗均为创伤性措施,治愈率较高,但最主要并发症是发生甲状腺功能减退。

四、护理评估

(一)了解病史

询问患者发病的有关诱因、如有无病毒感染及精神刺激、感染、创伤等诱发因素。患者患病的起始时间,主要症状及其特点,如有无乏力、多食、消瘦、怕热、多汗、急躁易怒及排便次数增多等。有无出现心悸、气促、下肢水肿等甲亢性心脏病的表现。患者患病后的检查治疗经过,用药情况。另外,女性患者注意询问月经有无异常。

(二)观察临床症状

1.意识精神状态

观察患者有无兴奋易怒、不安失眠等。

2.营养状况

评估患者的身高、体重及全身营养状况,有无消瘦、贫血等。

3.皮肤和黏膜

观察皮肤是否湿润、多汗,以手掌明显。

4.眼征

观察和测量突眼度,有无眼裂增宽,瞬目减少。有无视力疲劳、畏光、复视、视力减退、视野变小等。

5.甲状腺

甲状腺是否呈弥散性肿大、可否触及震颤、闻及血管杂音等。

6.心脏

有无心界增大、心率增快、搏动增强,有无心尖部收缩期杂音,心律失常等。

7.骨骼肌肉

骨骼肌肉是否有肌无力及肌肉萎缩,有无骨质疏松等。

(三)患者心理状态

评估患者患病后对日常生活的影响,如睡眠、饮食有无改变,患者日常休息、活动量及活动耐力有无改变等。

长期治疗是否影响家庭生活及造成经济负担加重等。甲亢患者心情急躁,易与家人或同事发生争执,使患者难以被他人谅解,易出现人际关系紧张等。应询问患者对疾病知识的了解程度,评估患病后有无焦虑、恐惧等心理变化。注意其家庭成员对疾病的认识程度及态度、家庭经济情况等,评估患者所在社区的医疗保健服务的情况。

(四)辅助检查

(1)血清甲状腺激素有无升高。

(2)甲状腺摄^{131}I率是否增高,T_3抑制试验是否提示摄^{131}I率不能被明显抑制。

(3)血中甲状腺刺激性抗体(TSAb)是否阳性。

五、护理诊断

(一)营养失调

低于机体需要量,与代谢率增高有关。

(二)活动无耐力

活动无耐力与蛋白质分解增加、甲亢性心脏病、肌无力等有关。

(三)个人应对无效

个人应对无效与性格及情绪改变有关。

(四)有组织完整性受损的危险

组织完整性受损与浸润性突眼有关。

(五)潜在并发症

甲亢危象。

六、护理措施

(一)一般护理

1.环境与休息

保持环境安静.减少探视,避免各种不良的情绪刺激。因患者基础代谢亢进,怕热、多汗,应安排通风良好,干燥凉爽的环境,使患者得到充分的休息。活动量不宜过大,与患者共同制订日常活动计划,做到有计划地适量活动,以不感到疲劳为度。病情重、有明显心力衰竭或合并严重感染者应卧床休息。

2.饮食护理

给予高热量、高蛋白、高维生素(尤其是复合维生素 B)及矿物质、低纤维素的饮食。若食欲亢进应注意给予足量饮食,尤其要补充优质蛋白,以满足机体营养需要。避免辛辣、生冷、刺激、油腻食物,避免摄入刺激性食物及饮料,如浓茶、咖啡等,以免引起患者精神兴奋,加重症状。禁食含碘类食品,如海产品等。因 Graves 病患者出汗较多、腹泻、呼吸较快,常有失水,需每日饮水 2000mL 以上,以补充所丢失的水分。但心脏病患者应避免大量摄水,以防水肿加重或诱发心力衰竭。

3.协助患者生活自理

协助患者完成洗漱、进餐、如厕等活动,减少活动量,增加休息时间。对大量出汗的患者,应随时更换衣物及床单,保持干燥,防止受凉。

(二)用药的护理

1.遵医嘱用药

指导患者坚持疗程,一个疗程 1.5～2 年,用药后 2～4 周才起效。定期检测肝功能和血常规,不可任意间断、变更药物,不可随意调整药物剂量或停药,如病情发生变化应及时就医,调整用药。抗甲状腺药要从小剂量开始使用,特别要注意剂量准确。

2.密切注意药物不良反应

抗甲状腺药物的常见不良反应及护理。

(1)粒细胞减少:粒细胞减少多发生在用药后 2～3 个月内,主要表现为突然畏寒、高热、全身肌肉或关节酸痛、咽痛、红肿、溃疡和坏死。要定期复查血常规,在用药第 1 个月,每周查 1 次白细胞,1 个月后每 2 周查 1 次白细胞。若外周血白细胞低于 $3\times10^9/L$ 或中性粒细胞低于 $1.5\times10^9/L$,应考虑停药,并给予利血生、鲨肝醇等促进白细胞增生药物。如发生明显感染,需立即停药并预防交叉感染。

(2)严重不良反应:如中毒性肝炎、肝坏死、精神病、胆汁淤滞综合征、狼疮样综合征、味觉丧失等,应立即停药并给予相应治疗。

(3)药疹:是较常见的一种不良反应。可用抗组胺药控制,不必停药。若皮疹加重,应立即停药,以免发生剥脱性皮炎。

3.观察疗效

脉搏减慢、体重增加是用药有效指征。

(三)放射性^{131}I的治疗护理

空腹服^{131}I 2h以后方可进食,以免影响碘的吸收。在治疗前、后1个月内避免服用含碘的药物和食物,避免用手按压甲状腺,避免精神刺激,预防感染。密切观察病情变化,警惕甲状腺危象、甲减、放射性甲状腺炎、突眼恶化等并发症发生。因为^{131}I发射的β射线最大射程仅2mm,平均为0.5mm,对甲状腺周围组织和器官几乎没有影响,所以不需要特殊处理衣物。

(四)甲状腺危象的护理

1.立即配合抢救

立即建立静脉通道,给予氧气吸入。

2.及时、准确、按时遵医嘱用药

注意PTU使用后1h再用复方碘溶液,严格掌握碘剂用量,注意观察有无碘剂中毒或过敏反应,按规定时间使用PTU、复方碘溶液、β受体阻滞剂、氢化可的松等药物。遵医嘱及时通过口腔、静脉补充液体,注意心率过快者静脉输液速度不可过快。

3.休息

将患者安排在凉爽、安静、空气流通的环境内绝对卧床休息,呼吸困难时取半卧位。

4.降温

高热者行冰敷或酒精擦浴等物理降温(或)药物降温(异丙嗪+哌替啶)。

5.密切监测病情

观察生命体征、神志、出入量、躁动情况,尤其要密切监测体温和心率变化情况,注意有无心力衰竭、心律失常、休克等严重并发症。

6.安全护理

躁动不安者使用床栏加以保护。昏迷者按照常规护理。做好口腔护理、皮肤护理、会阴护理。保持床单平整、干燥、柔软、防止压疮。

7.避免诱因

告知患者家属甲状腺危象的诱因。尽是帮助减少和避免诱因,如感染、精神刺激、创伤、用药不当等。

(五)对症护理

1.突眼护理

因高度突眼,球结膜和角膜暴露,易受外界刺激引起充血、水肿,继而感染,严重者可能致盲,必须注意加以保护。相应护理措施有:

(1)经常以眼药水湿润眼睛,防止角膜干燥。

(2)限制水、盐摄入必要时使用利尿剂,以减轻球后软组织水肿。

(3)睡前涂以抗生素眼膏或0.5%氢化可的松滴眼,高枕卧位并用无菌生理盐水纱布覆盖双眼。

(4)外出时戴眼罩或有色眼镜,以减少强光刺激或异物的损伤。

(5)指导患者当眼睛有异物感、刺痛或流泪时勿用手揉眼。

2.胫前黏液性水肿护理

保持皮肤清洁,重者局部用肾上腺皮质激素软膏,或局部皮下注射肾上腺皮质激素。

(六)病情观察

观察患者精神神志状态,注意体温、呼吸、脉搏、血压、体重变化情况,注意手指震颤、恶心、呕吐、腹泻等临床表现情况,注意突眼、甲状腺肿的程度,了解突眼保护情况及用药情况。警惕甲状腺危象发生,一旦发生,立即报告医生并协助处理。

(七)心理护理

(1)护理人员要态度和蔼。耐心细致,尽量避免有可能引起患者情绪激动的因素,防止发生矛盾冲突。同时,帮助患者进行自我放松训练。

(2)告知患者情绪不稳、易激动会使甲亢病情加重。让患者充分了解病情,学会控制情绪,并积极配合治疗。若患者出现明显的精神异常现象,及时与医生联系,给予妥善处理。

(3)向患者亲属耐心解释,说明患者的情绪变化往往是病情所致,争取患者亲属的配合和理解,以便共同对患者进行心理护理。

七、健康教育指导

(1)嘱患者注意身心休息,避免过度劳累和精神刺激。

(2)指导患者合理饮食。

(3)告知患者有关甲亢的疾病知识、用药知识,使患者学会自我护理。指导患者上衣领不宜过紧,避免压迫肿大的甲状腺,严禁用手挤压甲状腺以免甲状腺激素分泌过多,加重病情。

(4)指导患者坚持长期遵医嘱服药。服用抗甲状腺药物者在用药第1个月,每周查1次白细胞,1个月后每2周查1次白细胞。每隔1~2个月做一次甲状腺功能测定,定期复查肝功能。每日清晨起床前自测脉搏,测量体重,脉搏减慢、体重增加是治疗有效的标志。指导患者识别甲状腺危象的表现,若出现高热、恶心、呕吐、腹泻、突眼加重等,应及时就诊。

(5)指导妊娠期甲亢患者如何避免对自己及胎儿造成影响。宜用抗甲状腺药物控制甲亢,可选用不易通过胎盘的PTU,不能使用可通过胎盘的甲巯咪唑。禁用^{131}I治疗。产后如需继续服药,则不宜哺乳。

第三节　甲状腺功能减退症

甲状腺功能减退症(hypothyroidism,简称“甲减”),是由各种原因导致的机体内甲状腺激素含量降低或存在甲状腺激素抵抗而引起的全身性低代谢综合征。

重者可引起黏液性水肿,更为严重者可引起黏液性水肿昏迷。本病多见于中年女性。本节主要介绍成年型甲减。

一、临床表现

临床主要表现为全身代谢降低，器官功能下降。

(一)低代谢症状

乏力、怕冷、体重增加、记忆力减退、反应迟钝、精神抑郁、厌食、腹胀、便秘。

(二)黏液性水肿表现

表情淡漠，面色苍白，颜面水肿，皮肤干燥、粗糙、发凉，声音低哑，语速缓慢，毛发稀疏，眉毛、睫毛、腋毛、阴毛脱落，鼻唇增厚等。黏液性水肿昏迷为黏液性水肿最严重的表现，多见于老年长期未获治疗者。常在冬季寒冷时发病。寒冷、感染是最常见的诱因，其他如手术、严重躯体疾病、中断 TH 替代治疗和使用麻醉剂、镇静剂等也可诱发。临床表现为嗜睡、体温下降(体温小于 35℃)、呼吸减慢、心动过缓、血压下降、四肢肌肉松弛、反射减弱或消失，甚至昏迷、休克、心肾功能不全而危及生命。

(三)循环系统表现

心音减弱、心率减慢、心排血量减少、心脏扩大等。

(四)内分泌系统表现

性欲减退，女性患者可闭经，甚至出现功能性子宫出血或溢乳。男性患者可出现阳痿。

(五)神经、肌肉表现

手足皮肤呈姜黄色、胫前黏液性水肿、肌肉松弛无力、肌萎缩、腱反射减弱。重症者呈痴呆、幻觉、木僵、昏睡或惊厥。

二、辅助检查

(一)血常规及血生化检查

血常规一般为轻、中度正细胞正色素性贫血。血生化多表现为血胆固醇、三酰甘油增高。

(二)甲状腺功能检查

以 FT_4 降低为主，血清 TSH 增高(是最敏感的诊断指标)。较重者 T_3、T_4 均降低。

(三)TRH 兴奋试验

原发性甲减对 TRH 的刺激反应增强；继发性甲减反应不一，如病变在垂体，无反应，病变在下丘脑，呈延迟反应。

(四)影像学检查

有助于病灶的确诊。

三、治疗要点

(一)甲状腺制剂替代治疗

各种类型的甲减，均需用 TH 替代，永久性甲减者需终身服用。首选左甲状腺素($L-T_4$) qd 口服，$L-T_4$ 在体内可转变为 T_3，其作用慢而持久，半衰期约 8d，适合终身替代治疗。左旋三碘甲腺原氨酸($L-T_3$)的作用快，持续时间短，适合于黏液性水肿昏迷抢救。

(二)对症治疗

有贫血者补充铁剂、维生素 B_{12}、叶酸等。胃酸低者补充稀盐酸，并与 TH 合用。

(三)黏液性水肿昏迷的治疗

(1)立即静脉注射 $L-T_3$,至清醒后改口服。

(2)保暖、吸氧、保持呼吸道通畅。

(3)氢化可的松静脉滴注,每 6h 用 50～100mg,待患者清醒后递减,直至撤去。

(4)对症治疗。

四、护理评估

(一)了解病史

详细了解患者患病的起始时间,有无诱因,发病的缓急,主要症状及特点。既往检查、治疗经过及效果,是否遵从医嘱,用过何种药物及治疗效果如何。

(二)临床表现

注意观察有无乏力、怕冷、体重增加、记忆力减退、反应迟钝、精神抑郁、厌食、腹胀、便秘等低代谢症状;有无表情淡漠,面色苍白,颜面水肿,皮肤干燥、粗糙、发凉,声音低哑,语速缓慢,毛发稀疏,眉毛、睫毛、腋毛、阴毛脱落,鼻唇增厚等黏液性水肿表现;有无心音减弱、心率减慢、心排血量减少、心脏扩大等循环系统表现;有无性欲减退、闭经、功能性子宫出血或溢乳、阳痿等内分泌系统表现。

(三)心理状态

评估患者患病对日常生活、工作、家庭的影响;有无精神心理的变化,如情绪淡漠、抑郁等;评估患者社会支持系统。

(四)辅助检查

评估血常规及血生化检查、甲状腺功能检查、TRH 兴奋试验等检查结果。

五、护理诊断

(一)体温过低

体温过低与机体基础代谢率降低有关。

(二)便秘

便秘与代谢率降低及体力活动减少引起的肠蠕动减慢有关。

(三)活动无耐力

活动无耐力与甲状腺激素分泌不足有关。

(四)营养失调

高于机体需要量与摄入大于需求有关。

(五)潜在并发症

黏液性水肿昏迷。

六、护理措施

(一)饮食护理

给予高蛋白、高维生素、低钠、低脂肪饮食,注意补充富含粗纤维的食物及足够的水分,以保证大便通畅。

(二)用药护理

甲状腺制剂从小剂量开始,逐渐增加,注意用药的准确性。用药前后分别测脉搏、体重及水肿情况，以便观察药物疗效；用药后若有心悸、心律失常、胸痛、出汗、情绪不安等药物过量的症状时，要立即通知医生处理。

(三)对症护理

调节室温在22～23℃之间。增加衣物，避免受凉。注意保暖，防止烫伤。对于便秘患者，遵医嘱给予轻泻剂，指导患者每天定时排便，适当增加运动量，以促进排便。注意皮肤防护，及时清洗并用保护霜，防止皮肤干裂。适量运动，注意保护，防止外伤的发生。

(四)病情观察

监测生命体征变化，观察精神、神志、语言状态，观察体重、乏力、动作、皮肤情况，注意胃肠道症状，如大便次数、性质、量的改变等。若出现体温低于35℃、呼吸浅慢、心动过缓、血压降低、嗜睡等表现，应考虑有可能发生黏液性水肿昏迷，应立即通知医生抢救。

(五)黏液性水肿昏迷的护理

(1)保持呼吸道通畅，吸氧，备好气管插管或气管切开设备。

(2)建立静脉通道，遵医嘱给予急救药物，如L－T_3、氢化可的松静脉滴注。

(3)监测生命体征和动脉血气分析的变化，观察神志、烦躁、出汗情况，记录出入量。

(4)注意保暖，主要采用升高室温的方法，尽量不给予局部加热，以防烫伤。

(六)心理护理

多与患者沟通，注意语速缓慢，注意患者反应，不可操之过急。告诉患者本病可以用替代疗法达到较好的效果，树立患者配合治疗的信心。

七、健康教育指导

(一)用药指导

告诉患者终身坚持服药的重要性和必要性以及随意停药或变更药物剂量的危害；告诉患者服用甲状腺激素过量的表现，提醒患者发现异常及时就诊；交代长期用药替代者每6～12个月到医院检测1次。

(二)教会患者自我观察

如黏液性水肿的表现等，以便及时就诊。

(三)日常生活指导

指导患者注意个人卫生，注意保暖，注意行动安全。防止便秘、感染和创伤。慎用催眠、镇静、止痛、麻醉等药物。

第四节　皮质醇增多症

皮质醇增多症又称库欣综合征是肾上腺皮质分泌过量的糖皮质激素(主要为皮质醇)所致。临床以外貌及体态变化(满月脸、多血质、向心性肥胖、皮肤紫纹及痤疮)、血压升高、骨质疏松、抵抗力下降等为主要表现。其中垂体促肾上腺皮质激素(ACTH)分泌亢进所引起者称为库欣病。库欣综合征可发生于任何年龄，但以20～40岁最多见，女性多于男性。

一、临床表现

本病的临床表现主要因皮质醇分泌过多，引起代谢紊乱和多器官功能障碍，及对感染抵抗力下降所致。起病多缓慢，病程较长，从起病到诊断平均约 3 年。

(一)脂肪代谢紊乱

向心性肥胖为本病特征性体型。面部和躯干脂肪堆积(满月脸、腹大似球、水牛背)四肢瘦细、皮肤紫纹及痤疮，多伴有四肢肌肉萎缩、腰背痛、乏力等症状。此种脂肪特异性分布的原因可能是皮质醇既导致脂肪分解也导致脂肪合成，由于四肢对脂肪分解较面部和躯干敏感，面部和躯干对脂肪合成较四肢明显，结果四肢脂肪分解而再沉积到面部和躯干。

(二)蛋白质代谢紊乱

大量皮质醇促进蛋白分解，抑制蛋白合成，使蛋白质过度消耗，表现为皮肤菲薄、毛细血管脆性增加。在下腹部、臀部、肩部、腋前部、大腿等处，还因脂肪沉积，皮肤弹力纤维断裂，通过菲薄的皮肤可见微血管的红色即典型的皮肤紫纹。病程久者肌肉萎缩，骨质疏松，脊椎可发生压缩畸形，身材变矮，有时呈佝偻、骨折、易感染，儿童患者生长发育受到抑制。

(三)糖代谢紊乱

皮质醇具有拮抗胰岛素的作用，大量皮质醇抑制葡萄糖进入组织细胞，影响组织对葡萄糖的利用，同时还促进肝糖原异生，使血糖升高。因而患者对葡萄糖耐量降低，部分患者出现类固醇性糖尿病。

(四)高血压

在本病中常见，可能和大量皮质醇、去氧皮质酮等增多有关，此外患者血浆肾素浓度增高，从而产生较多的血管紧张素Ⅱ，引起血压升高。同时患者伴有动脉硬化和肾小动脉硬化，也使部分患者治疗后血压仍不能降至正常。长期高血压可并发左心室肥大、心力衰竭和脑血管意外。

(五)骨质疏松

本病患者约 50％出现骨质疏松，以胸椎、腰椎及骨盆最明显。

(六)性功能障碍

女患者肾上腺因雄激素产生过多以及雄激素和皮质醇对垂体促性腺激素的抑制作用，而出现月经稀少、不规则或停经，轻度多毛、痤疮，如有明显男性化，要警惕为肾上腺癌。男患者性欲可减退，阴茎缩小，睾丸变软，与大量皮质醇抑制垂体促性腺激素有关。

(七)神经、精神症状

患者有情绪不稳定、烦躁、失眠，严重者精神变态。

(八)造血与血液系统改变

皮质醇刺激骨髓，使红细胞计数和血红蛋白含量偏高，且患者皮肤菲薄，因而面容呈多血质。大量皮质醇使白细胞总数及中性粒细胞增多，促使淋巴细胞萎缩、淋巴细胞和嗜酸性粒细胞再分布，这两种细胞的绝对值和在白细胞分类中的百分率均减少。

(九)易发生各种感染

长期大量皮质醇，可以抑制免疫功能，使机体抵抗力下降，易发生感染。多见于皮肤真菌、肺部感染、化脓性细菌感染，且不易局限化，可发展为蜂窝组织炎、菌血症、败血症，而且患者感染后,炎症反应不显著,发热不高。

(十)电解质、酸碱平衡紊乱

大量皮质醇有潴钠、排钾作用,部分患者因潴钠而有轻度水肿。低血钾使患者乏力加重,并引起肾脏浓缩功能障碍,但明显的低血钾性碱中毒主要见于肾上腺皮质癌和异位 ACTH 综合征,在这些患者中,除皮质醇大量分泌外,具盐皮质激素作用的去氢皮质酮分泌也增多,从而加重低血钾。

二、辅助检查

(一)一般检查

红细胞计数和血红蛋白含量均偏高,白细胞总数及中性粒细胞增多,淋巴细胞和嗜酸性粒细胞绝对值可减少。血糖高、血钠高、血钾低。

(二)肾上腺皮质功能试验

1.尿 17-羟皮质类固醇

含量明显升高。

2.血皮质醇

血皮质醇浓度升高;昼夜规律消失。

3.小剂量地塞米松抑制试验

午夜一次给地塞米松 1～2mg 口服。用于本病与垂体轴功能正常的疾病的鉴别。本病尿 17－羟皮质类固醇不能被抑制到对照值的 50%以下。

4.大剂量地塞米松抑制试验

若小剂量地塞米松试验不抑制,将地塞米松加到 8mg 口服,尿 17－羟皮质类固醇能被抑制到对照值的 50%以下,是垂体病变(库欣病)。不能抑制则是肾上腺皮质病变(库欣综合征),或异位 ACTH。

5.ACTH 试验

正常人、单纯性肥胖症、垂体病变、异位 ACTH 于注射 ACTH 后可使血皮质醇浓度或尿 17－羟皮质类固醇含量明显升高,而肾上腺病变则无明显反应。

(三)影像学检查

属于定位性检查,包括肾上腺超声检查、蝶鞍区断层摄片、CT 扫描、肾上腺血管造影、磁共振检查等,可显示病变部位的影像学改变以辅助诊断。

三、治疗要点

根据不同病因作相应治疗。但在作病因治疗前,对病情严重者最好先对症治疗避免并发症。

(一)垂体性库欣病

本病治疗主要有手术切除、垂体放射、药物治疗 3 种方法。经蝶窦切除垂体微腺瘤为近年治疗本病的首选方法。临床上几乎没有特效药物能有效地治疗本病。

(二)肾上腺肿瘤

肾上腺腺瘤经检查明确腺瘤部位后,手术切除可根治。

(三)不依赖 ACTH 双侧肾上腺增生

作双侧肾上腺切除术,术后作激素替代治疗。

(四)异位 ACTH 综合征

应治疗原发性恶性肿瘤,根据具体病情做手术、放疗及化疗。

各类 Cushing 综合征患者,当其他治疗疗效不明显时,可使用米托坦、美替拉西酮等肾上腺皮质激素合成阻滞药。

四、护理评估

(一)了解病史

应详细了解患者患病的起始时间,有无诱因,发病的缓急,主要症状及特点。既往检查、治疗经过及效果,是否遵从医嘱,用过何种药物及治疗效果如何。

(二)观察临床表现

注意观察患者意识、精神状态有无异常,测量生命体征有无异常,有无血压增高,评估患者有无满月脸和向心性肥胖,皮肤有无干燥、粗糙、感染及皮肤紫纹。

(三)患者心理状态

评估患病后患者有无精神心理的变化,如精神兴奋、情绪激动或淡漠、焦虑、抑郁、自我概念紊乱等。

(四)辅助检查

评估红细胞计数、血红蛋白含量、白细胞总数及中性粒细胞、淋巴细胞和嗜酸性粒细胞的变化。血糖、血钠、血钾的测量结果。评估肾上腺皮质功能试验、影像学检查的检查结果。

五、护理诊断

(一)自我形象紊乱

自我形象紊乱与库欣综合征引起身体外形改变有关。

(二)体液过多

体液过多与糖皮质激素过多引起水钠潴留有关。

(三)有感染的危险

感染与蛋白质分解代谢作用增加和高血糖引起的白细胞吞噬功能降低有关。

(四)有受伤的危险

受伤与代谢异常引起钙吸收障碍,导致骨质疏松有关。

六、护理措施

(一)一般护理

1.病室环境

病室温、湿度适宜,每日定时开窗通风,保持室内清洁卫生。指导并协助患者搞好个人卫生,减少感染源。

2.饮食护理

给予高蛋白、高维生素、高钾、高钙、高纤维素、低钠、低糖、低热量、低脂肪、低胆固醇的饮食,预防和控制高血糖、水肿和低钾血症,避免各种刺激性食物,禁烟酒;鼓励患者食用柑橘类、枇杷、香蕉、南瓜等含钾高的水果。

3.防止并发症

对卧床患者，应加强翻身，鼓励排痰，做生活护理时，动作要轻柔，以防皮肤破损，导致继发感染；合理安放家具或摆设，浴室应铺上防滑脚垫，防止跌倒，减少安全隐患。注意休息，避免剧烈活动。

(二)病情观察

1.观察临床表现

如是否有发热、咽痛等各种感染征象，有无关节痛或腰背痛等情况；监测患者水肿情况，每天测量体重的变化，记录 24h 液体出入量；观察有无全身乏力、四肢麻痹的表现。

2.观察生命体征

注意体温、血压、心律、心率变化，按时测量并记录血压，如血压过高应及时与医师联系。

3.观察化验值

定期检查血常规，监测血电解质浓度。

(三)配合治疗

1.手术护理

术前给予高蛋白饮食，加强皮肤护理。纠正糖尿病、低血钾、高血压及精神症状。预防或控制感染，各种有创性检查前必须严格无菌操作，防止医源性感染的发生。术后严密观察患者的生命体征和并发症情况，控制感染，做好引流管的护理。此外，术前、术中、术后要遵医嘱合理应用糖皮质激素。

2.用药护理

注意观察药物的疗效和不良反应。在治疗过程中若发现有类似 Addison 病等不良反应发生应及时通知医生进行处理。

(四)心理护理

护理人员应该告知情绪不稳定的患者性格的改变是由于疾病所致，当病情得到控制后会有所好转。护理人员要态度温和，以礼相待，动作轻柔，给患者提供治疗成功的患者资料，使其明确治疗效果及病情转归，消除紧张情绪，增强其战胜疾病的信心。

七、健康教育指导

对患者及亲属进行病情介绍，以利自我适应；告之防止摔伤、骨折、感染.保持情绪稳定的重要性；坚持高蛋白、高钾、低糖、低盐饮食；积极配合手术治疗；不能手术者可选择药物治疗。遵医嘱用药，用药过程中需注意药物的不良反应。应定期复查有关化验指标。若病情发生变化随时就诊。

第五节　原发性慢性肾上腺皮质功能减退症

慢性肾上腺皮质功能减退症分原发及继发性两类。原发性又称 Addison 病，是由于自身免疫、结核、真菌等感染或肿瘤、白血病等原因破坏双侧肾上腺的绝大部分引起肾上腺皮质激素分泌不足所致。继发性者指下丘脑—垂体病变引起肾上腺皮质激素(ACTH)不足所致。

一、临床表现

(一)醛固酮缺乏表现

表现为潴钠、排钾功能减退。当患者摄钠不足时,尿钠排出仍常超过 50mmol/d,导致严重钠负平衡,可使血浆容量降低,心排出量减少,肾血流量减少,伴氮质血症,患者有全身乏力、虚弱消瘦,直立性低血压,严重时发生昏厥、休克。肾排钾和氢离子减少可致高血钾和轻度代谢性酸中毒。体液容量缩减导致肾素—血管紧张素代偿性分泌增多,加压素的释放也增加。

(二)皮质醇缺乏表现

(1)胃肠系统:食欲减退,嗜咸食,恶心、呕吐,胃酸过少,消化不良,腹泻、腹胀、腹痛,体重减轻。

(2)神经、精神系统:乏力,淡漠,嗜睡,精神失常。

(3)心血管系统:血压降低,心脏缩小,心音低钝。患者有头昏、眼花、直立性昏厥。

(4)肾:对水、电体质平衡的调节能力减弱,大量饮水后可出现稀释性低钠血症。

(5)代谢障碍:糖异生作用减弱,肝糖原消耗,可发生空腹低血糖。储存脂肪消耗,脂质的动员和利用皆减弱。

(6)因对垂体 ACTH、黑素细胞刺激素、促脂素的反馈抑制作用减弱,而出现皮肤、黏膜色素沉着,以摩擦处、掌纹、乳晕、瘢痕等处尤为明显。

(7)对感染、外伤等各种应激的抵抗力,减弱,可出现肾上腺危象。

(8)生殖系统:女性阴毛、腋毛减少或脱落,月经失调或闭经;男性有性功能减退。

(9)如病因为结核引起者常有低热、盗汗等。

(三)肾上腺危象

为本病急骤加重的表现,常发生于感染、创伤、手术、分娩、劳累、大量出汗、呕吐、腹泻、失水或突然中断治疗等应激情况下。表现为恶心、呕吐、腹痛或腹泻、严重脱水,血压降低、心率快、脉细弱、精神失常、高热、低血糖症、低钠血症,血钾可高可低。如不及时抢救,可发展至休克、昏迷,甚至死亡。本病与其他自身免疫性疾病并存时,则伴有相应疾病的临床表现。

二、辅助检查

(一)血液生化

表现有低血钠、高血钾。脱水明显时有氮质血症,空腹血糖降低。

(二)血常规检查

有正细胞正色素性贫血。白细胞分类示中性粒细胞减少,淋巴细胞相对增多,嗜酸性粒细胞明显增多。

(三)影像学检查

心脏缩小呈垂直位,肾上腺区摄片及 CT 检查可示肾上腺增大及钙化阴影。

(四)心电图

低电压、T 波低平或倒置,P—R 间期与 Q—T 时间延长。

(五)皮质功能检查

(1)血、尿皮质醇,尿17-羟皮质类固醇测定常降低。

(2)ACTH试验:可探查肾上腺皮质储备功能,并可鉴别原发性与继发性肾上腺皮质功能不全,前者尿17-羟皮质类固醇无明显变化,后者逐日增加。

(3)血浆基础ACTH测定:原发性肾上腺皮质功能减退者明显增高,而继发性肾上腺皮质功能减退者,在血浆皮质醇降低的条件下,ACTH浓度也低。

三、治疗要点

(一)替代治疗

艾迪生病需终生使用肾上腺皮质激素替代治疗。

1.糖皮质激素替代治疗

诊断一旦明确,应尽早给予糖皮质激素替代治疗,根据患者身高、体重、性别、年龄、体力劳动强度等,确定基础量。一般上午8时前服全日量的2/3,下午4时前服余下的1/3。剂量分配尽量以皮质醇昼夜周期变化相符,即晨间较大,午后较小,傍晚最小,以保证患者日间有充沛的精力。

2.食盐和盐皮质激素替代治疗

摄入充足的钠盐,每日至少8～10g,若有腹泻、大量出汗等情况时,应酌情增加食盐摄入量。多数患者在服用氢化可的松(或可的松)和充分摄盐下,即可获得满意效果。必要时再加服盐皮质激素,如9α-氟氢可的松、醋酸去氧皮质酮等。

(二)病因治疗

如有活动性结核,应积极给予抗结核治疗。如自身免疫引起者应作相应治疗。

(三)肾上腺危象抢救

主要措施为静脉注射糖皮质激素、盐水、葡萄糖及治疗中存在的应激情况。

四、护理评估

(一)了解病史

应详细了解患者患病的起始时间,有无诱因,发病的缓急,主要症状及特点。既往检查、治疗经过及效果,是否遵从医嘱,用过何种药物及治疗效果如何。

(二)观察临床表现

观察患者有无全身乏力、虚弱消瘦、直立性低血压等潴钠、排钾功能减退的表现;有无食欲减退,嗜咸食,恶心、呕吐,胃酸过少,消化不良,腹泻、腹胀、腹痛等胃肠系统症状;有无乏力,淡漠,嗜睡,精神失常等神经、精神系统症状;女性有无月经失调或闭经,男性有无性功能减退;通过体格检查评估患者有无皮肤黏膜色素沉着,毛发有无稀疏、脱落;心肺功能是否正常。

(三)心理状态

漫长的病程及多器官、多组织结构和功能障碍易导致患者产生焦虑、抑郁等心理反应,对治疗缺乏信心,不能有效应对等。护士应详细评估患者对疾病知识的了解程度,患病后的心理变化,家庭成员对疾病的认识和态度,患者所在社区的医疗保健服务等情况。

(四)辅助检查

监测血钠、血钾、血糖;评估血常规检查、影像学检查、心电图、皮质功能检查的检查结果。

五、护理诊断

(一)体液不足

体液不足与醛固酮分泌减少引起水钠排泄增加,胃肠功能紊乱,引起恶心、呕吐有关。

(二)活动无耐力

活动无耐力与皮质醇缺乏导致肌肉无力、疲乏有关。

(三)营养失调

低于机体需要量与糖皮质激素缺乏导致畏食、消化功能不良有关。

(四)知识缺乏

缺乏服药方法、预防肾上腺危象的知识与缺乏指导有关。

(五)潜在并发症

肾上腺危象。

六、护理措施

(一)休息与活动

给予安全的环境,保证充分休息,减少探视。提醒患者在下床活动和改变体位时动作宜缓慢,防止发生直立性低血压。

(二)饮食护理

进食高糖、高钠、高蛋白饮食。病情许可时,鼓励患者每天摄水在3000mL以上。

(三)病情观察

观察患者恶心、呕吐、腹泻情况及每天液体出入量,并记录。观察患者皮肤的色泽及弹性,注意有无脱水表现。监测血钠、血钾、血钙、血糖及血清氯化物等血生化情况。给予心电监护,注意有无心律失常。

(四)配合治疗

遵医嘱用药,注意观察药物疗效与不良反应。使用盐皮质激素的患者要密切观察血压、肢体水肿、血清电解质等变化,及时调整药物剂量和电解质的摄入量。对低血钠患者提供足够的食盐(8~10g/d)以补充失钠量。如有大汗、腹泻时酌情增加食盐摄入。

(五)肾上腺危象的护理

1.抢救配合

迅速建立两条静脉通道并保持静脉输液通畅,遵医嘱迅速补充生理盐水、葡萄糖和糖皮质激素。注意观察用药疗效。

2.病情监测

注意观察患者生命体征变化,定时监测血电解质及酸碱平衡情况。

3.对症护理

针对高热、呕吐、虚弱、休克、昏迷进行护理。

4.避免诱因

积极控制感染,避免创伤、过度劳累或突然中断治疗。大量出汗时应增加钠盐的摄入。手术和分娩前应充分准备。当患者出现恶心、呕吐、腹泻时应及时处理。遇有应激状态时应加量服用糖皮质激素。

（六）心理护理

鼓励其家属给予患者情绪上的支持，保持情绪稳定，避免压力过大。避免直接暴露在强烈的阳光下，以免造成褐斑不褪，影响外观。

七、健康教育指导

告知患者有关疾病的知识，让其了解终身使用肾上腺皮质激素替代的重要性，积极配合治疗，按时按量服药；指导患者避免感染、创伤、过度劳累等病情加重的因素；鼓励家属给予心理上的安慰与支持，使患者保持情绪稳定；加强自我保护，教导患者外出时避免阳光直晒，以免加重皮肤黏膜色素沉着；携带识别卡，写明姓名、地址、说明自己的病情，以便发生紧急情况时可以得到及时处理。

第五章　心胸外科疾病护理

第一节　脓胸

脓胸是指脓性渗出液积聚于胸膜腔内的化脓性感染。按病理进程可分为急性脓胸和慢性脓胸。急性脓胸多为继发性感染，最主要的原发病灶在肺部；慢性脓胸多为急性脓胸诊治延误、处理不当转变而来。急性脓胸临床表现常有高热、脉搏增快、呼吸急促、食欲差、胸痛、乏力等，积脓较多者有胸闷、咳嗽、咳痰症状。慢性脓胸临床表现常有长期低热、食欲减退、消瘦、贫血、低蛋白血症等慢性全身中毒症状，有时可伴有气促、咳嗽、咳脓痰等症状。急性脓胸患者有白细胞计数和中性粒细胞比例升高，胸部X线显示肋膈角模糊或消失，胸腔穿刺抽出脓性液体即可确诊。急性脓胸的治疗原则为抗感染，支持治疗，排净胸膜腔积脓，促进肺复张，常用方法包括胸腔穿刺、胸腔闭式引流、脓胸廓清术；慢性脓胸的治疗原则为改善全身情况、消除病因、恢复肺功能等，多需手术治疗，目的是清除异物，消灭脓腔，尽可能保存肺功能。

一、临床表现

(1)急性脓胸高热、脉速、食欲缺乏、胸痛、呼吸急促、全身乏力。积脓较多者尚有胸闷、咳嗽、咳痰症状，严重者可出现发绀和休克。患侧呼吸运动减弱，肋间隙饱满；患侧语颤音减弱；叩诊呈浊音，听诊呼吸音减弱或消失。

(2)慢性脓胸低热、消瘦、营养不良、贫血、低蛋白血症、胸痛、咳痰；查体可见患侧胸部塌陷，呼吸音减弱或消失，严重者有脊椎侧凸，支气管及纵隔偏向患侧，可有杵状指。

二、辅助检查

(一)血液化验

白细胞计数增高，中性粒细胞比例增多，核左移，可见中毒颗粒，慢性期有贫血，血红蛋白和清蛋白降低。

(二)胸腔穿刺液化验

早期渗出液，继而脓性，部分有臭味，白细胞计数达$(10\sim15)\times10^9/L$，以中性粒细胞为主；蛋白质含量$>3g/dL$，葡萄糖$<20mg/dL$，涂片染色镜检可找到致病菌，进行培养可确定致病菌，药敏试验用于指导治疗。

(三)胸部X线检查

早期X线同一般胸腔积液征或包裹性胸腔积液相像，合并有支气管－胸膜瘘时有气液平。慢性期胸膜粘连，患侧胸容积缩小，肋间隙变窄，纵隔移位等。

(四)肺功能检查

慢性期为限制性通气功能障碍，肺活量减低。

(五)痰色检查

疑有支气管－胸膜瘘时,可于胸腔内注入1%亚甲蓝2～5mL后观察咳出痰之颜色,以助诊断。

三、治疗要点

随着病情进展,脓胸的治疗方法会有所不同。急性脓胸的治疗以控制原发感染和充分引流排脓为主;慢性脓胸的主要治疗方法为手术治疗,通过消灭致病菌和脓腔,恢复肺通气功能。

四、护理评估

(一)术前评估

1.健康史

(1)个人情况:患者的年龄、性别、职业、生活方式、吸烟和饮酒史等。

(2)既往史:既往有无呼吸道感染性疾病史、发病经过及诊治过程;有无高血压、糖尿病等。

2.身体状况

(1)有无发热、胸痛、呼吸急促。

(2)有无咳嗽咳痰,痰量、颜色及性状。

(3)呼吸音是否减弱或消失,患侧胸部叩诊有无浊音。

(4)有无全身乏力、食欲减退、贫血、低蛋白血症等。

(5)血常规、胸部X线及脓液细菌培养有无异常发现。

3.心理一社会状况

(1)患者和家属对脓胸的认识、心理承受程度。

(2)患者有无焦虑、恐惧等异常情绪和心理反应。

(二)术后评估

1.患者手术及麻醉方式、术中出血、补液、输血情况。

2.患者生命体征、血氧饱和度是否平稳。

3.有无发热、胸闷、呼吸浅快、发绀及肺部痰鸣音。

4.胸腔引流管是否通畅,引流液及胸腔冲洗液的量、颜色与性状。

5.有无出血、肺炎、肺不张、感染扩散等并发症发生。

五、护理诊断

(一)气体交换受损

气体交换受损与脓液压迫组织、胸壁活动受限有关。

(二)急性疼痛

急性疼痛与炎症刺激有关。

(三)体温过高

体温过高与感染有关。

(四)营养失调

低于机体需要量与营养摄入不足,代谢、消耗增加有关。

六、护理措施

(一)非手术治疗的护理

1.饮食护理

给予牛奶、鸡蛋、瘦肉、豆制品、新鲜的蔬菜水果等高热量、高蛋白、富含维生素及易消化饮食,必要时给予静脉高营养治疗,静脉输注新鲜血、血浆或清蛋白。

2.高热护理

(1)鼓励患者卧床休息,多饮水。

(2)保持口腔清洁及床单位、衣裤干燥整洁。

(3)必要时给予冰敷、乙醇擦浴等物理降温措施。

(4)遵医嘱应用退热及抗菌药物等。

3.疼痛护理

评估患者疼痛程度,必要时遵医嘱给予镇静、镇痛处理。

4.改善呼吸功能

(1)体位:取半卧位,有利于呼吸及引流;有支气管胸膜瘘的患者应取患侧卧位,避免脓液流向健侧。

(2)吸氧:根据病情选择吸氧方式及氧流量,一般为 2～4L/min。

(3)呼吸道管理

1)指导患者深呼吸及有效咳嗽、咳痰。

2)通过吹气球、使用呼吸功能训练器,促使肺充分膨胀。

3)保持呼吸道通畅:痰液黏稠时给予雾化吸入;痰液较多者,协助患者排痰或体位引流;咳痰困难者,指压患者胸骨切迹上方气管刺激咳嗽咳痰,必要时进行电动吸痰或纤维支气管镜吸痰。

5.心理护理

及时给予心理疏导,使患者保持良好心态。

(二)手术治疗的护理

1.术前护理

协助做好术前检查,术前常规准备。

2.术后护理

(1)病情观察:严密观察患者的体温、心率、呼吸、血压及神志变化;注意观察患者的呼吸频率,有无呼吸困难及发绀等征象。

(2)防止反常呼吸:慢性脓胸行胸廓成形术后患者,术中切除与脓胸相应的数根肋骨,易造成胸壁软化部分塌陷。①患者宜取术侧向下卧位,并用厚棉垫、胸带等加压包扎,包扎要松紧适度并随时检查和调整。②根据肋骨切除范围,在胸廓下垫一硬枕或用 1～3kg 沙袋压迫防止反常呼吸。

(3)胸腔闭式引流术后护理:①保持引流通畅:因脓液黏稠易堵塞管道,宜选择直径较粗的引流管;引流管插入位置应在脓腔最低点,以利于脓液排出。若引流不畅、捏挤引流管无效时,可用温生理盐水加敏感抗菌药物进行冲洗,冲洗时保持速度、压力适当,并密切观察患者反应。②密切观察引流液的颜色、量及性状。③保持局部清洁,及时更换敷料。④行胸膜纤维板剥脱术的患者术后易发生渗血,应及时发现活动性出血并处理。

(4)康复训练:胸廓成形术后患者易发生脊柱侧弯及术侧肩关节的活动障碍,故康复训练尤为重要。具体做法:取直立姿势,练习头部前后左右回转运动,练习上半身的前屈运动及左右弯曲运动等。

(三)术后并发症的观察与护理

1.出血

观察:术后2～3小时胸腔引流量大于100～200mL/h且呈鲜红色,或患者出现血压下降、心率增快、尿量减少、烦躁不安且贫血貌,须警惕为出血。

护理:立即通知医生,遵医嘱应用止血药物,快速输血输液。必要时做好再次手术准备。

2.肺炎、肺不张

观察:患者出现烦躁、胸闷、呼吸困难、不能平卧、体温升高、发绀等症状。

护理:术后早期鼓励患者咳嗽、咳痰,若有不适立即通知医生并协助处理,必要时吸痰或行气管切开吸痰。

3.感染扩散

观察:患者出现持续高热,剧烈咳嗽,白细胞升高或出现全身中毒症状。

护理:做好高热护理;根据胸腔液或血培养结果和药敏试验结果,选择有效的抗菌药物控制感染,遵医嘱保证药物严格按时、按量应用。

七、健康教育

(一)疾病预防

1.预防感染

劝导戒烟;注意口腔卫生;告知患者及时添加衣物,注意保暖,防止肺部感染。

2.加强营养

给予新鲜蔬菜水果、瘦肉、鱼肉、蛋、奶等营养丰富饮食,增强机体抵抗力。

(二)活动锻炼

出院后1个月内避免剧烈运动,避免抬、举重物,避免屏气;保证充足睡眠,避免劳累;指导患者康复运动,进行力所能及的有氧锻炼,如太极拳、散步等。

(三)遵医嘱按时服药、复诊

定期复查肺功能,若有发热、胸痛等不适立即就医。

第二节　食管癌

食管癌是一种常见的上消化道恶性肿瘤。食管癌的发病男性高于女性,发病年龄多在40岁以上。病因尚不明确,但吸烟与重度饮酒已证明是其主要原因。病理类型分为食管鳞状细胞癌和食管腺癌,95%以上为鳞状上皮癌。中胸段食管癌最多,其次为下胸段及上胸段。其临床表现为进行性吞咽困难,胸骨后闷胀不适或烧灼感。主要辅助检查包括食管吞钡造影、内镜及超声内镜检查、实验室检查、CT等。本病的主要治疗方法有手术治疗、放射治疗、化学治疗、免疫及中医中药治疗。其中手术治疗是治疗食管癌的首选方法,手术方式有内镜下原位癌切除术、非开胸和开胸食管癌切除术。

一、临床表现

(一)早期

症状常不明显,但在吞咽粗硬食物时可能有不同程度的不适感觉,包括咽下食物哽噎感,胸骨后烧灼样、针刺样或牵拉摩擦样疼痛。食物通过缓慢,并有停滞感或异物感。梗噎停滞感常通过吞咽水后缓解消失。症状时轻时重,进展缓慢。

(二)中晚期

食管癌典型的症状为进行性咽下困难,先是难咽干的食物,继而是半流质食物,最后水和唾液也不能咽下。常吐黏液样痰,为下咽的唾液和食管的分泌物。患者逐渐消瘦、脱水、无力。持续胸痛或背痛表示为晚期症状,癌已侵犯食管外组织。当癌肿梗阻所引起的炎症水肿暂时消退,或部分癌肿脱落后,梗阻症状可暂时减轻,常误认为病情好转。若癌肿侵犯喉返神经,可出现声音嘶哑;若压迫颈交感神经节,可产生 Horner 综合征;若侵入气管、支气管,可形成食管、气管或支气管瘘,出现吞咽水或食物时剧烈呛咳,并发生呼吸系统感染。最后出现恶病质状态。若有肝、脑等脏器转移,可出现黄疸、腹腔积液、昏迷等状态。

体格检查时应特别注意锁骨上有无增大淋巴结、肝有无包块和有无腹腔积液、胸腔积液等远处转移体征。

二、辅助检查

(一)内镜检查

1.普通白光纤维内镜检查

普通内镜下早期食管癌可以表现为红区、糜烂灶、斑块样、结节样或局部黏膜增厚等表现,早期食管癌在普通内镜下表现不典型,可能会导致漏诊;中晚期食管癌内镜下表现为结节状或菜花样肿物,黏膜充血水肿,可见溃疡,还伴有一定程度的食管管腔狭窄。

2.色素内镜

将各种染料喷洒在食管管腔后,病灶可与正常黏膜形成鲜明对比,可以提高早期食管癌的检出率。

3.超声内镜(EUS)

超声内镜可以清楚显尿食管管壁层次结构的改变、食管癌浸润深度及病变与周围组织的关系,对于食管癌局部转移淋巴结的敏感性也非常高,是食管癌患者治疗前评估患者病情的重要检查。由于超声波穿透力有限,难以用于远处转移的评估,应结合其他影像学检查。

4.纤维支气管镜

如电子计算机断层成像(CT)尿食管病变位于胸中上段或颈段,与气管膜部或左支气管关系密切,应做纤维支气管镜检查,以观察气管、支气管是否受侵。

(二)影像学检查

1.气钡双重对比造影(钡餐 X 线)

这是诊断食管癌最直接、最简单、最经济的检查手段,食管气钡双重对比造影可发现早期黏膜表浅病变,但对中晚期食管癌诊断价值更大,对于食管癌的位置和长度判断较直观。

2.电子计算机断层成像(CT)

被认为是对食管癌分期及预后判断较好的方法之一,在了解食管癌外侵程度,否有纵隔淋巴结转移及判断肿瘤可切除等方面具有重要意义。

3.磁共振成像(MRI)

对食管癌病灶的局部组织结构显示优于CT,可更有效评估肿瘤分期。

4.超声检查

通常不能显示食管病灶,主要用于颈部淋巴结、肝脏、肾脏等部位及脏器转移瘤的观察,为肿瘤分期提供信息。

5.正电子发射计算机断层显像(PET－CT)

在食管癌病灶检测方面有很高的敏感度及特异度,可确定食管癌原发灶的范围,了解周围淋巴结有否转移及转移的范围,准确判断肿瘤分期。

(二)实验室检查

1.实验室常规检查

包括血常规、肝肾功能、凝血功能等必要的实验室检查,目的是为了评估患者的一般状况否适于采取相应治疗措施。

2.肿瘤标志物检查

目前常用于食管癌辅助诊断、预后判断、放疗敏感度预测和疗效监测,需要注意的是目前于食管癌早期诊断的肿瘤标志物尚不成熟。肿瘤标志物有细胞角蛋白段19(CYFRA21－1)、癌胚抗原(CEA)、鳞状上皮细胞癌抗原(SCC)和组织多肽特异性抗原(TPS)等。

三、治疗要点

食管癌的治疗应采取个体化综合治疗的原则,根据患者的身体状态、肿瘤的病理类型、侵犯范围(分期),有计划地应用多种治疗手段,包括手术、抗肿瘤药物、放疗等段,并合理安排各治疗手段以及计划,以期最大幅度地根治肿瘤,提高治愈率。

需注意的是,除了抗肿瘤治疗之外,管癌患者全程治疗中都需要重视患者的营养支持治疗,因为食管癌的营养治疗与其生存时间及治疗效果都密切相关。

食管癌侵犯范围不同,治疗原则也相应不同:

1.极早期食管癌患者在内镜治疗下就可以获得良好的治疗效果。

2.早期食管癌患者接受外科手术治疗可以达到根治的目的。

3.对于中晚期食管癌患者,通过以手术为主结合放疗及化疗的综合治疗,可以使其中一部分患者达到根治。

4.对于不能做手术或不可行手术治疗的中晚期食管癌患者,根治性放化疗的综合治疗模式可以改善患者生存。

5.对于复发或远处转移性食管癌的患者,采取化疗或者靶向治疗为主的综合治疗方式或可延长患者的生存时间。

四、护理评估

(一)术前评估

1.健康史

(1)个人情况:患者的年龄、性别、婚姻、职业,居住地和饮食习惯,有无吸烟和被动吸烟史、酗酒史。

(2)既往史:有无进行性肌营养不良、吞咽困难等病史;有无食管慢性炎症、黏膜损伤、贲门失弛缓症及反流性食管炎等病史;有无糖尿病、冠心病、高血压等病史。

(3)有无肿瘤家族史。

2.身体状况

(1)有无进食哽噎感、吞咽困难、呕吐。

(2)有无胸骨后烧灼样、针刺样或牵拉摩擦样疼痛及疼痛程度。

(3)营养状况,有无消瘦、贫血、脱水或衰弱。

(4)有无锁骨上淋巴结肿大和肝肿块,有无腹腔积液、胸腔积液等。

(5)食管吞钡造影、内镜及超声内镜检查、CT 等有无异常表现,肿瘤的位置、有无扩散或转移。

3.心理一社会状况

(1)患者及家属对食管癌的认知程度,是否保密治疗。

(2)有无紧张、焦虑及恐惧等心理问题和异常情绪。

(3)患者家属及亲友对患者的关心程度、支持力度和家庭经济承受能力等。

(二)术后评估

1.手术方式、麻醉方式,术中出血、补液、输血情况。

2.患者的生命体征、血氧饱和度是否平稳。

3.有无呼吸浅快、发绀、呼吸音减弱等。

4.患者胸管周围有无皮下气肿,各导管引流是否通畅,置管深度、引流量、性质与颜色等。

5.有无出血、吻合口瘘、乳糜胸、肺炎、肺不张等并发症发生。

五、护理诊断

(一)营养失调

低于机体需要量与进食量减少或不能进食、肿瘤消耗增加等有关。

(二)体液不足

体液不足与吞咽困难、水分摄入不足有关。

(三)恐惧、焦虑

恐惧、焦虑与对疾病的恐惧和担心预后等有关。

(四)潜在并发症

出血、吻合口瘘、乳糜胸、肺炎、肺不张等。

六、护理措施

(一)术前护理

1.营养支持

(1)由于患者吞咽困难,指导患者进食易消化、高蛋白、高热量、高维生素的流质或半流质饮食,如牛奶、瘦肉、鱼虾、豆制品和新鲜蔬菜、水果等。

(2)若患者不能进食或少量进食不能保证营养供给,遵医嘱置鼻饲管给予肠内营养,或静脉输注营养液、电解质等;必要时输血、补充清蛋白。

2.呼吸道管理

(1)戒烟。

(2)指导患者腹式深呼吸及有效咳嗽,练习使用深呼吸训练器。

(3)痰液黏稠者给予雾化吸入。

(4)预防、控制感染,保持口腔清洁,及时处理口腔慢性感染和溃疡。

3.心理护理

本病多发生在40岁以上男性,他们多是社会栋梁和家庭的支柱,对所患疾病不易接受,心理负担重。要体贴关心患者,帮助患者正确认识疾病及预后,给予心理上的支持,以增强战胜疾病的信心。

4.术前准备

(1)协助做好术前检查,术前常规准备。

(2)消化道准备

1)饮食:术前3日改流质饮食,术前12小时禁食、禁水。

2)肠道准备:结肠代食管者,术前3日开始进无渣流质饮食,口服肠道抗菌药物,应用缓泻剂,术前晚、术日晨清洁灌肠。

(二)术后护理

1.病情观察

监测生命体征,观察呼吸型态、频率和节律。

2.饮食护理

(1)禁饮禁食期:术后早期吻合口处于充血水肿期,患者胃肠蠕动尚未恢复正常,禁饮禁食3～4日。禁食期间持续胃肠减压,经静脉补充营养,必要时输血或清蛋白。

(2)全流质饮食期:术后5～6日胃肠功能开始恢复,可夹闭胃管观察24小时,若无呼吸困难、发热、胸内剧痛等吻合口瘘症状,可进少量温开水,观察24小时无不适,可拔出胃管;进全清流质,每2小时给100mL,每日6次。

(3)半流质饮食期:前两个阶段若无不适,约从第9日开始可进食易消化、少渣食物,如大米粥、面条、炖菜等,每日5～7餐,切忌大量进食,防止发生吻合口瘘。

(4)软食:一般食管癌切除术后3周,若无不适,可逐渐过渡到软食,如软米饭、发糕和各种青菜等。注意少食多餐,细嚼慢咽,进食不宜过多、过快。避免生、冷、硬的食物。

(5)留置鼻胃肠营养管者:自术后第3～4日起,肠蠕动恢复后即可遵医嘱管饲营养液或流质饮食。进食期间注意观察有无腹痛、腹胀、腹泻等不适,若出现异常应减量或停止进食,查找原因并进行处理。管饲期间定时用温水冲洗管腔,防止阻塞。

3.保持呼吸道通畅

食管癌切除术创伤较大,术后患者易发生呼吸困难、缺氧,并发肺不张、肺炎,甚至呼吸衰竭。

(1)吸氧:根据血气分析结果及血氧饱和度来调整吸氧浓度与氧流量。

(2)协助咳嗽咳痰:鼓励患者进行深呼吸、吹气球、使用深呼吸训练器进行呼吸功能锻炼,促使肺膨胀;鼓励患者咳嗽、咳痰,对于痰液黏稠不易咳出者,应给予雾化吸入3～4次/日,以稀释痰液利于咳出;咳痰困难者,给予叩背,采取指压胸骨切迹上方气管的方法,刺激咳嗽咳痰,必要时行吸痰。

4.管道护理

(1)胃肠减压护理:食管癌术后留置胃肠减压目的是预防术后腹胀、吻合口水肿和吻合口瘘等并发症。

要点:①妥善固定:妥善固定胃管,防止脱出,并记录内置长度。胃肠减压引流装置每日更换1次,长期留置胃管应每月更换胃管1次,从另一侧鼻孔插入。注意:若不慎胃管脱出,应严密观察病情,不应盲目再插入,以免戳穿吻合口,造成吻合口瘘。②保持通畅:定时用生理盐水20mL冲洗胃管,注意避免冲洗压力过大和冲洗液过多。③观察记录:观察并记录24小时引流液颜色、性质、量,若引流液呈鲜红色且量较多,应停止负压引流,通知医生及时处理。④拔管:颈部吻合术后胃肠减压3~4日,胸内吻合术后胃肠减压1周后,待肠蠕动恢复排气、胃肠减压引流量减少、夹闭胃管48小时观察无腹胀、腹痛、呕吐等不良反应,根据患者病情可考虑拔除胃管。

(2)鼻胃肠营养管的护理:术中同时置入鼻胃肠营养管,术后尽早给予肠内营养。

要点:①妥善固定:妥善固定鼻胃肠营养管非常重要,加强护理与观察,防止脱出、回缩。②鼻饲过程中,抬高床头20°~30°。③每次营养液输注前先回抽胃残余,检查胃内潴留量,如胃残余量≥150mL暂停鼻饲。④营养液滴速的控制:用肠内营养专用输注泵调节滴速,按照患者病情逐渐增加滴入速度,一般以50mL/h滴速滴入,用输液恒温器加热,以免营养液输入过快、过冷引起患者腹泻。注意:输注过程中要定时巡视,询问患者有无恶心、呕吐、腹泻、腹胀及腹痛等症状,如有上述症状应减慢滴速,反应严重者暂停肠内营养。⑤保持管道通畅:鼻胃肠营养管发生堵塞的主要原因为膳食残渣或药片粉碎不全等黏附于管壁表面。阻塞后可用温水进行冲洗,必要时用导丝疏通管腔。尽量选用无渣食物,药物要碾碎,每次输注食物前后均用20~30mL温水冲洗管道。注意:温水冲洗空肠造瘘管,注水后返折管口夹紧造瘘管近皮肤端,以防胃肠内容物反流。⑥保护管口皮肤:每日可用温水或生理盐水清洁,待干后更换固定鼻胃肠营养管的胶布,保持胶布清洁、干燥。如为空肠造瘘管,每日在瘘口周围涂氧化锌软膏或置凡士林纱布保护皮肤。若造瘘口周围已经发生溃烂,用生理盐水清洁皮肤后,外撒护肤粉,或贴水胶体敷料;造瘘口周围渗液较多,可用泡沫或藻酸盐敷料,必要时用造口袋收集渗出液,有利于造口周围皮肤的保护。

5.口腔护理

每日给予口腔护理两次;经常观察口腔黏膜变化,若发生口腔溃疡,应用0.1%醋酸溶液漱口,每日4~6次。

注意:食管癌切除术后患者因留置胃管禁食、禁水时间较长,加之术前营养缺乏,口腔易发生溃疡,应加强观察。

(三)术后并发症的观察和护理

1.出血

观察:观察生命体征并记录引流液的性状、量。若引流量持续2小时都超过4mL/(kg·h),同时伴心率增快、烦躁不安、血压下降等低血容量表现,应考虑有活动性出血。

护理:立即通知医生,加快输血、输液速度,遵医嘱应用止血药物,必要时再次开胸止血。

2.吻合口瘘

多发生在术后5～10日，是食管癌术后最严重的并发症之一。

观察：临床表现为胸腔引流管引流出混浊液体或食物残渣、持续高热可达38.5～39.5℃、胸闷、呼吸困难及全身中毒等症状，实验室检查见白细胞升高。

护理：立即通知医生，并协助行口服亚甲蓝、吻合口碘油造影等检查，以尽快确诊。确诊后积极配合医生处理，包括：

(1)嘱患者立即禁食。

(2)协助行胸腔闭式引流术并做好相应护理。

(3)遵医嘱予以抗感染治疗及营养支持。

(4)严密观察生命体征，若出现休克症状，积极抗休克治疗。

(5)需再次手术者，积极配合医生完善术前准备。

3.乳糜胸

较严重的并发症，常发生于食管癌术后患者进食后。

观察：术后早期禁食期间，乳糜液含脂肪甚少，胸腔闭式引流可为淡红色或黄色体。恢复期进食后，乳糜液可呈乳白色，乳糜试验阳性。

护理：若24小时胸腔引流管引流出乳糜液小于500mL，可禁食、低脂肠外营养，观察2～3天；若胸腔每日引流乳糜液大于1000mL以上时，需积极行胸导管结扎术。

4.肺炎、肺不张

是开胸术后常见并发症，鼓励咳嗽咳痰，协助叩背、吸痰，必要时纤维支气管镜吸痰，以确保呼吸道通畅。

七、健康教育指导

(一)疾病预防

避免接触引起癌变的因素。应用维生素等预防药物，积极治疗食管上皮增生，避免过烫、过硬饮食等，高危人群应定期体检；加大防癌宣传教育，在高发区人群中做普查和筛检。

(二)饮食指导

(1)改变不良饮食习惯，避免进食过热、辛辣刺激的食物及碳酸饮料。避免进食过快、过量，应少量多餐，循序渐进，由流质饮食逐渐过渡到普通饮食。

(2)术后半年内避免进食硬质食物，硬质的药片可碾碎后服用，避免进食带骨刺的食物，以免导致吻合口瘘。

(3)术后容易导致胃肠功能紊乱，可出现腹泻症状。除了注意食物要清洁以外，应避免进食油腻、高纤维食物，以免加重腹泻症状。

(三)预防胃肠内的食物和胃液反流

多发生于食管胃吻合术后，尤其是颈部吻合的患者。

(1)少食多餐，避免进食过快过量。

(2)进食时坐位或站位，进食后活动30分钟～1小时，进食后2小时内勿平卧。

(3)睡眠时将枕头垫高。

(四)活动与休息

保证充足睡眠,劳逸结合,逐渐增加活动量。术后早期不宜下蹲大小便,以免引起直立性低血压或发生意外。

(五)功能锻炼

嘱患者出院回家后数周内坚持深呼吸及肩臂运动,如肩臂主动运动、内收或前屈上肢及内收肩胛骨,活动和锻炼应避免过度疲乏,呼吸急促或胸痛时应立即停止,休息后若无缓解请及时就诊。

(六)加强自我观察

(1)由于手术时切断了胸壁神经,手术伤口会出现针刺样疼痛、紧绷感和麻木感,数月后症状可得到缓解。

(2)若术后 3～4 周再次出现吞咽困难,可能为吻合口狭窄,应及时就诊。

(七)遵医嘱复诊

定期复查,坚持后续治疗。

第三节　先天性心脏病

先天性心脏病简称“先心病”,是胎儿心脏及大血管在母体内发育异常所造成的先天畸形,是小儿最常见的心脏病。引起胎儿心脏发育畸形的主要原因是胎儿发育的宫内环境、母体情况和遗传基因等。根据体循环和肺循环之间有无分流可分为左向右分流型(潜伏青紫型)、右向左分流型(青紫型)和无分流型(无青紫型)。左向右分流型最常见的为动脉导管未闭、房间隔缺损和室间隔缺损,当缺损少、分流量小时一般无明显症状,缺损大、分流量大时可表现为心悸、气促、乏力,严重时出现心力衰竭和肺动脉高压,甚至艾森曼格综合征。右向左分流型最常见的为法洛四联征,主要表现为发绀、喜爱蹲踞和缺氧发作。

先心病的主要辅助检查包括超声心动图、心导管检查、心电图、胸部 X 线和实验室检查。部分先心病可自愈,轻症者可在患者成年后才发现并予以治疗,对心功能影响大者应在学龄前予以治疗。先心病的主要处理原则为介入治疗(如动脉导管封堵术和房/室间隔缺损介入封堵术)和外科手术治疗(如动脉导管结扎术、房/室间隔缺损修补术、法洛四联征的姑息手术和根治手术)。

一、临床表现

先天性心脏病的种类很多,其临床表现主要取决于畸形的大小和复杂程度。复杂而严重的畸形在出生后不久即可出现严重症状,甚至危及生命。需要注意的是一些简单的畸形如室间隔缺损、动脉导管未闭等,早期可以没有明显症状,但疾病仍然会潜在地发展加重,需要及时诊治,以免失去手术机会。主要症状有:

1.经常感冒、反复呼吸道感染,易患肺炎。

2.生长发育差、消瘦、多汗。

3.吃奶时吸吮无力、喂奶困难，或婴儿拒食、呛咳，平时呼吸急促。

4.儿童诉说易疲乏、体力差。

5.口唇、指甲青紫或者哭闹或活动后青紫，杵状指趾。

6.喜欢蹲踞、昏厥、咯血。

7.听诊发现心脏有杂音。

二、辅助检查

(一)实验室检查

1.全血细胞学计数

检查血细胞的增多、减少、被破坏等情况，从而了解到炎症、过敏、血凝等情况。

2.C反应蛋白测定

结构性心脏病患者患心内膜炎的风险高，患心内膜炎时C反应蛋白升高。

3.血培养

用于疑有心内膜炎的患者鉴别病原体。

(二)影像学检查

1.超声心动图检查

超声心动图是较安全又能够早期发现和诊断先天性心脏病的有效手段，建议孕妇在孕中期18～22周进行检查，起到早期筛查的目的。

同时，利用超声回波原理反映人体心血管结构，更详细的了解心血管内血流速度、分流方向及结构畸形等，能够获得更为准确的血流动力学信息，先天性心脏病诊断的重要工具。

2.多层CT

复杂型先天性心脏病诊断的常用方法。多层螺旋快速、无创，可全面观察分析人体复杂大血管畸形，呈现出立体、直观、准确的结果。

3.磁共振成像(MRI)

心血管磁共振成像(MRI)可对人体心脏、大血管进行全面检查。

(三)特殊检查

1.心电图

辅助方式，辅助诊断先天性心脏病。

2.心导管检查及选择性造影检查

评估左向右分流量、肺动脉压力、阻力和心排出量；明确复杂先心病的诊断。

3.放射性核素心血管造影显像

以影像分析血流流向，获得显像时间、腔室、大血管的位置、形态、大小，可以此诊断心血管疾病。

三、治疗要点

先心病治疗以介入或外科手术治疗为主。药物治疗只能缓解症状，并不能治愈先心病。

四、护理评估

(一)术前评估

1.健康史

(1)个人情况：患者的年龄、性别、种族、身高、体重、居住地、生活习惯及饮食特点等。

(2)既往史:患者既往有无反复肺部感染,有无出血性疾病和出凝血系统的异常,有无颅脑外伤史,是否合并其他先天畸形或其他伴随疾病。

(3)其他:家族史、母亲孕期用药史、过敏史、传染病史和是否接触放射线等。

2.身体状况

(1)心脏疾病的类型和特征,心脏杂音的性质及程度。

(2)意识状态、生命体征和心肺功能状态。

(3)有无心悸、缺氧和蹲踞等表现。

(4)是否并发心力衰竭和肺动脉高压。

(5)生长发育情况。

(6)活动耐力和自理能力。

(7)影像学检查和实验室检查结果。

3.心理一社会状况

(1)患者及家属是否了解先心病的治疗方法。

(2)患者及家属是否担心先心病的预后。

(3)患者及家属是否存在焦虑、恐惧等心理反应。

(4)患儿社会行为的发展是否延迟,家长是否因疾病而忽视患儿的社会行为发展。

(二)术后评估

1.手术及麻醉方式;是否实施体外循环(术中循环阻断时间、回血情况和心脏复跳情况);术中出血、补液和输血情况。

2.意识恢复情况,生命体征是否平稳。

3.心功能恢复情况,是否应用辅助装置。

4.呼吸功能、肾功能、神经功能、消化功能恢复情况。

5.外周血管循环情况。

6.伤口及引流情况。

7.血气分析和其他实验室检查结果。

8.有无心脏压塞、急性左心衰竭、心律失常、灌注肺等并发症发生。

五、护理诊断

(一)活动无耐力

活动无耐力与缺氧、心功能不全、营养不良有关。

(二)心排血量减少

心排血量减少与心脏疾病、心功能减退、血容量不足、心律失常、水电解质失衡有关。

(三)低效性呼吸型态

低效性呼吸型态与缺氧、麻醉、手术、应用呼吸机、体外循环、术后伤口疼痛有关。

(四)潜在并发症

感染、心脏压塞、急性左心衰竭、心律失常、灌注肺等。

六、护理措施

(一)术前护理

1.心理护理

引导患者熟悉环境;与患者及家属建立良好护患关系;增强患者与家属对手术治疗的信心;帮助家庭建立有效沟通;安抚患儿。

2.病情监测

观察患者意识并监测生命体征,如出现呼吸困难、心慌气短、四肢厥冷,患儿出现异常啼哭、烦躁不安等表现时,及时报告医师并遵医嘱给予处理。

3.循环系统护理

要点:

(1)监测和记录24小时液体出入量。

(2)指导患者注意休息,适当减少活动。

(3)心律失常的患者,遵医嘱给予心电监护并药物治疗。

(4)心力衰竭的患者,应协助患者卧床休息,控制水钠摄入,遵医嘱应用强心利尿剂和降低心脏前后负荷药物。

4.呼吸系统护理

要点:

(1)呼吸困难的患者,应给予吸氧,如呼吸困难不缓解,给予呼吸机辅助通气。

(2)反复呼吸道感染的患者,应遵医嘱应用抗生素,并加强呼吸道护理,如定时拍背,鼓励咳嗽,必要时吸痰。

(3)肺动脉高压的患者,应遵医嘱应用强心利尿剂及间断吸氧,以降低肺动脉压力。对患儿进行操作,尤其是有创性操作时,应向家属解释操作的目的和注意事项,安抚患儿,必要时镇静,防止哭闹诱发急性缺氧。

注意:法洛四联征患者易缺氧发作导致昏厥、抽搐甚至死亡。预防措施:适当限制患者活动;必要时遵医嘱应用改善微循环药物;嘱患者适当增加饮水,以防血液黏稠度高诱发缺氧。

5.改善营养状况

指导患者进食高蛋白、高热量及富含维生素饮食;心功能差的患者,给予低盐饮食;进食少的患者,提供适合患者口味的饮食,必要时给予静脉营养支持;低蛋白血症和贫血的患者,遵医嘱给予清蛋白和新鲜血输入。

6.预防感染

注意保暖,防止呼吸道感染;保持口腔和皮肤卫生,避免皮肤和黏膜损伤;有感染灶积极治疗,防止术后心内膜炎。

7.术前指导

协助患者完善术前检查;常规术前准备;指导患者深呼吸和有效咳嗽;训练床上大小便和床上下肢肌肉锻炼。

(二)术后病情监测

术后48小时内每15分钟监测并记录生命体征,待平稳后改为30分钟一次。

1.循环系统的监测

严密监测生命体征和中心静脉压的变化，必要时监测左心房压、右心房压、肺动脉和肺动脉楔压；监测心电图的动态变化；监测每小时出入液量；观察循环末梢皮温和色泽，口唇、甲床、毛细血管和静脉充盈情况。

2.呼吸系统的监测

监测呼吸频率、节律和幅度，双肺呼吸音情况，有无发绀、鼻翼扇动、点头呼吸或张口呼吸，并监测动脉血气。呼吸机辅助通气期间还应监测呼吸机的工作状态和各项参数是否正常，气管插管的插入长度和套囊压力，患者呼吸是否与呼吸机同步；拔出气管插管后观察有无喉头水肿和支气管痉挛。

3.肾功能的监测

监测尿液的量和性质，尿 pH、尿比重、血清钾、血清肌酐和尿素氮等指标的变化。

4.神经系统的监测

监测患者苏醒时间；观察苏醒后意识、瞳孔、肢体活动情况；有无意识状态改变、呕吐、头痛、躁动、癫痫发作、偏瘫和失语等。

5.消化系统的监测

观察患者有无恶心、呕吐、腹胀，肠鸣音亢进或减弱，有无咖啡色胃液和黑便等；如留置胃管，观察胃液的颜色、量及性质。

6.引流的监测

观察引流液的量和性质，引流是否通畅，切口和引流管处是否有渗血、渗液和感染。拔出引流管后，观察患者有无胸闷、气促、呼吸困难、局部渗液、出血和皮下气肿等。

(三)术后护理措施

1.循环系统的护理

要点：

(1)维持成人心率 60～100 次/分，儿童心率 80～140 次/分；维持成人收缩压 90～140mmHg，舒张压 60～90mmHg，儿童收缩压 70～90mmHg，舒张压 40～60mmHg；并根据医嘱、患者年龄、病情和患者术前心率、血压值调整患者心率和血压在合适范围；维持中心静脉压在 5～12cmH_2O。

(2)及时发现心律失常，并通知医生给予处理。

(3)遵医嘱补液或利尿，根据每小时出入液量总结和记录 24 小时出入液量，术后早期如病情允许应限制液体入量，维持液体负平衡，告知患者减少饮水的必要性，取得患者配合。

(4)控制输液速度和输液量，应用血管活性药物时应用输液泵或注射泵。

(5)低温麻醉术后患者体温低，应做好保暖；如患者体温＞38℃，遵医嘱应用物理降温或药物降温，必要时应用降温毯，防止心率增快加重心脏负担。

2.呼吸系统的护理

体外循环术后患者常规应用呼吸机辅助通气。

要点：

(1)呼吸机辅助通气期间：妥善固定气管插管；根据动脉血气及时调整呼吸机参数；保持呼

吸道通畅；吸痰前后要充分给氧；吸痰时注意观察痰液颜色、性质、量以及患者心率、心律、血压和血氧饱和度；每次吸痰时间不超过15秒；痰多黏稠时可滴糜蛋白酶；幼儿易发生肺部感染或肺不张等，应加强呼吸道护理。

注意：术后早期及病情变化时，每1～2小时留取动脉血气标本，根据医嘱调整呼吸机参数并及时纠正酸碱平衡和电解质紊乱，病情平稳后可每3～6小时监测血气变化。

注意：吸痰后应清洁口腔和鼻腔内分泌物，防止分泌物积存继发感染。

(2)患者病情稳定后根据医嘱及早撤除呼吸机以防止呼吸机并发症，如机械通气相关肺炎和呼吸机肺损伤等。

(3)气管插管拔除后的护理：协助患者取半坐卧位；吸氧；注意胸部物理治疗，给予雾化、翻身、拍背以促进排痰，防止肺不张；如出现喉头水肿和支气管痉挛，立即遵医嘱给予喉头喷雾或静脉注射地塞米松。

注意：房/室间隔缺损封堵术后早期切勿叩背和剧烈咳嗽，以防封堵伞脱落，可应用悬挂床头提示卡等方法提示护士和患者家属。

(4)肺动脉高压的护理：注意肺动脉高压的护理，防止术后早期出现肺动脉高压危象。密切监测肺功能；适当延长呼吸机辅助时间，且要充分供氧；保持气道通畅；应用呼气末正压(peep)，常规设定peep为4cmH_2O；给予过度通气，维持碱血症以降低肺血管阻力；早期应深度镇静，避免刺激患者。

3.消化系统的护理

要点：

(1)呼吸机辅助通气患者留置胃管者，定时抽吸胃液，记录胃残余量。

(2)术后2日不能停止呼吸机辅助通气的患者，应尽早给予鼻饲，以补充营养并促进胃肠功能恢复。

(3)患者拔出气管插管后如无恶心、呕吐可分次少量饮水，过程中防止误吸。

(4)术后24小时肠鸣音恢复并无腹胀者可以进流食，逐步过渡到半流食及普食，患儿可根据年龄或月龄选择喂养种类和量。

(5)术后消化功能尚未恢复的患者，可给予静脉营养并给予促进消化药物。

(6)警惕应激性溃疡，当胃管引出的胃液和粪便的颜色和性状出现改变时，及时通知医师并遵医嘱应用抑制胃酸分泌药物和止血药。

4.导管和引流护理

术后常规留置动脉测压管、中心静脉导管、心包纵隔引流管和尿管，必要时留置胃管、左/右胸引流管、透析管、经外周静脉植入中心静脉导管(PICC)、左房测压管和漂浮导管等。

要点：

(1)动脉测压管的护理：注意观察穿刺部位有无出血、肿胀以及远端皮肤颜色和温度是否正常；严格无菌操作；严防空气进入导致栓塞；持续生理盐水或肝素盐水以300mmHg的压力加压冲洗管路；紧密连接测压管路的各个接头，避免脱开后引起大量出血；测压前调整零点；当动脉波形出现异常时，应先确认动脉穿刺针是否有打折或阻塞；每日消毒穿刺部位并更换敷料，同时观察局部情况；置管7～10天后应拔除测压管，更换部位重新穿刺；拔出动脉穿刺针后应局部压迫10分钟，以防动脉出血。

(2)中心静脉导管的护理：保持中心静脉管路通畅；严格无菌操作；严防空气栓塞；测压时调整零点；每日观察穿刺点及周围皮肤的完整性，无菌透明敷料应至少每7天更换一次，无菌纱布敷料应每2天更换一次；若穿刺部位发生渗液、渗血时应及时更换敷料；穿刺部位的敷料发生松动、污染等完整性受损时应立即更换。

注意：应在患者平稳状态下测量中心静脉压力，如患者咳嗽、呕吐、躁动、寒战、抽搐或用力时，应安静10～15分钟后测量。

(3)引流管的护理：妥善固定引流管；确保引流通畅，可间断挤压引流管，必要时负压吸引。

注意：如动脉导管未闭患者术后出现乳白色乳糜样胸液，可能为术中损伤胸导管引起的乳糜胸，及时通知医生给予对症处理，必要时手术结扎胸导管。

(4)注意其他导管的固定，防止脱落；保持管路通畅；注意无菌操作；按照相应护理常规进行护理。

注意：患者清醒前应固定好肢体，以防其躁动拔除气管插管、输液管和引流管等。

5.体位

(1)全麻未清醒患者取平卧位，头偏向一侧。

(2)有气管插管的患者，头颈保持平直位，以防气管插管扭曲影响通气。

(3)循环不稳定患者，可根据病情给予相应体位。

(4)病情稳定患者给予半卧位以利呼吸和引流。

(四)术后并发症的观察与护理

1.心脏压塞

观察：引流液的量及性质，引流量是否突然由多变少；有无Beck三联征，即静脉压升高，心音遥远、脉搏微弱和脉压小、动脉压低等表现。

护理：保持引流通畅；维持中心静脉压在5～12cmH_2O；发现异常立即通知医师，行心包穿刺减压或开胸减压。

注意：法洛四联征患者因自身凝血机制差，侧支循环丰富，而且手术复杂，体外循环时间长，凝血因子和血小板破坏多，故术后极易出现出血及心脏压塞。

2.肾功能不全

观察：尿液的量和性质，尿pH、尿比重、血清钾、血清肌酐和尿素氮等指标的变化。

护理：留置尿管，每小时测尿量，保持成人尿量在1mL/(kg·h)；每4小时测尿pH和尿比重；血红蛋白尿者给予高渗性利尿或静脉滴注5%碳酸氢钠碱化尿液；协助医师找出少尿原因；停用肾毒性药物；限制水电解质摄入；必要时透析治疗。

3.神经功能障碍

观察：患者有无意识、瞳孔和肢体活动异常，有无神经系统阳性体征，应用镇静药物期间应间歇唤醒以评价患者意识情况。

护理：协助医师行相关检查；脑部降温；充分供氧并维持循环功能稳定；遵医嘱给予脱水和营养神经药物；营养支持；必要时镇静并给予约束以防拔管或坠床；颅内压异常增高的患者可给予持续脑脊液引流。

4.高血压

左向右分流解除后体循环血量增加，易发生高血压。

观察：严密观察血压变化，并观察患者有无烦躁、头痛和呕吐等高血压脑病表现。

护理：遵医嘱应用降压药，逐渐增加药物剂量，平稳降压，防止血压波动；观察药物作用和有无不良反应发生；必要时给予镇静、镇痛药。

5.急性左心衰

大量左向右分流解除导致左心容量加大，输液过多、速度过快均易诱发急性左心衰竭。

观察：患者有无呼吸困难、咳嗽、咳痰和咯血等表现。

护理：积极预防急性左心衰竭的发生，持续监测患者心功能，必要时监测左房压；严格控制输液量和输液速度，以 1mL/(kg·h)为宜，并注意控制左房压不高于中心静脉压；控制 24 小时出入液量；若患者出现左心衰竭，立即通知医生，给予吸氧，遵医嘱应用吗啡、强心剂、利尿剂和血管扩张剂，并及时清理气道分泌物，应用呼吸机辅助通气者，采用呼气末正压通气。

6.心律失常

心脏手术后易并发心律失常，尤其易发于房/室间隔缺损修补术后。

观察：严密监测患者心率和心律。

护理：协助医师查找原因，并及时纠正电解质紊乱和酸碱失衡；维持静脉输液通路，遵医嘱及时给予抗心律失常药物，应用输液泵静脉泵入，并观察药物的作用和有无不良反应发生；心率慢者应用临时或永久起搏器，并做好维护；备好抢救仪器和药物，做好抢救准备。

7.灌注肺

法洛四联征患者由于肺动脉发育差、体一肺侧支多或术后输液过快，易出现灌注肺。

观察：患者有无急性进行性呼吸困难、发绀、血痰（喷射性血痰或血水样痰）和难以纠正的低氧血症。

护理：密切监测呼吸机的各项参数，特别注意气道压力的变化；应用呼气末正压通气；保持呼吸道通畅，及时清理呼吸道分泌物；吸痰次数不要过频，吸痰过程中充分镇静防止躁动；严格限制入量，根据血浆渗透压的变化，遵医嘱补充血浆及清蛋白。

8.喉返神经损伤

动脉导管未闭患者术中易损伤喉返神经。

观察：患者有无声音嘶哑和饮食呛咳。

护理：嘱患者卧床休息、噤声，遵医嘱应用激素和营养神经药物。

七、健康教育指导

（一）预防感染

注意个人和家庭卫生，减少细菌和病毒入侵；注意天气变化，预防呼吸道感染；如出现皮肤感染、外伤感染、牙周炎、感冒等，及时治疗。

（二）合理饮食

给予高蛋白、高维生素和易消化食物，保证充足营养。

（三）休息和活动

出院后注意休息，养成良好的起居习惯。根据心功能恢复情况逐步增加活动量，避免劳累。鼓励患儿与正常儿童一起生活和学习,但要防止剧烈活动。

(四)遵医嘱服药

严格遵医嘱服用强心、利尿、补钾药物,注意用药反应及效果。

1.洋地黄类强心药

观察心率变化,如心率低于60次/分,或出现恶心、呕吐、黄绿视、心悸等表现时应停用药物并及时就医。

2.利尿药

应尽量白天使用,患者自我观察水肿消退和心力衰竭缓解情况,每日监测尿量及体重变化以保证出入量基本平衡。

3.补钾药

应定期监测血清钾离子浓度,防止电解质失衡。

(五)定期复查、随诊

出院后按期复查超声心动图、心电图、胸部X线片和水电解质情况,如出现心悸、呼吸困难、发绀、恶心、呕吐、尿少、水肿等症状,应立即到医院就诊。

(六)加强孕期保健

妊娠早期应积极补充叶酸,预防风疹、流感等病毒性疾病,避免与发病有关的因素接触,并保持健康的生活方式。

第四节 心脏瓣膜病

心脏瓣膜病是多种原因引起的瓣叶、腱索、乳头肌的解剖结构或功能异常,导致单个或多个瓣膜急性或慢性狭窄和(或)关闭不全,血流动力学显著变化的一类临床疾病。风湿热是最常见的病因。

本病最常累及二尖瓣,其次为主动脉瓣,较少累及三尖瓣和肺动脉瓣。心脏瓣膜病早期没有明显症状,病变严重时,单纯二尖瓣狭窄可表现为呼吸困难、咯血和咳嗽;二尖瓣关闭不全表现为疲乏无力和呼吸困难;主动脉瓣狭窄表现为呼吸困难、心绞痛和昏厥;主动脉瓣关闭不全表现为心悸、头晕、头部动脉搏动感和呼吸困难等,当心脏瓣膜病发展至晚期常导致右心衰竭。主要的辅助检查包括超声心动图、心导管检查、心电图和胸部X线。心脏瓣膜病的处理原则包括内科治疗、介入治疗(经皮球囊瓣膜成形术)和外科瓣膜手术(瓣膜修复和瓣膜置换术)。

一、临床表现

心脏瓣膜病多呈现慢性发展的过程,在瓣膜病变早期可无临床症状,当出现心律失常、心力衰竭或发生血栓栓塞事件时出现相应的临床症状。患者常表现为活动后心慌、气短、疲乏和倦怠,活动耐力明显减低,稍作运动便出现呼吸困难(即劳力性呼吸困难),严重者出现夜间阵发性呼吸困难甚至无法平卧休息。心脏瓣膜病也可因急性缺血坏死、急性感染性心内膜炎等而急性发生,表现出急性心衰的症状如急性肺水肿。

部分患者特别是二尖瓣狭窄患者可出现咯血，轻者痰中伴有血丝，重者一次性咯出大量鲜血，在急性左心衰时可咳出大量粉红色泡沫痰。此外，长时间的肺部淤血可导致患者频繁发生支气管炎，特别在冬季。

某些患者特别是主动脉瓣狭窄患者，会在活动后出现头晕、黑蒙甚至昏厥。也可出现心前区不适或心绞痛症状。

心脏瓣膜病患者在查体时可以发现心脏扩大，瓣膜狭窄或关闭不全的特征性的心脏杂音，如二尖瓣狭窄的心尖部舒张期隆隆样杂音、二尖瓣关闭不全时的心尖部收缩期吹风样杂音、主动脉瓣关闭不全时在胸骨左缘3～4肋间的舒张期哈气样杂音、主动脉瓣狭窄时在胸骨右缘第2肋间的收缩期吹风样杂音等，心律失常的表现，在急性心衰时可出现肺部湿性啰音或哮鸣音。

二、辅助检查

(一)医生查体

医生需要对疑诊心脏瓣膜病患者进行全面的体格检查，特别是心脏、肺脏的检查，通过心脏听诊也可以发现部分心脏瓣膜病的患者。

(二)实验室检查

性化检查：血糖、胆固醇水平于筛选潜在的心血管疾病危险因素，肌酐和尿素氮水平用于评估肾功能。

(三)心电图检查

医生根据心电图检查可发现因严重心脏瓣膜病导致的心律失常、心房和(或)心室肥大。

(四)影像学检查

1.超声心动图检查

(1)经胸超声心动图：可供医生评估瓣膜形态以及功能障碍(狭窄和或关闭不全)的严重程度，测量心房和心室大小以及心脏收缩和舒张功能相关的指标等。

(2)经食管超声心动图：用于瓣膜修补/置换的可行性进行精确评估。

(3)负荷超声心动图：多巴酚丁胺负荷超声心动图检查主要用于特殊类型主动脉瓣狭窄的诊断，如低流量低跨瓣压差主动脉瓣狭窄。

2.心脏超声检查

三维超声能直观、准确地显心脏瓣膜的解剖结构。

3.胸部CT检查

胸部CT检查用于评估心脏瓣环或瓣膜的钙化。相对于超声检查，胸部CT在分钙化和纤维组织，更具有特异性。

4.放射性核素显像

放射性核素显像可显示房室及大血管内径、血流通过速度、提供窦律患者左室射血分数的评估。在心瓣膜病的诊断和治疗决策上有一定价值，尤其是对于经胸腔超声不理想的患者。

(五)其他特殊检查

1.运动负荷试验

运动负荷试验目的是诱发无症状患者的偶发症状，意义如下：

(1)对于严重程度不确定的患者或无症状的严重瓣膜病患者,能更好地对患者进行危险分层。

(2)评估体力活动所致症状、血流动力学反应及潜在心律失常,帮助确定患者的活动耐受水平及干预时机。

2.心脏介入检查

心脏造影、心得管检查均可用于获取血流动力学指标及显异常血流情况,供医生评估瓣膜病变的严重程度。

三、治疗要点

心脏瓣膜病治疗主要依靠外科手术和介入治疗技术。

(一)外科手术

除瓣膜置换外,瓣膜修复技术及各种微创手术(胸腔镜技术、机器人技术)也日趋成熟。

(二)介入治疗技术

如今经皮主动脉瓣置入术(TAVI)发展非常迅速,已被更多地应用于心脏瓣膜病治疗。

心脏瓣膜病评价包括干预方式的选择(如评价反流的机制、预测可修复性、评估介入治疗的可行性及效果)、修复和介入术中的监护及疗效评价、远期预后的随访等。

四、护理评估

(一)术前评估

1.健康史

(1)个人情况:患者的年龄、性别、职业、居住地、生活习惯、饮食特点和营养状况等。

(2)既往史:患者既往有无风湿病史,有无心脏手术史,有无颅脑外伤或其他伴随疾病等。

2.身体状况

(1)瓣膜病变的部位和程度,心脏杂音的性质及程度。

(2)意识状态、生命体征和心肺功能状态,

(3)有无呼吸困难、咯血、心绞痛和昏厥等表现。

(4)是否并发心力衰竭和肺动脉高压。

(5)活动耐力和自理能力。

(6)影像学检查和实验室检查结果。

3.心理一社会状况

(1)患者及家属是否了解心脏瓣膜病的治疗方法。

(2)患者及家属是否担心心脏瓣膜病的预后。

(3)患者及家属是否存在焦虑、恐惧等心理反应。

(4)家庭社会支持程度等。

(二)术后评估

1.手术及麻醉方式;是否实施体外循环(术中循环阻断时间、回血情况和心脏复跳情况);术中出血、补液和输血情况。

2.意识恢复情况,生命体征是否平稳。

3.瓣膜运行情况。

4.心功能恢复情况,是否应用辅助装置。

5.呼吸功能、肾功能、神经功能、消化功能恢复情况。

6.外周血流灌注/组织灌注情况。

7.术后抗凝情况。

8.伤口及引流情况。

9.血气分析和其他实验室检查结果。

10.有无出血、动脉栓塞、瓣周漏、机械瓣膜失灵等并发症发生。

五、护理诊断

(一)体温过高

体温过高与风湿活动或并发感染有关。

(二)低效性呼吸型态

低效性呼吸型态与缺氧、手术、麻醉、应用呼吸机、体外循环、术后伤口疼痛有关。

(三)潜在并发症

心力衰竭、出血和动脉栓塞等。

六、护理措施

(一)术前护理

1.改善循环功能,防止心力衰竭:部分瓣膜病患者心功能较差,应注意防止心力衰竭,可适当限制患者活动量;给予吸氧;限制液体入量;遵医嘱给予强心、利尿、补钾药物和血管扩张药物,并观察药物效果和有无不良反应的发生。

2.预防感染:采取严格措施预防上呼吸道和肺部感染。

3.改善营养状况,提高机体抵抗力。

4.注意患者安全,防止颅脑外伤:评估患者易跌倒的危险因素:高龄、长期卧床、应用镇静安眠药、扩血管药、降压药,有昏厥史、心绞痛史、糖尿病病史等;对患者做好宣教,加强巡视,嘱家属陪同。

注意:主动脉瓣狭窄患者易发生心绞痛和昏厥,应尤其关注,防止患者跌倒、坠床。

5.术前指导。

6.心理护理。

(二)术后护理

1.改善心功能,维持循环功能稳定

(1)严密监测心功能情况。

(2)遵医嘱给予强心、利尿和补钾药物,观察药物作用和有无不良反应发生。

(3)控制输液量和输液速度。

(4)维持有效循环血量,术后 24 小时液体基本负平衡。

(5)心脏瓣膜病患者易发生各种心律失常,应加强观察和护理。

注意:术前伴有房颤的患者,部分有脑栓塞或肢体动脉栓塞史,纠正心律失常的同时应注意观察肢体活动并功能锻炼。

2.呼吸道管理

部分患者术前反复肺部感染，术后应注意加强呼吸道管理；部分患者术前并发肺动脉高压者，术后护理内容见先天性心脏病。

3.抗凝治疗的护理

遵医嘱于术后24～48小时开始给予华法林抗凝，并监测凝血酶原时间活动度国际标准比值(INR)，根据INR调整华法林用量，维持INR在2.0～2.5，房颤患者应适当增加抗凝强度。

4.维持电解质平衡

瓣膜病患者因术前长期营养不良、应用利尿剂和术后尿多等原因，术后易发生电解质紊乱，故应严密监测血清离子情况并及时调整离子浓度，维持术后血清钾在4～5mmol/L，补钾同时适当补镁。

(三)并发症的观察与护理

1.出血

观察：密切观察引流液的量和性质，有无心脏压塞，有无皮肤和黏膜出血，有无脑出血等。

护理：定期复查凝血情况，遵医嘱减少或暂停抗凝药，必要时给予维生素K肌内注射，并给予对症处理。如引流液较多，遵医嘱给予止血药物，必要时根据活化凝血酶时间(ACT)给予鱼精蛋白，并补充成分血。若引流量持续2小时超过4mL/(kg·h)，伴引流液鲜红、有较多的凝血块、血压下降、脉搏增快、患者躁动和出冷汗等低血容量的表现，考虑有活动性出血，及时通知医师，做好再次开胸止血的准备。

2.动脉栓塞

观察：患者是否出现脑及四肢动脉栓塞表现。

护理：定期复查凝血情况，遵医嘱增加抗凝药剂量。

3.瓣周漏

观察：患者有无血流动力学持续不稳定、突发急性肺水肿、心衰进行性加重和血尿等表现。

护理：确诊后尽快二次手术。

4.机械瓣膜失灵

观察：患者有无一过性或持续性意识丧失、昏厥、发绀和呼吸困难等。

护理：如确认机械瓣膜失灵，立即叩击心前区并心肺复苏，同时准备急诊手术。

5.其他

术后并发症的观察与护理，见先天性心脏病相关内容。

七、健康教育指导

(一)预防感染

注意个人和家庭卫生；注意天气变化，预防呼吸道感染；如出现皮肤感染、外伤感染、牙周炎、感冒等，应及时治疗，以防止感染性心内膜炎。

(二)饮食指导

患者宜进食高蛋白、丰富维生素、低脂肪的易消化饮食，少食多餐。

(三)休息与活动

出院后注意休息，术后3～6个月后可根据自身耐受程度，适当进行户外活动。为促进胸骨愈合,应避免做牵拉胸骨的动作,如举重、抱重物等。每天做上肢水平上抬练习,避免肩部僵硬。

(四)遵医嘱服药

按医嘱准确服用强心、利尿、补钾及抗凝药物。

(五)抗凝剂用药指导

1.服药时间和剂量

生物瓣抗凝3～6个月,机械瓣终身抗凝。严格按照医嘱用药,不能擅自增加或减少剂量。术后半年内,每月复查凝血情况,遵医嘱调整用药剂量,更换机械瓣患者半年后可每6个月复查一次。

2.预防抗凝过量

苯巴比妥、阿司匹林、双嘧达莫、吲哚美辛等药物能增加抗凝作用,用药时需咨询医师;如患者出现牙龈出血,口腔黏膜、鼻腔出血,皮肤青紫、瘀斑、出血、血尿等皮肤黏膜出血表现,或头晕、头痛、呕吐、意识障碍、运动、语言障碍等脑出血表现,应及时就诊并做相应处理。

3.预防抗凝不足

维生素K等止血药能降低抗凝作用,用药时需咨询医师;少吃或不吃富含维生素K的食物,如菠菜、白菜、菜花、胡萝卜、西红柿、蛋、猪肝等,以免降低药物的抗凝作用;如出现四肢活动障碍、皮肤厥冷、疼痛、皮肤苍白等动脉栓塞表现,或昏厥、偏瘫等脑栓塞表现,应及时就诊并做相应处理。

4.及时咨询

如需要做其他手术,应咨询医师,术后36～72小时重新开始抗凝治疗。

(六)婚姻与妊娠

术后不妨碍结婚和性生活,但应该在术后1～2年后心功能完全恢复为宜。女性患者婚后一般应避孕,如坚持生育,应详细咨询医师取得保健指导。

(七)定期复查与随诊

出院后按期复查超声心动图、心电图、胸部X线片和凝血功能、水电解质情况,如出院后出现心悸、呼吸困难、发绀、尿少、水肿等症状,应及时就诊。

第五节　肋骨骨折

肋骨共有12对,肋骨骨折常为闭合性损伤,以4～7肋为多见。第1～3肋有锁骨及肩胛骨保护;第7～10肋不连接于胸骨,弹力较大;第11～12肋为浮动肋,故骨折少见。

肋骨骨折多由于胸部钝性创伤所引起,少数情况也可以是胸部穿透伤。胸部在受撞击时,折断的肋骨可以移位而导致邻近结构如胸膜、肺等的损伤。肋骨骨折的结果,除骨折部位特别是在受压或深呼吸时的疼痛外,常常表现为局部或广泛的皮下气肿、气胸、血胸、血气胸和(或)呼吸困难。根据骨折的数目、程度及病理生理的改变,临床上分为单纯性肋骨骨折和多根多处肋骨骨折(包括连枷胸)。

一、临床表现

1.局部疼痛是肋骨骨折最明显的症状,且随咳嗽,深呼吸或身体转动等运动而加重,有时患者可自己听到骨摩擦音,或感觉到骨摩擦感。

2.疼痛以及胸廓稳定性受破坏,可使呼吸动度受限,呼吸浅快和肺泡通气减少,患者不敢咳嗽,痰潴留,从而引起下呼吸道分泌物梗阻,肺实变或肺不张,这在老弱患者或原有肺部疾患的患者尤应予以重视。

3.当患者出现两根以上相邻肋骨各自发生两处或以上骨折(又称"连枷胸"),吸气时,胸腔负压增加,软化部分胸壁向内凹陷;呼气时,胸腔压力增高,损伤的胸壁浮动凸出,这与其他胸壁的运动相反,称为"反常呼吸运动",反常呼吸运动可使两侧胸腔压力不平衡,纵隔随呼吸而向左右来回移动,称为"纵隔摆动",影响血液回流,造成循环功能紊乱,是导致和加重休克的重要因素之一。

二、辅助检查

(一)医生查体

1.视诊可见胸廓畸形,出现塌陷或突起。

2.皮肤可伴有淤青或破损。

3.在骨折处有明显压痛点,可闻及骨擦音。

4.挤压胸廓可伴有明显疼痛,为胸廓挤压征阳性,典型的肋骨骨折体征。

(二)实验室检查

骨折端刺破血管,导致出血,可见血常规中血红蛋白含量下降等。

(三)影像学检查

1.X 线

胸部 X 线可见骨折线及骨折移位情况,是肋骨骨折优先的检查方案。

2.CT 检查

胸部 X 线检查在侧胸壁肋骨骨折、错位不明显的肋骨骨折、肋软骨和肋骨交接处骨折等的诊断上并不能提供清晰的影像学证据。

胸部 CT 不仅能显示可能存在的血胸、气胸、无错位的肋骨骨折和不完全骨折,也可以清楚地提供肺挫伤及其严重程度,纵隔气肿、血肿等的影像学证据。

3.超声检查

超声检查有助于诊断肋骨骨折,是评估气胸等潜在危险并发症的有效手段。

(四)病理检查

由肋骨原发肿瘤或其他部位肿瘤,转移到肋骨发生病理学骨折,在骨折部位可以发现肿瘤组织。

三、治疗要点

肋骨骨折的治疗原则为镇痛、清理呼吸道分泌物、固定胸廓、恢复胸壁功能和防治并发症。

(一)保守治疗

应用于无明显错位的肋骨骨折患者,包括以下几类:

(1)补液、镇痛。

(2)外固定。

(3)呼吸机辅助呼吸等。

(二)手术治疗

主要适应证包括：

(1)连枷胸造成的反常呼吸。

(2)肋骨粉碎性骨折或骨折端明显移位，合并血管神经损伤。

(3)大量血气胸，需要开胸探查。

(4)应用呼吸机治疗效果不佳。

药物治疗主要包括镇痛药，如非甾体类抗感染药、非阿片类中枢镇痛药物。

治疗过程中需要特别关注的事项有：①在发生外伤后，如果受伤程度较重，应及时拨打120，等待医务人员救助；②不应因疼痛而避免咳嗽，这样分泌液积于肺内，容易弓发感染。

四、护理评估

(一)询问病史及骨折原因

常因外来暴力引起，有直接或间接暴力。

(二)评估患者的疼痛

肋骨骨折主要的临床表现为胸骨疼痛在呼吸和咳嗽时加重；局部压痛有骨摩擦感是主要体征。

(三)评估患者的呼吸运动

患侧呼吸音减弱，可能由于疼痛限制呼吸运动而引起。如多根多处肋骨骨折，该处胸壁软化浮动，呼吸运动时与其他部分胸壁活动相反；呼气时向外凸出，严重影响呼吸功能，称反常呼吸运动。

(四)评估患者皮下气肿的情形

触诊时皮下气肿的组织有捻发感，定时在该处皮肤上做记号并评估后期消退情况。

五、护理诊断

(一)疼痛

疼痛与骨折引起的不舒服有关。

(二)低效性呼吸形态

低效性呼吸形态与疼痛、胸壁完全受损及可能合并有肺实质损伤有关。

(三)气体交换障碍

气体交换障碍与肺实质损伤及怕痛有关。

(四)有感染的危险

感染与怕痛致分泌物淤积在肺内有关。

六、护理措施

(一)缓解疼痛

移动患者要小心，以减少不必要的疼痛。咳嗽时协助按压胸部，减少胸部张力，减轻疼痛。保守疗法：非必要时并不采取黏性胶布条、弹性绷带或胸带来固定肋骨，以免影响肺的扩张，尤其应重视止痛药物的应用,如果口服止痛药效果不佳,可加用肌内注射或使用镇痛泵以及肋间神经封闭法,从而缓解疼痛、预防肺部并发症。

(二)维持正常的呼吸功能

(1)半卧位,卧床休息:膈肌下降利于肺复张,减轻疼痛及非必要的氧气需要量。

(2)吸氧:根据缺氧状态给予鼻导管及面罩吸氧,并及时发现患者有无胸闷、气短、烦躁、发绀等缺氧症状以及皮肤、黏膜的情况。

(3)协助患者翻身,鼓励深呼吸及咳痰。及时排出痰液可给予雾化吸入及化痰药,必要时吸痰排出呼吸道分泌物,预防肺不张及肺炎的发生。

(三)病情观察

(1)观察患者呼吸频率深浅及形态变化,随时询问有无胸闷、气短、呼吸困难等不适主诉。如发现患者有浮动胸壁,要用大棉垫胸外固定该部胸壁,以减轻反常呼吸运动。

(2)定时监测生命体征,定期胸部 X 线检查,以观察有无血气胸等并发症。

(3)皮下气肿的处理:皮下气肿在胸腔闭式引流第 3～7 天可自行吸收,也可用粗针头做局部皮下穿刺,挤压放气。纵隔气肿加重时,要在胸骨柄切迹上作一 2cm 横行小切口。

(四)预防感染

(1)保持伤口清洁干燥,更换伤口敷料时严格遵守无菌操作。保持胸腔引流管通畅,防止发生逆行感染。

(2)防止肺部感染:及时有效清除呼吸道分泌物,以及观察分泌物的性状,评估是否有感染的症状及征象,若有立刻通知医生处理。

(3)遵医嘱应用抗生素,并了解抗生素的不良反应。

(五)心理护理

(1)减轻焦虑:适时地给予解释及心理支持。

(2)教会患者腹式呼吸和有效咳嗽、排痰。

(六)危重患者的护理

(1)严密监测病情变化,必要时做好急救准备。如患者窒息,应立即清除呼吸道分泌物及异物。如心跳停止,应立即行心肺复苏术。

(2)做好气管插管、气管切开、呼吸机使用的配合及护理。

(3)协助医师尽快明确有否复合性损伤及其性质,再排除食管或腹部脏器损伤之前,禁忌给患者饮水。

七、健康教育指导

(1)骨折早期宜取半卧位,避免过多地翻身或起床,适当限制上肢活动,防止血气胸的发生。

(2)遵医嘱,指导患者深呼吸,咳嗽时双手按住患处,以减轻疼痛。

(3)合并血气胸者,向患者解释穿刺的必要性及目的、意义;对留有胸腔闭式引流者应保持引流通畅,防止感染,做好引流的护理。

(4)指导患者有效咳嗽排痰方法,消除惧怕疼痛而影响排痰。①咳嗽前先深呼吸,双手按住伤口,再用力咳出气管深部的痰液。②饮少量温开水以润喉和稀释痰液。③自下而上轻拍背部，助痰咳出。

(5)骨擦音消失后(约 2～3 周)，遵医嘱练习深呼吸及扩胸运动。

第六节　胸主动脉瘤

胸主动脉瘤指的是从主动脉窦、升主动脉、主动脉弓、降主动脉至膈水平的主动脉瘤，是由于各种原因造成的主动脉局部或多处向外扩张或膨出而形成的包块，如不及时诊断、治疗，病死率极高。

由于先天性发育异常或后天性疾病，引起动脉壁正常结构的损害，主动脉在血流压力的作用下逐渐膨大扩张形成动脉瘤。胸主动脉瘤可发生在升主动脉、主动脉弓、降主动脉各部位。

胸主动脉瘤常见发病原因：①动脉粥样硬化；②主动脉囊性中层坏死，可为先天性病变；③创伤性动脉瘤；④细菌感染；⑤梅毒。胸主动脉瘤在形态学上可分为囊性、梭形和夹层动脉瘤三种病理类型(胸主动脉瘤分类)。

一、临床表现

本病发病缓慢，早期多无症状和体征，至后期由于动脉瘤压迫周围组织而产生症状，其临床表现由于动脉瘤的大小、形状、部位和生长方向而有不同。如主动脉瘤压迫气管和支气管可引起咳嗽、气急、肺炎和肺不张；压迫食管引起吞咽困难；压迫喉返神经引起声音嘶哑；压迫膈神经引起膈肌麻痹；压迫上腔静脉和头臂静脉可引起上肢及颈部、面部、上胸部水肿；压迫胸骨可引起胸痛。

1.在瘤体对邻近器官无明显压迫，牵扯或破裂之前，大多数胸主动脉瘤可无症状，于胸摄片时发现，患者的临床表现和瘤体的大小和部位有关。

2.胸痛是胸主动脉瘤最常见的症状，一般不严重，多为胀痛或跳痛，系动脉瘤膨出增大、牵拉或压迫周围组织所引起，压迫侵袭胸骨、肋骨和脊椎及神经时，疼痛可加重。若出现撕裂样剧痛，可能为瘤体扩展，濒临破裂。

3.压迫症状，动脉瘤压迫气管支气管可出现咳嗽或呼吸困难以及气管支气管偏移，压迫食管可出现吞咽困难，压迫喉返神经可出现声音嘶哑，临近血管受压可出现肺动脉狭窄或上腔静脉综合征，头臂血管阻塞可引起脑缺血。

4.破裂，可能是该病首发的症状，血液流入纵隔障、胸膜腔、气管支气管或食管，均可致命。病变累及主动脉根时可产生主动脉瓣关闭不全，严重时出现左心衰竭。

5.胸主动脉瘤可分为：

(1)升主动脉瘤，从主动脉根起，至无名动脉起始部止，可并发主动脉瓣关闭不全。

(2)主动脉弓动脉瘤，从无名动脉至左锁骨下动脉。

(3)胸部降主动脉瘤，从左锁骨下动脉起至膈肌一段主动脉。

(4)胸部降主动脉下端，从胸部降主动脉下端至腹主动脉上端。其好发部位依次为：降主动脉、升主动脉、主动脉弓及胸腹主动脉。

二、辅助检查

(一)X 线表现

(1)纵隔阴影增宽或形成局限性块影,至少在某一个体位上,与胸主动脉某部相连而不能分开。一般升主动脉瘤位于纵隔的右前方,弓降部和降主动脉动脉瘤多位于左后方。

(2)包块或纵隔增宽阴影可见扩张性搏动。

(3)瘤壁有时可有钙化。

(4)瘤体(尤其囊状)可压迫侵蚀周围器官,例如压迫脊椎或胸骨的侵蚀性骨缺损,有助于动脉瘤的诊断。

(二)超声心动图

可显示主动脉某段的梭形和囊状扩张,并可直接测量其径线,还可显示动脉瘤内附壁血栓的情况。

(三)CT 表现

不仅可显示动脉瘤的存在和瘤壁的钙化,还可测量其宽径。对比增强扫描,可清楚显示附壁血栓及其范围。主动脉弓部连续扫描,对明确该部动脉瘤与头臂动脉的关系也有一定帮助。

(四)MRI 表现

不用对比剂可显示主动脉内脏、管壁及其与周围组织的关系,能直接摄取横断、冠状、矢状等任何层面图像,对立体地把握动脉瘤的形态、大小、范围以及与主要动脉分支的关系有重要意义。

(五)血管造影

以胸主动脉造影为宜,可直接显示梭形或(和)囊状动脉瘤及其部位、大小、范围以及动脉分支受累情况。

(六)实验室检查

(1)血常规大多数患者血常规检查在正常范围。如合并夹层动脉瘤,急性期可出现轻度贫血,发病数小时内白细胞计数升高,大于 $10\times10^9/L$。感染性主动脉瘤,白细胞计数升高,中性粒细胞增加。

(2)尿常规大多数在正常范围。如合并夹层动脉瘤,尿中可出现尿蛋白阳性、管型和大量红细胞。

(3)血脂动脉粥样硬化的患者多表现为血脂和血黏度升高。

三、治疗要点

医生通常根据胸主动脉瘤的大小及风险,选择不同治疗方式,主要分为以下几种。

1.瘤体直径小于 5.5cm 时,暂时予以心脏彩超检查随访,女性、有主动脉瘤家族史、防综合征或妊娠的患者例外,经医生充分评估后,可能需要提前行手术治疗。

2.瘤体直径大于 5.5cm 或瘤体增长过快时,应尽早行手术治疗。

3.若合并主动脉瓣疾病,行主动脉瓣置换的患者,若升主动脉直径大于 45mm,也应考虑手术治疗。

4.对于出现胸主动脉瘤相关症状的患者,无论瘤体大小如何,排除手术禁忌后,都要尽早手术治疗。目前,开胸手术和介入手术治疗是治疗胸主动脉瘤唯一有效的方法。

四、护理评估

(一)一般情况

观察生命体征有无异常,询问患者有无过敏史、家族史、高血压病史。

(二)专科情况

(1)评估并严密观察疼痛性质和部位。

(2)评估、监测血压变化。

(3)评估外周动脉搏动情况。

(4)评估呼吸系统受损的情况。

(5)评估有无排便异常。

五、护理诊断

(一)心排血量减少

心排血量减少与瘤体扩大、瘤体破裂有关。

(二)疼痛

疼痛与疾病有关。

(三)活动无耐力

活动无耐力与手术创伤、体质虚弱、伤口疼痛有关。

(四)知识缺乏

缺乏术前准备及术后康复知识。

(五)焦虑

焦虑与疾病突然发作、即将手术、恐惧死亡有关。

六、护理措施

(一)术前准备

(1)给予心电监护,密切观察生命体征改变,做好急诊手术准备。

(2)卧床制动,保持环境安静、情绪稳定。

(3)充分镇静、止痛,用降压药控制血压在适当的水平。

(4)吸烟者易并发阻塞性呼吸道疾患,术前宜戒烟,给予呼吸道准备。

(二)术后护理

(1)持续监测心电图变化,密切观察心率改变、心律失常、心肌缺血等,备好急救器材。

(2)控制血压稳定,防止术后吻合口漏,血压的监测以有创动脉压监测为主,术后需分别监测上下肢双路血压,目的是及时发现可能出现的分支血管阻塞及组织灌注不良。

(3)术后保持中心静脉导管通畅,便于快速输液、肠外营养和测定中心静脉压。

(4)监测尿量:以了解循环状况、液体的补充.血管活性药物的反应、肾功能状况、肾灌注情况等。

(5)一般情况和中枢神经系统功能的观察:皮肤色泽与温度、外周动脉搏动情况是反应全身循环灌注的可靠指标。术后瞳孔、四肢与躯干活动、精神状态、定向力等的观察是了解中枢神经系统功能的最基本指标。术中用深低温停循环的患者常苏醒延迟,这时应注意区分是麻醉状态还是昏迷状态。

(6)体温的监测:体温的监测能反应组织灌注状况,特别是比较肛温与末梢温度差别更有意义。当温差大于5℃时,为末梢循环不良,间接的反应血容量、心功能状况。同时应注意低温体外循环后体温反跳升高。要进行必要的降温处理。

(7)观察单位时间内引流液的颜色、性质、量,准确记录。

(8)及时纠正酸中毒和电解质紊乱:术后早期,每4h做1次动脉血气分析和血电解质测定。根据血电解质测定和尿量,及时补钾。

七、健康教育

(1)注意休息,适量活动,循序渐进地增加活动量,若运动中出现心率明显加快,心前区不适,应立即停止活动,需药物处理,及时与医院联系。

(2)注意冷暖,预防感冒,及时发现和控制感染。

(3)出院后按医嘱服用药物,在服用地高辛时要防止中毒。

(4)合理膳食,多食高蛋白、高维生素、营养价值高的食物,如瘦肉、鸡蛋,鱼类等食物,以增加机体营养、提高机体抵抗力,不要暴饮暴食。

(5)遵医嘱定时复查。

第六章 胃肠外科疾病护理

第一节 胃十二指肠溃疡

胃十二指肠溃疡指发生于胃、十二指肠的局限性全层黏膜缺损。胃溃疡多发生于胃小弯，主要在胃角部，也可发生于胃窦部与胃体，而大弯或胃底者较少见；十二指肠溃疡好发于球部。典型溃疡呈圆形或椭圆形，黏膜缺损可达黏膜肌层。大部分患者经内科治疗可以痊愈，只有少数患者药物治疗无效，或发生急性穿孔、出血、幽门梗阻、胃溃疡恶变时需要外科治疗。

一、概述

（一）病因

1.胃酸过多

胃酸过多可激活胃蛋白酶原，使胃十二指肠黏膜发生自身消化。抑制胃酸分泌可使溃疡愈合。

2.胃黏膜屏障损害

胃黏膜屏障由胃黏液和黏膜柱状上皮细胞的紧密连接构成，作用是中和胃酸、防止 H^+ 逆向弥散和防止 Na^+ 向胃腔弥散，其损害是溃疡产生的重要环节。非甾体抗感染药、糖皮质激素、胆汁酸盐、乙醇等均可破坏胃黏膜屏障。

3.幽门螺杆菌

与消化性溃疡的发病密切相关。幽门螺杆菌为革兰阴性杆菌，可分泌过氧化物酶等多种酶，破坏胃黏膜屏障功能，引起胃酸分泌增加，导致胃十二指肠溃疡的发生。在胃及十二指肠溃疡相邻近的黏膜中常可检出幽门螺杆菌。在我国，胃十二指肠溃疡患者的幽门螺杆菌检出率分别为70％和90％。清除幽门螺杆菌可以明显提高消化性溃疡的治愈率并降低复发率。

4.其他因素

包括遗传、吸烟、咖啡因、应激和心理压力等。

（二）临床表现

1.十二指肠溃疡

多见于中青年男性，其发作具有周期性，秋冬、冬春季节好发。腹痛具有节律性，进食后3～4小时发作，进食后腹痛可暂时缓解，服抗酸药物能止痛。患者常表现为饥饿痛和夜间痛，呈烧灼痛或钝痛。压痛点常位于右上腹。

2.胃溃疡

发病年龄在40～60岁。腹痛的节律性不如十二指肠溃疡明显，进餐后0.5～1小时发作，持续1～2小时后消失。进食不能缓解疼痛，有时反而使疼痛加重。压痛点常位于剑突与脐连线中点或略偏左。

部分患者无上述典型表现,仅表现为无规律的上腹隐痛或不适。溃疡活动时上腹部可有局限性压痛,而当溃疡处于缓解期时则可能无明显体征。胃溃疡的病灶一般较大,对于内科治疗反应差,部分胃溃疡可发展为胃癌,而十二指肠溃疡很少癌变。当患者发生急性穿孔、出血或幽门梗阻等并发症时会出现相应的临床表现。

(三)辅助检查

1.纤维胃镜检查

及黏膜活组织检查纤维胃镜检查及黏膜活组织检查是确诊胃十二指肠溃疡的首选检查方法,其不仅可对胃十二指肠黏膜直接观察、确定溃疡的位置,而且可在直视下取活组织做病理学检查及检测幽门螺杆菌,还可在溃疡出血时行胃镜下止血治疗。

2.X线钡餐检查

适用于对胃镜检查有禁忌或不愿接受胃镜检查者。溃疡的X线征象有直接和间接两种,直接征象是突出于胃、十二指肠钡剂轮廓之外的龛影,周围光滑、整齐,对溃疡有确诊价值;间接征象是胃大弯侧痉挛性切迹、十二指肠壶腹部激惹和球部畸形,仅提示可能有溃疡。

3.幽门螺杆检测

因为有无幽门螺杆菌感染决定了治疗方案的选择,所以幽门螺杆菌检测已经成为消化性溃疡诊断的常规检查项目。检测方法分为侵入性和非侵入性两种,侵入性检测需经胃镜检查取黏膜活组织检查,包括快呋塞米素酶试验、组织学检查和幽门螺杆菌培养;非侵入性检测主要有^{13}C或^{14}C尿素呼气试验、粪便幽门螺杆菌抗原检测及血清抗幽门螺杆菌IgG抗体检测等,其中,^{13}C或^{14}C尿素呼气试验检测幽门螺杆菌的敏感性及特异性高,且无须胃镜检查,可作为根除治疗后复查的首选方法。

(四)治疗原则

外科治疗的主要目的是治愈溃疡、消除症状、防止复发和并发症。

1.手术适应证

(1)内科治疗无效。

(2)出现严重并发症如穿孔、大出血、瘢痕性幽门梗阻。

(3)溃疡较大(直径大于2.5cm)、高位溃疡或胃十二指肠复合溃疡。

(4)胃溃疡怀疑或已经癌变。

2.手术方式

(1)胃迷走神经切断术。国外多采用胃迷走神经切断术。其理论依据是:阻断迷走神经对壁细胞的刺激,从而减少神经性胃酸分泌;阻断迷走神经引起的促胃液素分泌,从而减少体液性胃酸分泌。此术式可分为3种类型:①迷走神经干切断术;②选择性迷走神经切断术;③高选择性迷走神经切断术。

(2)胃大部切除术。国内手术方式以胃大部切除术为主。

1)理论依据:①切除胃窦部,消除C细胞分泌促胃液素引起的胃酸分泌;②切除包括大部分胃体的胃远端,减少分泌胃酸的壁细胞和分泌胃蛋白酶的主细胞,使胃酸和胃蛋白酶的分泌减少;③切除溃疡好发部位,即胃窦部和邻近幽门的十二指肠壶腹部;④切除溃疡(注意,在十二指肠溃疡时也可不切除溃疡)。

2)切除范围:胃远端的2/3～3/4,包括胃体大部、胃窦部、幽门和十二指肠壶腹部的近胃部分。

3)胃肠道重建:①毕Ⅰ式吻合术,在胃大部切除后,将残胃与十二指肠吻合,吻合后接近正常解剖生理状态,术后胃肠功能紊乱少,多用于胃溃疡。②毕Ⅱ式吻合术,在胃大部切除后,先将十二指肠残端关闭,而后将残胃与上端空肠吻合。③胃空肠Roux－en－Y吻合术,在胃大部切除后,关闭十二指肠残端,在距十二指肠悬韧带10～15cm处切断空肠,将残胃与远端空肠吻合,在此吻合口以下45～60cm处将空肠与空肠近侧断端吻合。

4)术后并发症:术后胃出血多发生在术后1～2日,也有发生在术后1周或更长时间者。正常情况下,术后经胃管可引出少量血液,一般24小时不超过300mL,并逐渐减少。若出血量＞500mL/h,经禁食、输血、补液及应用止血药物等治疗无效时,应行手术止血。

十二指肠残端破裂常发生在术后3～6日,多见于瘢痕组织较多、难切除的十二指肠溃疡。患者主要表现为突发右上腹疼痛、发热、腹膜炎体征、血白细胞计数升高,应急诊手术治疗,可行缝合修补及腹腔引流术。

吻合口破裂或瘘多发生在术后1周左右,是术后早期严重的并发症之一。患者可发生严重的腹膜炎伴全身中毒症状,引流管引出浑浊含肠内容物的液体。无弥漫性腹膜炎者,可行禁食、胃肠减压、充分引流,否则应手术治疗。

术后梗阻包括输入袢梗阻、吻合口梗阻和输出袢梗阻。输入袢梗阻即因输入袢过长而扭曲或过短而成角所致,表现为呕吐伴上腹部疼痛及压痛,呕吐物量少,不含胆汁。患者应采用禁食、胃肠减压、营养支持等治疗,若无缓解,可行输出、输入袢间的空肠侧吻合或改行Roux－en－Y胃肠吻合解除梗阻。吻合口梗阻因吻合口过小、吻合口炎症水肿所致,多在术后由流质饮食改为半流质饮食时发生。患者表现为上腹胀及溢出性呕吐,呕吐物含有或不含胆汁。患者可先行禁食、胃肠减压、营养支持等非手术治疗,若无好转,应手术解除梗阻。输出袢梗阻因输出袢肠管受粘连压迫、大网膜炎性肿块压迫等所致,表现为上腹胀及呕吐,呕吐物含胆汁。若禁食、胃肠减压、营养支持等非手术治疗无效,应手术解除梗阻。

残胃排空障碍的病因不明,可能与胆汁进入胃内及输出段空肠麻痹引起胃功能紊乱有关。患者表现为拔胃管进食后出现呕吐,呕吐物含胆汁。上消化道造影显示残胃蠕动减弱、无张力而膨胀。经禁食、胃肠减压、营养支持及应用胃动力药等非手术治疗均能治愈,无须再次手术。

碱性反流性胃炎多见于毕Ⅱ式吻合术后,因碱性胆汁、胰液、肠液流入胃中,破坏胃黏膜而引起化学性炎症。多发生于术后数月至数年,表现为上腹部或胸骨后烧灼痛、进食后疼痛加重,呕吐胆汁样液,吐后疼痛不减轻,体重下降。抗酸剂治疗无效时,可服用胃黏膜保护剂、胃动力药及胆汁酸结合药物等。严重者可改行Roux－en－Y胃肠吻合。

倾倒综合征发生于进食后30分钟内。由于胃大部切除术后丧失了幽门括约肌的控制,食物排空过快,高渗性食物过快进入十二指肠及空肠,引起肠道内分泌细胞大量分泌肠源性血管活性物质如5－羟色胺、缓激肽样多肽、血管活性肠肽等,使细胞外液大量移入肠腔,循环血容量骤减,导致患者出现面色苍白、头晕、大汗、心悸、恶心、上腹饱胀、腹泻等症状。治疗应少食多餐,避免过甜食物,减少高渗液体摄入。患者餐后平卧20分钟左右,经过一段时间多可治愈;若长时间症状不能缓解,可手术治疗,改行毕Ⅰ式或Roux－en－Y胃肠吻合。

低血糖综合征又称晚期倾倒综合征,多发生在进食后2~4小时。由于胃排空过快,含糖食物快速进入小肠,刺激胰岛素大量分泌,出现反应性低血糖综合征,表现为心慌、出冷汗、面色苍白、头晕甚至昏厥。此时稍进食物即可缓解。治疗应进行饮食调整,严重者可使用生长激素抑制素奥曲肽0.1mg皮下注射,每日3次,以改善症状。

吻合口溃疡多发生于术后两年内,表现为消化性溃疡症状再现,但疼痛较前剧烈,无明显节律,易发生出血及慢性穿孔。可采用抗酸剂、抗幽门螺杆菌感染等治疗,但效果一般较差;无效者可再次手术,扩大胃切除范围或行迷走神经切断术。

营养性并发症包括术后营养摄入量不足,体重减轻;胃排空过快,肠蠕动增强,消化吸收不良,引起腹泻;胃酸减少,壁细胞生成的内因子不足,铁与维生素B_{12}吸收障碍,引起贫血;钙、磷代谢紊乱而出现骨质疏松症。

胃良性病变行胃大部切除术5年以后,残胃发生的原发癌称为残胃癌,多发生于术后20~25年,其原因可能与术后低酸、胆汁反流及肠道细菌逆流入残胃有关,残胃癌以手术治疗为主。

二、胃十二指肠溃疡急性穿孔

急性穿孔是胃十二指肠溃疡的严重并发症,为常见外科急腹症之一。发病急、病情重、变化快,如不及时治疗,可由于腹膜炎而危及生命。

(一)病因与病理

胃十二指肠溃疡急性穿孔多由溃疡向深层侵蚀穿透胃或十二指肠壁而形成。穿孔部位多见于近幽门处的胃或十二指肠前壁,直径一般在0.5cm左右。位于后壁的溃疡在侵蚀穿透胃或十二指肠壁前多与邻近器官或组织发生粘连,形成慢性穿透性的溃疡,很少出现急性穿孔。

溃疡急性穿孔后,胃十二指肠内容物流入腹腔内,由于高度酸性或碱性液体而引起化学性腹膜炎。经6~8小时后,由于病原菌的滋长转变为细菌性腹膜炎,病原菌以大肠埃希菌、链球菌多见。

(二)临床表现

多数患者有较长的消化性溃疡病史和穿孔前加重病史。暴饮暴食、进刺激性食物、情绪波动、过度疲劳或服用糖皮质激素等药物常为诱发因素。

1.腹痛

溃疡急性穿孔的典型表现是突然发生的剧烈腹痛。发生急性穿孔后,由于强烈的化学性刺激引起剧烈的刀割样腹痛,呈持续性或阵发性加重。腹痛一般开始于上腹部或穿孔的部位,并很快扩散至全腹部。以后由于腹膜大量渗出液将消化液稀释,疼痛可以减轻。消化液可沿右结肠旁沟流入右下腹,引起右下腹疼痛。

2.恶心、呕吐

早期为反射性呕吐,可不剧烈;随着病情进展,腹胀、肠麻痹加重,呕吐也加重。

3.休克

患者可出现面色苍白、四肢湿凉、心跳加快等,随着病情进一步发展,可出现血压下降、脉细数、呼吸浅、少尿或无尿等,后期伴有发热、白细胞计数增高,出现感染中毒性休克。

4.腹部体征

患者一般为仰卧位,腹式呼吸减弱,全腹压痛、反跳痛及明显腹肌紧张。腹肌常呈“木板样”强直,以上腹部或右上腹部压痛为重。腹膜大量渗出后,腹腔积液超过 500mL 时,可叩出移动性浊音,肝浊音区可缩小或消失。出现腹腔内游离气体是诊断胃十二指肠溃疡急性穿孔的有力证据。

(三)辅助检查

1.实验室检查

检验血常规可见白细胞计数及中性粒细胞数增高。

2.X 线检查

立位腹部 X 线检查,80%～90%的患者可见膈下新月状游离气体影。

3.诊断性腹腔穿刺

腹腔穿刺抽出液呈黄色浑浊、无臭味的脓性液体,可含有食物残渣。

(四)治疗原则

1.非手术治疗

适应于空腹小穿孔、腹腔渗出少、一般情况好、症状体征轻者,但对伴有出血、幽门梗阻或怀疑有癌变的穿孔患者不采用非手术治疗。非手术治疗的方法是禁食、胃肠减压、补液、营养支持及应用广谱抗生素等。若非手术治疗 6～8 小时后症状体征加重,则应转手术治疗。

2.手术治疗

凡不适应非手术治疗的急性穿孔病例或经非手术治疗无效者,应及早进行手术治疗。

(1)穿孔缝合修补术。适用于穿孔时间长、腹腔感染重、全身情况差患者,其优点是手术时间短、操作简便、危险性小;缺点是溃疡仍存在、远期效果差、复发率高,需施行第二次彻底手术。

(2)胃大部切除术。适用于穿孔时间在 12 小时以内、腹腔污染轻、全身情况稳定、有幽门梗阻或出血史者,其优点是一次手术解决了穿孔和消化性溃疡两个问题、远期效果好;缺点是手术时间长、操作复杂、危险性大,而且需要一定的手术设备及技术条件。

三、胃十二指肠溃疡大出血

胃十二指肠溃疡是上消化道出血的最常见原因之一,约占上消化道出血所有病因的 50%。大出血指的是出血量超过 1mL/min,出现大呕血或柏油样黑便,引起红细胞、血红蛋白、血细胞比容急剧下降及引起血流动力学变化的出血。

(一)病因与病理

发生大出血的溃疡多数位于十二指肠壶腹部后壁,也可发生在胃小弯。大出血是溃疡侵蚀基底血管破裂的结果,多为中等动脉出血,常为致命性出血。十二指肠溃疡出血来自胰、十二指肠上动脉或胃十二指肠动脉及其分支,而胃小弯溃疡出血来自胃右动脉、左动脉的分支。由于大出血后血容量减少,血压降低,血管破裂处血块形成,出血常能自行停止,但有少部分患者可出现二次大出血。

(二)临床表现

多数患者在出血前有典型消化性溃疡病史,近期可有服用非甾体抗感染药等情况,其临床表现取决于出血量和出血速度。

1.呕血与柏油样黑便

是胃十二指肠溃疡大出血的主要症状。一般发病突然,出血量大。患者先感觉恶心、眩晕及上腹部不适,随后出现呕血或柏油样黑便。

2.休克

初始时可出现面色苍白、口渴、脉快有力、血压正常或稍高等休克代偿期的表现。在短期内失血量超过800mL时,可出现休克表现,患者出冷汗、脉搏细速、呼吸急促、血压下降、少尿或无尿。

3.其他症状

无明显腹疼,腹部体征也可不明显,腹部稍胀,上腹部可有轻度压痛,肠鸣音亢进。

(三)辅助检查

1.血常规检查

大出血早期,由于血液浓缩,血常规变化可能不大,以后红细胞计数、血红蛋白、血细胞比容均成进行性下降。

2.纤维胃镜检查

急诊纤维胃镜检查不但可明确病变性质、确定出血部位,而且可在胃镜直视下采用电凝、激光、注射药物或局部喷洒止血药物等止血治疗。

(四)治疗原则

1.非手术治疗

胃十二指肠溃疡大出血多数经非手术治疗后出血可以停止,包括输血补液、应用止血药、H_2受体拮抗剂或质子泵抑制剂、生长激素抑制素、冷等渗盐液洗胃、内径下止血等,但也有5%~10%患者无效而需采用手术治疗。

2.手术治疗

(1)手术适应证。①出血严重,短期内即出现休克。②在6~8小时内输血600~1000mL后病情不见好转,或暂时好转而停止输血后又恶化。③近期发生过大出血或合并穿孔或幽门梗阻。④在进行消化性溃疡药物治疗期间发生大出血,说明溃疡侵蚀性大,非手术治疗难以止血。⑤年龄在60岁以上伴动脉硬化症。⑥胃镜检查发现动脉搏动性出血,或溃疡底部血管显露。

需要手术治疗者,应积极进行输血补液抗休克等治疗,同时争取在出血48小时内进行手术。若反复止血无效而拖延到病情十分危险时再行手术,则病死率较高。老年患者应争取尽早手术治疗。

(2)手术方式。①包括溃疡在内的胃大部切术。②对十二指肠溃疡出血患者,在贯穿结扎溃疡出血灶后,再施行迷走神经切断加引流术或行旷置溃疡的毕Ⅱ式胃大部切除术。③在患者病情危重、不允许胃大部切除时,可采取单纯贯穿结扎止血法。

四、胃十二指肠溃疡瘢痕性幽门梗阻

因十二指肠壶腹部溃疡、幽门或胃窦部溃疡反复发作形成瘢痕狭窄,合并幽门痉挛水肿可以造成幽门梗阻。幽门梗阻为消化性溃疡最常见的并发症,多见于十二指肠溃疡,偶可见于幽门管或幽门前区溃疡。

(一)病因及病理生理

胃十二指肠溃疡并发幽门梗阻有3种情况:痉挛性、水肿性和瘢痕性幽门梗阻,前两种情况是暂时的、可逆性的,常反复发作;而瘢痕性梗阻是永久性的,需要手术治疗才能解除。引起瘢痕性幽门梗阻的溃疡部位常见于十二指肠壶腹部,胃窦及幽门部。患者经常发生呕吐,造成水、电解质紊乱和严重的营养不良;可以出现脱水及低钾低氯性碱中毒。梗阻可致胃壁肌肉肥厚,胃扩张。

(二)临床表现

1.呕吐与腹痛

呕吐、腹痛及腹胀是幽门梗阻的主要表现。呕吐量一次可达1000mL以上,呕吐物多为隔夜宿食,伴有腐败酸臭味,不含胆汁。呕吐后腹痛及腹胀可缓解,患者常自行诱发呕吐缓解症状。

2.胃型及蠕动波

上腹部可见胃型,有时可见到胃蠕动波。

3.震水音

胃扩张、胃内潴留物过多时,叩击上腹可闻及震水音。

4.慢性消耗表现

患者尿少、便秘、脱水、消瘦、贫血,严重时呈现恶病质。

(三)辅助检查

1.X线钡餐检查

可见胃扩张、蠕动弱、有大量空腹潴留液,钡剂下沉出现气、液、钡三层现象,且24小时后仍有钡剂存留。完全梗阻时不用钡剂,可口服泛影葡胺X线透视检查。

2.纤维胃镜检查

可见胃内大量潴留的胃液及食物残渣。

(四)治疗原则

瘢痕性幽门梗阻以外科手术治疗为主。手术的目的是解除梗阻,使食物和胃液能进入小肠,从而改善全身状况。最常采用的术式是胃大部切除术。对于老年体弱、低胃酸及全身情况极差的患者,可行胃空肠吻合术+迷走神经切断术。

五、护理

(一)护理评估

1.身体状况

(1)症状:评估腹痛的部位、性质、程度,是否具有周期性、节律性,进食后腹痛缓解还是加重,服抗酸药物是否能止痛;有无畏寒、发热,是否出现恶心、呕吐,有无腹胀、嗳气,有无呕血或黑便。若有呕吐,则要评估呕吐量、呕吐物、呕吐后腹痛胀是否减轻,患者是否常自己诱发呕吐缓解症状。

(2)体征:评估腹部是否可见到胃型或胃蠕动波、腹部压痛点位置、有无反跳痛及肌紧张、有无移动性浊音、有无震水音。

(3)辅助检查:评估实验室检查、X线检查及胃镜检查结果。

2.与疾病相关的健康史

询问患者有无外伤史;有无不洁饮食、暴饮暴食、进刺激性食物、情绪激动或过度疲劳;有无胆、胰疾病史等。

3.心理一社会状况

评估患者对消化性溃疡的病因、治疗、预后的了解;患者有无焦虑、恐惧心理;家庭经济状况以及家庭和社会支持方面的情况。

(二)护理问题/诊断

1.焦虑或恐惧

与对疾病缺乏了解,担心预后有关。

2.疼痛

与胃十二指肠黏膜受胃酸侵蚀,穿孔后胃肠液对腹膜的刺激或手术创伤有关。

3.营养失调

摄入营养低于机体需要量,与疼痛引起摄入不足及溃疡影响消化吸收有关,也与消化道梗阻摄入不足或禁食有关。

4.体液不足

与急性穿孔后禁食、腹膜大量渗出、大出血引起的失血、幽门梗阻大量呕吐或胃肠减压以及大量水、电解质丢失有关。

5.活动无耐力

与手术创伤、术后营养摄入不足、体质虚弱有关。

6.潜在并发症

出血、休克、切口感染、十二指肠残端破裂、吻合口破裂或瘘、倾倒综合征等。

(三)护理措施

1.术前护理

(1)关心、安慰患者,向患者讲解有关疾病和手术的知识。尤其对发生严重并发症如穿孔、大出血的患者,应给予关心、安慰,说明手术的必要性,消除其焦虑或恐惧的心理,使其能够配合治疗和术前、术后的护理。

(2)改善营养、调节饮食,给予高蛋白、高热量、高维生素、易消化、无刺激的食物。术前一日进半流质饮食,术前晚或术晨灌肠清洁肠道,术晨留置胃管吸净胃内容物,便于术中操作,减少手术时对腹腔的污染。幽门梗阻者术前3日开始,每晚以300～500mL温等渗盐液洗胃,以减轻胃壁水肿和炎症,有利于胃肠吻合口愈合。

(3)胃十二指肠溃疡大出血者,除严密观察其生命体征外,还要监测中心静脉压,建立多条静脉通路,快速补液、输血,维持体液平衡,应用血管活性药物。有呕血者,头偏向一侧,并及时为患者清理呕吐物。

2.术后护理

(1)病情观察:定时测量血压、脉搏,同时观察意识、呼吸、切口敷料等情况,记录24小时液体出入量。

(2)体位与活动:全身麻醉未清醒者应去枕平卧,头偏向一侧,以免误吸。全身麻醉已清醒者,血压平稳后取半卧位,以利于腹腔引流,减轻腹胀。定时床上翻身,鼓励患者早期活动,以促进肠蠕动恢复,防止肠粘连,促进呼吸和循环。

(3)饮食与胃肠减压:术后禁食并留置胃管进行持续胃肠减压,胃管应妥善固定,注意胃肠引流液的性质和量。术后3～4日,胃肠引流液逐渐减少,肠蠕动恢复后可拔除胃管,拔管当日可进食少量水或米汤,每次4～5汤匙,1～2小时进食一次;第2日可进半流质饮食,每次50～80mL;第3日进全流质饮食,每次100～150mL,如蛋汤、菜汤、藕粉等,避免易产气食物如牛奶、甜食等;若进食后无呕吐、腹胀或腹痛等不适,可进半流质饮食如稀饭3～7日,并逐渐过渡到普通饮食。进食开始时应注意少量多餐,以后逐渐减少进食次数及增加每次进食量至恢复到正常饮食;应注意进食易消化的食物,避免生冷、油炸、浓茶、酒等刺激性食物。

(4)静脉营养:在禁食期间应进行静脉营养,提供患者每日所需的水、电解质及其他营养物质,改善患者的营养状态,有利于切口和吻合口的愈合。

(5)预防感染:合理预防性应用抗生素。注意患者体温变化以及腹部症状、体征及切口的观察。

(6)加强口腔护理:注意口腔卫生,减少口腔内细菌的生长繁殖,减轻鼻胃管对鼻咽部的刺激。

(7)预防肺部并发症:鼓励深呼吸、咯痰、翻身及早期活动,预防肺部感染及其他并发症。

(8)腹腔引流护理:引流管应妥善固定,防止脱出或受压。要记录引流液的颜色、性状和量。

(9)术后并发症的观察和护理:①术后胃出血:术后注意胃肠引流液的性质和量,一般为咖啡色胃液,24小时量不超过300mL,并逐渐减少。一旦出血,应安慰患者,消除其紧张心理,注意记录出血量,尽快通知医师,给予禁食、补液、应用止血药物甚至输血等治疗。若无效,则应行手术止血。②十二指肠残端破裂:在毕Ⅱ式胃大部切除术后3～6日,突然发生右上腹疼痛、发热、腹膜炎体征、血白细胞计数升高时,应立即通知医师,必要时急诊手术治疗。术后加强全身支持治疗,完全胃肠外营养,同时控制感染,积极纠正水、电解质紊乱。③吻合口破裂或瘘:表现为术后1周左右,自引流管引出浑浊含肠内容物的液体,患者出现腹部剧烈疼痛,伴腹膜炎及全身中毒症状。无弥漫性腹膜炎者,可行禁食、胃肠减压、充分引流,否则应手术治疗。应安慰患者,讲解再次手术的必要性,消除其紧张心理,使其配合治疗和护理。④术后梗阻:包括输入袢梗阻、吻合口梗阻和输出袢梗阻,主要表现为呕吐伴上腹部疼痛及压痛。一般输入袢梗阻时呕吐物量少,不含胆汁;吻合口梗阻和输出袢梗阻时呕吐物可含胆汁。术后梗阻者可先行禁食、胃肠减压、营养支持等非手术治疗;若无好转,应手术解除梗阻。⑤残胃排空障碍:表现为拔除胃管进食后出现频繁呕吐,呕吐物含胆汁。上消化道造影检查可确诊。一般无须手术,经禁食、胃肠减压、营养支持及应用胃动力药物等非手术治疗均能治愈。做好患者及其家属的解释安慰工作,稳定患者情绪,使患者树立信心、配合治疗。⑥倾倒综合征和低血糖综合征:当进食高渗性或过甜食物后,患者出现头晕、心慌、大汗、面色苍白、腹泻等症状。应指导患者少食多餐,多进食蛋白、脂肪类食物,控制甜食,限制液体食物或进食时不要饮水,餐后平卧 20 分钟左右,经过一段时间后多可治愈;若长时间症状不能缓解,可手术治疗,改做毕Ⅰ式或 Roux－en－Y 胃肠吻合。

(四)健康教育

(1)术后早期下床活动,促进肠功能恢复,防止发生肠粘连。

(2)指导患者合理饮食,术后早期应少食多餐,多进食蛋白、脂肪类食物,控制甜食,限制液体食物,餐后平卧 20 分钟左右,以预防倾倒综合征的发生。

(3)出院后注意休息,适当活动,保持乐观情绪,有规律地生活,术后 3 个月可恢复正常工作。

(4)吸烟、饮酒有损胃黏膜和健康,劝告患者戒烟酒。

(5)定期复查,若有不适及时就诊。

第二节　胃癌

胃癌是常见的恶性肿瘤之一。在我国,胃癌病死率占各种恶性肿瘤的首位。高发年龄在 50 岁以上,多见于男性。

一、病因

胃癌病因尚未明确,与多种因素有关。

(一)地域环境

日本、俄罗斯等国及我国西北与东部沿海地区胃癌发病率高。

(二)生活习惯

长期吸烟,长期食用熏烤、腌渍、含亚硝酸盐的食品或食用被真菌污染的食品等,胃癌的发病危险较高。

(三)幽门螺杆菌感染

是引发胃癌的重要因素之一。

(四)遗传和基因

癌变是一个多因素、多步骤、多阶段发展的过程,与原癌基因、抑癌基因、凋亡相关基因及转移相关基因等的改变有关。

(五)癌前疾病或癌前病变

指易发展为胃癌的良性胃疾病或胃黏膜某些疾病,如慢性萎缩性胃炎、胃息肉、胃黏膜上皮的异型增生及胃部分切除后的残胃等。

二、病理生理

胃癌的好发部位是胃窦部,其次为胃底贲门部,较少见于胃体部。WHO 的分类法将胃癌的组织类型分为管状腺癌、乳头状腺癌、黏液腺癌、印戒细胞癌、鳞状细胞癌、腺鳞癌、未分化癌、类癌等。

(一)大体分型

1.早期胃癌

指病变仅限于黏膜或黏膜下层的胃癌,不论病变大小和有无淋巴转移。癌灶直径≤1cm者称为小胃癌,≤0.5cm者称为微小胃癌。癌灶更小,仅在胃镜黏膜活组织检查时诊断为胃癌,而切除后的胃标本未见癌组织者,称为“一点癌”。早期胃癌临床上较少见,主要由胃镜检查发现。

2.进展期胃癌

指病变深度已经超出黏膜下层的胃癌,又称为中期胃癌、晚期胃癌,临床上比较常见。国际上按Borrman分型法分为四型:Ⅰ型(结节型),为突入胃腔的息肉样或块状癌灶,边界清楚;Ⅱ型(溃疡局限型),为突入胃腔的溃疡状癌灶,边界清楚;Ⅲ型(溃疡浸润型),为边缘不清楚的浸润性溃疡状癌灶;Ⅳ型(弥漫浸润型),癌组织沿胃壁各层弥漫性生长,边界不清,若累及全胃,胃腔缩窄,整个胃僵硬而呈皮革状,又称为“皮革胃”,恶性程度极高。

(二)扩散与转移

此为恶性肿瘤最基本的生物学特征之一,是导致胃癌患者死亡的主要原因。

1.淋巴转移

是胃癌的主要转移途径,早期胃癌也可发生淋巴转移。通常按淋巴引流方向及原发肿瘤的部位,将胃的区域淋巴结分为3站16组。淋巴转移通常遵循第1、2、3站的顺序,也可发生跳跃式转移。晚期胃癌可经胸导管转移至左锁骨上淋巴结,即Virchow结。

2.直接浸润

癌细胞最初局限于黏膜层,逐渐向纵深浸润发展,穿破浆膜后,可直接侵犯横结肠系膜、大网膜、肝、脾、胰等。

3.血道转移

多见于胃癌的晚期,癌细胞进入门静脉或体循环向身体其他部位播散,形成转移灶。常见转移的器官有肝、肺、骨、脑等处,以肝转移多见。

4.腹膜种植转移

当胃癌浸透浆膜层后,癌细胞可自浆膜脱落并种植在腹膜、大网膜或器官浆膜上,形成转移结节。若腹膜广泛播散时,可出现大量癌性腹腔积液。种植于直肠前凹的转移癌,可通过直肠指检发现。在女性患者,胃癌可形成卵巢转移性肿瘤,称为Krukenberg瘤。

(三)临床病理分期与组织学分级

美国癌症联合会(AJCC)2010年发布了胃癌TNM分期第七版,其分期的病理依据主要是肿瘤浸润深度、淋巴结及远处转移情况。TNM分期和组织学分级对胃癌治疗方法选择和判断预后有重要意义。

1.TAM分期

T(原发肿瘤):

T_x:原发肿瘤无法评估。

T_0:无原发肿瘤的证据。

T_{is}:原位癌(上皮内肿瘤,未侵及固有层)。

T_1:肿瘤侵犯固有层、黏膜肌层或黏膜下层。

T_{1a}:肿瘤侵犯固有层或黏膜肌层。

T_{1b}:肿瘤侵犯黏膜下层。

T_2:肿瘤侵犯固有肌层。

T_3:肿瘤穿透浆膜下结缔组织,而尚未侵犯脏腹膜或邻近结构。

T_4:肿瘤侵犯浆膜(脏腹膜)或邻近结构。

T_{4a}:肿瘤侵犯浆膜(脏腹膜)。

T_{4b}:肿瘤侵犯邻近结构。

N(区域淋巴结):

N_x:区域淋巴结无法评估。

N_a:区域淋巴结无转移。

N_1:1～2 个区域淋巴结有转移。

N_2:3～6 个区域淋巴结有转移。

N_3:7 个或 7 个以上区域淋巴结有转移。

N_{3a}:7～15 个区域淋巴结有转移。

N_{3b}:16 个或以上区域淋巴结有转移。

M(远处转移):

M_0:无远处转移。

M_1:有远处转移。

2.分期及预后分组

0 期:$T_{is}N_0M_0$。

ⅠA 期:$T_1N_0M_0$。

ⅠB 期:$T_2N_0M_0$,$T_1N_1M_0$。

ⅡA 期:$T_3N_0M_0$,$T_2N_1M_0$,$T_1N_2M_0$。

ⅡB 期:$T_{4a}N_0M_0$,$T_3N_1M_0$,$T_2N_2M_0$,$T_1N_3M_0$。

ⅢA 期:$T_{4a}N_1M_0$,$T_3N_2M_0$,$T_2N_3M_0$。

ⅢB 期:$T_{4b}N_0M_0$,$T_{4b}N_1M_0$,$T_{4a}N_2M_0$,$T_3N_3M_0$。

ⅢC 期:$T_{4b}N_2M_0$,$T_{4b}N_3M_0$,$T_{4a}N_3M_0$。

Ⅳ期:任何 T,任何 NM_1。

3.组织学分级(G)

G_x:分级无法评估。

G_1:高分化。

G_2:中分化。

G_3:低分化。

G_4:未分化。

(四)胃癌对机体代谢的影响

由于肿瘤细胞的生活力较强,体内的营养要素被癌肿优先夺去,进展期胃癌患者的能量消耗明显增加,糖和脂肪的分解代谢增加,当摄入减少时,将导致蛋白质的分解增加;胃癌患者多存在营养物质摄入减少、消化与吸收障碍;胃癌的手术、化疗及放疗等治疗又会加重消化道功能紊乱。这些因素综合作用的结果是患者出现机体代谢紊乱、营养不良和免疫力下降,影响机体对各种抗肿瘤治疗的耐受性、疗效及预后。

三、临床表现

(一)症状

早期胃癌可无症状,有的可有轻度消化不良,故经常被忽视。发展为进展期时可出现上腹不适、隐痛,进食后饱胀,出现食欲下降、消瘦、乏力、贫血及体重减轻。进展期胃癌最常见的症状是疼痛与体重减轻。贲门胃底癌可有胸骨后疼痛、呃逆和进行性吞咽困难;近幽门的胃癌可引起幽门梗阻而出现恶心、呕吐;肿瘤破坏血管后可有呕血、黑便,甚至上消化道大出血。晚期胃癌患者常可出现发热、贫血、消瘦、营养不良甚至恶病质等表现。当胃癌转移至肝和腹膜时,可产生黄疸、腹腔积液等;转移到肺或胸膜时,可有咳嗽和呼吸困难;当出现剧烈而持续的上腹痛并放射到肩背部时,提示肿瘤已穿入胰腺。胃癌穿孔则出现急性腹膜炎的表现。

(二)体征

早期胃癌可无任何体征,进展期胃癌的常见体征是上腹压痛和腹部肿块。能否发现腹块与癌肿的部位、大小及患者腹壁厚度等有关。胃窦部癌扪及腹部肿块者较多。胃癌晚期或转移时可触及左锁骨上淋巴结增大;直肠指检时可扪及坚硬肿块。

四、辅助检查

(一)实验室检查

可出现粪便隐血试验阳性;胃液游离酸测定多显示胃酸缺乏;胃液脱落细胞学检查是一种简便易行的方法,但未找到胃癌细胞,并不能排除患有胃癌。

(二)X 线钡餐检查

胃的气钡双重造影法可清晰显示胃黏膜表面的微细结构,能发现 1cm 以内的小胃癌,甚至 0.5cm 以内的微小胃癌。

(三)内镜检查

纤维胃镜检查可直接观察胃黏膜病变的部位和范围,并可取病变组织做病理学检查,是诊断胃癌的有效方法。内镜下超声检查,还可获得胃壁各层次的组织学特征及周围邻近器官的超声图像,用于确定胃肠黏膜下病变的性质,判断胃癌侵犯深度、范围及周围淋巴结转移情况。

(四)腹部超声检查

主要用于观察胃的邻近器官受浸润及淋巴结转移的情况。由于上腹部空腔器官的气体干扰,腹部超声图像质量和准确度远不如内镜超声。

(五)螺旋CT与PET/CT检查

多排螺旋CT扫描结合三维立体重建和模拟内镜技术，是一种新型无创检查手段，有助于胃癌的诊断和术前临床分期。PET可以判断淋巴结转移情况及远处转移情况，准确率较高。

五、治疗原则

早期诊断是提高胃癌治疗效果的关键。胃癌的治疗以手术为主，辅以化疗、放疗、生物治疗及中医中药等综合治疗。只要患者全身情况允许、无明确的远处转移，均应施行手术探查，切除肿瘤。

(一)手术治疗

1.根治性手术

原则是整块切除包括癌灶和可能受浸润胃壁在内的胃的部分或全部，按临床分期标准整块清除胃周围的淋巴结，临床上不残留任何癌组织，之后重建消化道。一般根治性胃大部切除的范围，应包括原发病灶在内的胃近侧或远侧的2/3～3/4，全部大小网膜、肝胃和胃结肠韧带及横结肠系膜前叶、十二指肠第一部分以及胃的区域淋巴结。若癌肿累及横结肠、肝左叶、胰体尾等邻近器官，也可做连同该受累器官的联合器官切除术。

2.微创手术

指在胃镜下行胃黏膜癌灶切除和腹腔镜下的胃部分切除甚至是全胃切除术。

3.姑息性手术

适用于癌肿已发生转移、无法完全切除者。若癌肿已经与周围组织浸润固定，无法切除，可行胃肠吻合术或空肠造口术。虽然姑息性手术不能完全或部分切除肿瘤，但可以缓解幽门梗阻、出血、疼痛等症状，或可降低患者的肿瘤负荷，同样可以延长生存期。

(二)化疗

是最主要的辅助治疗方法。早期胃癌根治术后原则上不必辅助化疗；进展期胃癌根治术后、姑息手术后、术后复发者需要化疗，可在术前、术中和术后用药。给药途径有口服、静脉注射、腹腔内给药、动脉插管区域灌注给药等。

(三)其他治疗

包括放疗、热疗、生物治疗及中医中药治疗等。胃癌细胞对放疗并不敏感，而正常的胃肠道黏膜上皮细胞又易被放射线损伤，因此不宜对胃癌进行单独的放疗。但放疗作为胃癌术前或术中的辅助治疗，有一定价值。中药治疗目前多数是配合手术或化疗进行综合治疗，可以减少化疗的不良反应和增强机体的抗病能力。

六、护理评估

(一)身体状况

1.症状

评估有无上腹不适、隐痛、进食后饱胀、食欲下降、消瘦、乏力、贫血及体重减轻；有无恶心、呕吐、呕血、黑便；有无黄疸、腹腔积液；有无咳嗽和呼吸困难；有无发热、贫血、消瘦、营养不良甚至恶病质等表现。

2.体征

评估有无上腹压痛和腹部肿块；有无左锁骨上淋巴结肿大；直肠指检是否可扪及坚硬肿块。

3.辅助检查

评估实验室及影像学检查结果。

(二)与疾病相关的健康史

询问患者有无胃肠道肿瘤家族史;是否来自胃癌高发病地区;是否长期吸烟,有无食用熏烤、腌渍食品及食用被真菌污染的食品史;有无幽门螺杆菌感染史,有无慢性萎缩性胃炎、胃息肉等癌前疾病或癌前病变史等。

(三)心理一社会状况

评估患者对胃癌的发生、相关因素、治疗、预后的了解;了解患者有无焦虑、恐惧心理,家庭经济状况以及家庭和社会支持方面的情况。

七、护理问题/诊断

(一)焦虑或恐惧

与癌症对生命威胁、患者缺乏对疾病的了解,惧怕手术、化疗等治疗及担心预后有关。

(二)营养失调

营养摄入低于机体需要量,与肿瘤消耗、术后禁食、胃肠道功能障碍有关。

(三)疼痛

与手术创伤、癌肿侵犯神经及患者的耐受力下降有关。

(四)活动无耐力

与手术创伤、术后营养摄入不足、体质虚弱有关。

(五)知识缺乏

缺乏有关胃癌的医疗护理知识。

(六)潜在并发症

出血、感染、吻合口破裂或瘘、术后梗阻、倾倒综合征等。

八、护理措施

(一)术前护理

1.心理护理

当患者得知自己患癌症后,常有一段时期不能接受。要注意发现患者的情绪变化,根据患者的需要程度和接受能力提供信息;根据患者的个体情况进行针对性的心理护理。消除患者的消极心理,增强其对治疗的信心,使其能够积极配合治疗和护理。

2.改善营养、调节饮食

胃癌患者术前要加强营养护理,纠正负氮平衡,纠正水、电解质紊乱,提高患者对手术的耐受力和术后恢复的效果。对能进食的患者要给予高蛋白、高热量、高维生素、易消化、少渣的食物;对不能进食或禁食的患者,应从静脉补给足够能量、氨基酸、电解质和维生素等营养物质。对重度营养不良、低蛋白血症、贫血的患者,尤其要重视术前营养状态的改善,必要时可输血浆或输全血。

3.胃肠道准备

术前一日进半流质饮食,术前晚或术晨灌肠清洁肠道,术晨留置胃管吸净胃内容物。有幽门梗阻者,术前 3 日开始每晚用温等渗盐液洗胃,消除胃内积存物,减轻胃黏膜水肿,以便于术中操作，减少手术时对腹腔的污染。胃体或胃大弯侧癌肿，在估计有切除部分横结肠可能时，术前应做好肠道准备。

4.呼吸道准备

戒烟，了解患者的肺功能。指导患者正确咳嗽、咯痰，痰液较多者给以翻身、叩背、雾化吸入等措施。

(二)术后护理

详见胃十二指肠溃疡。

九、健康教育

术后化疗、放疗期间应定期随访。术后初期每 3 个月复查一次，以后每半年复查一次。如果发病前的症状重现，或近期内出现体重减轻、食欲下降、疲乏无力、肝区肿胀或锁骨上淋巴结肿大应及时就诊。

第三节　肠梗阻

肠梗阻是指部分或全部的肠内容物不能正常流动并顺利通过肠道，是外科常见的急腹症之一。90%的肠梗阻发生于小肠，特别是最狭窄的回肠瓣，而结肠梗阻最常发生于乙状结肠。肠梗阻病情多变、发展迅速，常可危及患者生命。据统计，美国小肠梗阻的病死率为 10%，结肠梗阻病死率为 30%。肠梗阻患者若不能在 24 小时内诊断和及时处理，病死率还将增加。

一、病因及分类

引起肠梗阻的原因很多，可能是炎症、肿瘤、粘连、疝、肠扭转、肠套叠、食团堵塞及外部压力导致的肠腔狭窄；麻痹性肠梗阻、肠系膜血管栓塞及低血钾等也可引起小肠梗阻；另外，严重感染也可引起肠梗阻。80%的大肠梗阻是由肿瘤引起的，其中大部分发生在乙状结肠，其他还包括憩室炎、溃疡性结肠炎、以往的外科手术病史等。按照肠梗阻发生的原因，可将其分为机械性、血运性、动力性肠梗阻。

(一)机械性肠梗阻

1.粘连

是此型肠梗阻最常见原因。因手术或不明原因引起的粘连，尤其是外科手术遗留的异物刺激，都将使纤维和瘢痕组织形成束带，对肠腔形成外部压力，或使肠管与其他组织粘连，引起肠道变形、成角，甚至成为肠道扭转的轴心，造成肠道梗阻。在粘连的疾病基础上，饮食不当、剧烈运动或突然的体位改变可诱发肠梗阻。粘连引起的肠梗阻占各类梗阻的 20%～40%。

2.肠扭转和肠套叠

肠扭转是一段肠管沿肠系膜长轴旋转而形成闭袢性肠梗阻，常以肿瘤或憩室炎症的肠段扭转为多见，最多发生于小肠，其次为乙状结肠。小肠扭转多见于青壮年，常因饱餐后立即剧烈运动而发病；乙状结肠扭转多见于男性老年人，患者常有便秘习惯。肠扭转因血管受压，可在短期内发生肠绞窄和坏死，病死率高达 15%～40%。肠套叠是由于各种原因使近端肠管蠕动、压缩进入远端肠管，常见于婴幼儿及大肠肿瘤患者等。

3.肿瘤

大肠机械性肠梗阻80%由肿瘤引起，最常发生于乙状结肠。由于肿瘤生长较为缓慢，大肠肠腔较宽，因此多由粪块阻塞在梗阻部位而诱发或加剧肠梗阻的病程。小肠梗阻的表现常是小肠肿瘤的首发症状。

4.其他

嵌顿性疝、绞窄性疝因血运阻断、功能丧失，常引起肠梗阻。另外，先天性的肠道闭锁、寄生虫(蛔虫等)、粪块、结石、异物等也可引起肠梗阻。

(二)血运性肠梗阻

肠道血流由腹腔干和肠系膜上动脉、下动脉供应，各支血流在胰头部及横结肠等部位存在交通支相互连接。血流阻断可以引起部分性或完全性的肠梗阻。

(三)动力性肠梗阻

较为少见，此时肠壁本身无病变，由于神经反射或毒素刺激引起肠壁肌肉功能紊乱，无法正常蠕动，致使肠内容物无法正常通过，可分为麻痹性肠梗阻和痉挛性肠梗阻。麻痹性肠梗阻可见于外科手术后，腹膜受到刺激、交感神经系统反应使肠管蠕动消失长达72小时以上，大范围的手术或者后腹膜手术更易发生神经源性肠梗阻；另外，低血钾、心肌梗死和血管供血不足也可引起麻痹性肠梗阻。痉挛性肠梗阻比较少见，由肠壁肌肉异常收缩引起，可见于急性肠炎或慢性铅中毒。

另外，按照肠梗阻发生时是否出现肠壁血运障碍，可将其分为单纯性肠梗阻和绞窄性肠梗阻；按照梗阻发生的部位分为高位(空肠上段)和低位(回肠末段和结肠)肠梗阻；按照梗阻发生的快慢分为急性和慢性肠梗阻；按照梗阻的程度分为完全性和不完全性肠梗阻。若一段肠袢两端完全阻塞，如肠扭转，则称为闭袢性肠梗阻。

二、病理生理

(一)肠管局部的病理生理变化

当肠管梗阻时，首先引起梗阻以上的肠道蠕动加剧，试图克服阻力通过障碍；数小时后肠道蠕动无力，肠腔内压力暂时有所减小。梗阻使肠腔内不断积气、积液，积气主要来自咽下的气体，部分由肠道内容物细菌分解和发酵产生；积液主要来自胃肠道内分泌的消化液。大量的积气、积液引起近端肠管扩张、膨胀，因小肠较为狭窄、蠕动活跃，这一变化出现更早，小肠分泌大量的肠液，后果更为严重。随着梗阻时间延长和加剧，肠腔内压力不断增加，压迫肠壁导致血运障碍，先是肠壁静脉回流受阻，肠壁淤血、水肿，呈暗红色；如压力进一步增加无法缓解，肠壁动脉血流受阻，血栓形成，肠壁失去光泽，呈暗黑色，最后因缺血而坏死、穿孔。

(二)全身性病理生理变化

当肠腔梗阻时，部分肠液无法重吸收，保留在肠管内，另有部分因呕吐被排出体外，导致循环血容量明显减少，患者出现低血压、低血容量性休克。同时，由于体液减少，血细胞和血红蛋白相对增加，血液黏稠，血管梗阻性疾病(如冠心病、脑血管疾病和肠系膜栓塞)的发生率增加。

大量的呕吐和肠液吸收障碍还导致水、电解质丢失，高位肠梗阻患者因严重呕吐丢失大量胃酸和氯离子，低位肠梗阻患者 Na^+、K^+丢失更多，脱水、缺氧状态使酸性代谢产物剧增，患者出现严重的水、电解质紊乱和酸碱平衡失调。肠腔内积气、积液产生巨大的压力使肠道的吸收能力减弱，静脉回流减少，静脉充血，血管通透性增加，致使体液自肠壁渗透至肠腔和腹腔；同时，肠壁通透性增加，肠内细菌和毒素渗入腹腔，肠腔内容物潴留导致细菌繁殖并产生大量毒素，可引起腹膜炎、脓毒症，甚至全身感染。另外，肠腔膨胀使腹内压力增高，膈上升，腹式呼吸减弱，影响肺气体交换功能；同时，下腔静脉回流受到阻碍，加剧循环功能障碍。

三、临床表现

(一)症状

肠梗阻患者临床表现取决于受累肠管的部位和范围、梗阻对血运的影响、梗阻是否完全、造成梗阻的原因等多方面因素，主要表现为腹痛、呕吐、腹胀和停止排便、排气等。

1.腹痛

腹痛在不同类型肠梗阻的表现不尽相同。单纯性机械性肠梗阻，尤其是小肠梗阻表现为典型的、反复发作的、节律性的、阵发性绞痛，疼痛的原因是肠管加强蠕动试图将肠内容物推过梗阻部位，不断加剧的腹胀也是疼痛的原因之一。当腹痛的程度不断加重、间歇不断缩短，继而转为持续性腹痛时，可能发生了绞窄性肠梗阻。麻痹性肠梗阻表现为持续性胀痛。

2.呕吐

根据梗阻部位不同，呕吐出现的时间和性质各异。高位肠梗阻时，呕吐出现早且频繁，呕吐物主要为胃液、十二指肠液和胆汁；后期因细菌繁殖出现恶臭的暗色液体，提示感染可能增加。低位肠梗阻呕吐出现较晚，呕吐物常为带臭味的粪汁样物。若呕吐物为血性或棕褐色液体，常提示肠管有血运障碍。麻痹性肠梗阻时的呕吐呈溢出性。

3.腹胀

腹胀一般出现较晚，其程度与梗阻部位有关。高位肠梗阻由于呕吐频繁，腹胀不明显；低位或麻痹性肠梗阻则腹胀明显，遍及全腹，主要因呕吐无法完全排出内容物，造成积气、积液，内容物积聚，肠腔扩大，腹胀明显。

4.停止排气、排便

是肠梗阻必然出现的典型临床症状之一。但梗阻早期，尤其是高位肠梗阻，因梗阻以下肠内残存的粪便和气体仍可排出，故早期有少量排便时，不能否定肠梗阻存在。绞窄性肠梗阻者，可排出血性黏液样便。

单纯性肠梗阻早期全身情况多无明显改变，晚期可有口干舌燥、眼窝内陷、皮肤弹性差、尿少等脱水体征。严重缺水或绞窄性肠梗阻时，可出现脉搏细速、血压下降、面色苍白、四肢发凉等休克征象。

(二)体征

单纯性机械性肠梗阻常出现腹胀、肠型和蠕动波，肠扭转时腹胀多不对称，麻痹性肠梗阻则腹胀均匀。单纯性肠梗阻可有轻度压痛但无腹膜刺激征，绞窄性肠梗阻时可有固定压痛和腹膜刺激征。绞窄性肠梗阻者，腹腔有渗液，可有移动性浊音。机械性肠梗阻者，可闻及气过水声或金属音，肠鸣音亢进。麻痹性肠梗阻者，肠鸣音减弱或消失。

四、辅助检查

(一)实验室检

查单纯性肠梗阻的早期，变化不明显；随着病情的发展，因缺水和血液浓缩而使血红蛋白值及血细胞比容升高。绞窄性肠梗阻时,可有明显的细胞计数及中性粒细胞增加,并有电解质酸碱平衡失调时可有血清钠、血清钾、血清氯及血气分析值的变化。

(二)影像学检查

一般在肠梗阻发生4～6小时,X线立位平片可见胀气的肠袢,以及多数阶梯状液平面;空肠胀气可见"鱼肋骨刺"状的环形黏膜纹。绞窄性肠梗阻,X线检查可见孤立、突出胀大的肠袢,不因时间而改变位置。

(三)指肠指检

若见指套染血,应考虑绞窄性肠梗阻;若触及肿块,可能为直肠肿瘤等。

五、治疗原则

肠梗阻的治疗原则为解除梗阻和纠正因梗阻引起的全身性生理紊乱。

(一)基础治疗

1.胃肠减压

是治疗肠梗阻的重要措施之一。通过胃肠减压,吸出胃肠道内的气体和液体,从而减轻腹胀、降低肠腔内压力,减少肠腔内的细菌和毒素,改善肠壁血运。

2.纠正水、电解质紊乱及酸碱平衡失调

输液的量和种类根据呕吐及脱水情况、尿量并结合血液浓度、血清电解质值及血气分析结果决定。肠梗阻已存在数日、高位肠梗阻及呕吐频繁者,需补充钾。必要时输血浆、全血或血浆代用品,以补偿已丧失的血浆和血液。

3.防治感染

使用针对肠道细菌的抗生素防治感染、减少毒素的产生。

(二)解除梗阻

1.非手术治疗

适用于单纯性粘连性肠梗阻、动力性肠梗阻、蛔虫或粪块堵塞引起的肠梗阻,可通过基础疗法使肠管得到休息、症状缓解,避免刺激肠管运动。

2.手术治疗

适用于绞窄性肠梗阻、肿瘤、先天性肠道畸形引起的肠梗阻,以及经非手术治疗无效的肠梗阻患者,其原则是在最短时间内,以最简单的方法解除梗阻或恢复肠腔的通畅。手术方法包括粘连松解术、肠切开取出异物、肠切除吻合术、肠扭转复位术、短路手术和肠造口术等。

六、护理评估

(一)术前评估

1.健康史

了解患者的年龄,以及有无感染、饮食不当、过劳等诱因;既往有无腹部手术及外伤史,有无克罗恩病、溃疡性结肠炎、结肠憩室、肿瘤等病史。

2.身体状况

评估局部和全身各种体征出现的时间及动态变化的过程。

3.辅助检查

评估实验室检查、X线检查及直肠指检结果。

4.心理状况

评估患者对疾病及治疗方法的认识及对术前配合、术后康复知识的了解程度。

(二)术后评估

1.康复状况

评估术后生命体征及饮食卫生情况。

2.术后不适

评估切口疼痛及腹胀发生情况。

3.并发症

评估有无切口感染、术后肠粘连等。

七、护理问题/诊断

(一)体液不足

与大量呕吐、禁食、胃肠减压等有关。

(二)疼痛

与肠内容物不能正常运行或通过肠道障碍有关。

(三)舒适的改变

腹胀、呕吐,与肠梗阻致肠腔积液积气有关。

(四)潜在并发症

休克、腹腔感染、肠坏死、切口感染等。

(五)营养失调

摄入营养低于机体需要量,与禁食、呕吐有关。

八、护理措施

(一)非手术治疗的护理

1.饮食

肠梗阻患者应禁食,待梗阻缓解,患者排气、排便,腹痛、腹胀消失后可进流质饮食,忌食易产气的甜食和牛奶等,以后逐渐转为半流质饮食。

2.胃肠减压

胃肠减压是治疗肠梗阻的重要措施之一,通过持续实行胃肠减压,吸出胃肠道内的积气积液,减轻腹胀及降低肠腔内的压力,改善肠壁的血液循环,有利于改善局部和全身情况。胃肠减压期间注意观察和记录引流液的颜色、性状和量,如发现有血性液体,应考虑有绞窄性肠梗阻的可能。减压期间应做好口腔护理,保存口腔清洁卫生。

3.缓解疼痛

在确定无肠绞窄或肠麻痹后,可应用阿托品类抗胆碱药物,以解除胃肠道平滑肌痉挛,使患者腹痛得以缓解。但不可随意应用吗啡类镇痛药,以免影响观察病情。

4.呕吐的护理

呕吐时应坐起或头侧向一边,及时清除口腔内呕吐物,以免误吸引起吸入性肺炎或窒息;观察记录呕吐物的颜色、性状和量。

5.记录出入液量

准确记录输入的液体量,同时记录胃肠引流管的引流量、呕吐及排泄的量、尿量等,为临床治疗提供依据。

6.缓解腹胀

除行胃肠减压外,可热敷或按摩腹部,针灸双侧足三里穴;如无绞窄性肠梗阻,也可从胃管注入液状石蜡、生植物油或中药,每次20～30mL,可促进肠蠕动。

7.纠正水、电解质紊乱和酸碱平衡失调

是一项极为重要的措施。基本溶液为葡萄糖、等渗盐水,严重者还需输给血浆或全血。输液所需的种类和量根据呕吐情况、胃肠减压量、缺水体征、尿量,并结合血清钠、血清钾、血气分析结果而定。

8.防治感染和毒血症。

遵医嘱给予抗生素,注意观察药物的效果及不良反应。

9.严密观察病情变化

定时测量记录患者的生命体征,严密观察腹痛、腹胀、呕吐及腹部体征情况,若患者症状与体征不见好转或反而有加重,应考虑有肠绞窄的可能。绞窄性肠梗阻的临床特征为:①腹痛发作急骤,起始即为持续性剧烈疼痛,或在阵发性加重之间仍有持续性剧烈疼痛,肠鸣音可不亢进,呕吐出现早、剧烈而频繁;②病情发展迅速,早期出现休克,经抗休克治疗后改善不明显;③有明显腹膜刺激征,体温升高,脉率增快,白细胞计数增高;④腹胀不对称,腹部有局部隆起或触及有压痛的肿块;⑤呕吐物、胃肠减压抽出液、肛门排出物为血性,或腹腔穿刺抽出血性液体;⑥经积极非手术治疗而症状体征无明显改善;⑦腹部X线片,符合绞窄性肠梗阻的特点。此类患者病情危重,多处于休克状态,一旦发生则需紧急做好术前准备,为抢救患者争取时间。

(二)术后护理

1.观察病情变化

观察生命体征变化;有无腹痛、腹胀、呕吐及排气等。如有腹腔引流时,应观察记录引流液颜色、性质及量。

2.体位

血压平稳后给予半卧位。

3.饮食

术后禁食、禁水,禁食期间应给予补液及肠外营养。当肠蠕动恢复并有排气后,可开始进食少量流质饮食,进食后无不适方可逐步过渡到半流质饮食、普通饮食;肠吻合术后进食时间应适当推迟。

4.术后并发症的观察与护理

术后鼓励患者早期活动,防止肠粘连,24小时可床上活动,3日后下床活动。若出现腹部胀痛、持续发热、白细胞计数增高、腹部切口处红肿,且以后流出较多带有恶臭味液体,应警惕有腹腔内感染及肠瘘的可能,应及时报告医师并积极处理。

九、健康教育

(1)告知患者注意饮食卫生,不吃不洁的食物,避免暴饮、暴食。嘱患者出院后进易消化食物，少食刺激性食物。

（2）避免腹部受凉和饭后剧烈活动。

（3）保持大便通畅，老年便秘者应及时服用缓泻剂。

（4）出院后若有腹痛、腹胀、停止排气排便等不适，应及时就诊。

第四节　肠瘘

肠瘘是指肠管之间、肠管与其他器官或者体外出现病理性通道，造成肠内容物流出肠腔，引起感染、体液丢失、营养不良和器官功能障碍等一系列病理生理改变。肠瘘可分为内瘘和外瘘两类，内瘘是指肠管与其他空腔器官相通、肠内容物不流出腹壁外者，如胃结肠瘘、肠膀胱瘘；外瘘是指肠壁上有异常穿孔，致肠内容物由此漏出体表外，主要见于术后并发症如小肠瘘、结肠瘘等。

一、病因与分类

（一）非创伤性

（1）急性或慢性炎症和特异性感染，先有弥漫性或局限性腹膜炎，后形成腹腔脓肿，脓肿自行穿破或手术切开后，开始表现为肠外瘘。

（2）各种疾病引起的肠绞窄和急性穿孔。

（3）肿瘤侵蚀腹壁溃破。

（二）创伤性

（1）人造瘘，为达到治疗目的而造成。

（2）手术因肠壁的缝合不妥，致在缝合处先有肠内容物漏出成为腹腔脓肿，以后再自行穿出腹壁或经手术引流而形成肠外瘘；因误伤肠管或其血运引起肠壁坏死穿孔；继腹腔脓肿的引流以后，因引流管放置位置不当或其他异物的刺激而形成肠壁坏死穿孔；手术方式不妥或错误也可造成肠外瘘。

（3）腹部的穿透性损伤、火器伤、锐器伤。

（4）放射损伤。

二、病理生理

肠瘘出现后，将引起一系列特有的病理生理改变，主要包括水与电解质紊乱和酸碱平衡失调、营养不良、消化酶的腐蚀作用、感染以及器官功能障碍等方面。依据瘘口的位置、大小、流量以及原有疾病的不同，肠瘘对机体造成的影响也不相同。瘘口小、位置低、流量少的肠瘘引起的全身病理生理改变小；高位、高流量的瘘则引起的病理生理改变比较明显，甚至出现多器官功能衰竭而导致患者死亡。

（一）水、电解质紊乱和酸碱平衡失调

肠瘘按其流出量的多少分为高流量瘘与低流量瘘。消化液丢失量的多少取决于肠瘘的部位，十二指肠、空肠瘘丢失肠液量大，称为高位肠瘘，而结肠及回肠瘘肠液损失少，称为低位肠

瘘。大量肠液流失可引起水、电解质紊乱和酸碱平衡失调，甚至危及患者生命。

(二)营养不良

因肠液丢失，肠液中营养物质和消化酶丢失，消化吸收功能障碍，合并感染等因素，加重了营养不良，其后果与短肠综合征相同。

(三)消化酶的腐蚀作用

肠液腐蚀皮肤可使皮肤发生糜烂、溃疡甚至坏死，消化液积聚在腹腔或瘘管内，可能腐蚀其他器官，也可能腐蚀血管造成大量出血，伤口难以愈合。

(四)感染

肠瘘一旦发生，由于引流不畅可造成腹腔内脓肿形成。肠腔内细菌污染周围组织而发生感染，又因消化酶的腐蚀作用使感染难以局限，如肠瘘与胆道、膀胱相通则引起相应器官的感染，甚至发生败血症。

三、临床表现

(一)症状

肠外瘘的主要临床表现是腹壁有一个或多个瘘口，有肠液、胆汁、气体或食物排出，术后肠外瘘患者可于手术 3～5 日后出现症状，先有腹痛、腹胀及体温升高，继而出现局限性或弥漫性腹膜炎征象或腹内脓肿。术后 1 周左右，脓肿向切口或引流口穿破，创口内即可见脓液、消化液和气体排出。

(二)体征

较小的肠外瘘可仅表现为经久不愈的感染性窦道，于窦道口间歇性地有肠内容物或气体排出。严重的肠外瘘可直接在创面观察到破裂的肠管和外翻的肠黏膜，即唇状瘘，或虽不能直接见到肠管，但有大量肠内容物流出，称为管状瘘。由于瘘口流出液对组织的消化和腐蚀，再加上感染的存在，可引起瘘口部位皮肤糜烂或出血。肠外瘘发生后，由于大量消化液的丢失，患者可出现明显的水、电解质紊乱及酸碱平衡失调。由于机体处于应激状态，分解代谢加强，可出现负氮平衡和低蛋白血症。严重且病程长者，由于营养物质吸收障碍及大量含氮物质从瘘口丢失，患者体重可明显下降，并可见皮下脂肪消失或骨骼肌萎缩。

四、辅助检查

(一)实验室检查

1.血常规

白细胞计数和中性粒细胞比例增多，血红蛋白值、红细胞计数下降。

2.血清电解质

可有低血钾、低血钠等血清电解质紊乱的表现。

(二)影像学检查

1.B 超及 CT 检查

可以检查腹腔内有无脓肿及其分布情况，了解有无胸腹腔积液、有无腹腔实质器官的占位病变等，必要时可在 B 超引导下经皮穿刺引流。

2.消化道造影

包括口服造影剂行全消化道造影和经腹壁瘘口行消化道造影，是诊断肠瘘的有效手段。

消化道造影常可明确是否存在肠瘘、肠瘘的部位与数量、瘘口的大小、瘘口与皮肤的距离、瘘口是否伴有脓腔以及瘘口的引流情况，同时还可明确瘘口远端、近端肠管是否通畅。对肠瘘患者进行消化道造影检查时，应注意造影剂的选择。一般不宜使用钡剂，因为钡剂不能吸收也难以溶解，会造成钡剂存留在腹腔和瘘管内，形成异物，影响肠瘘的自愈；钡剂漏入腹腔或胸腔后引起的炎性反应也较剧烈。一般对早期肠外瘘患者多使用60%泛影葡胺，将60%的泛影葡胺60～100mL直接口服或经胃管注入。造影时应动态观察胃肠蠕动和造影剂分布的情况，注意造影剂漏出的部位、漏出的量与速度、有无分支岔道和脓腔等。

3.其他

瘘管造影如果是唇状瘘，在明确瘘口近端肠管的情况后，还可经瘘口向远端肠管注入造影剂进行检查。

五、治疗原则

(一)控制感染

(1)在瘘的早期，如引流不畅，在进行剖腹探查时，应用大量等渗盐液冲洗腹腔，并做多处引流；或扩大瘘口以利于引流。

(2)肠瘘或腹腔脓肿部均用双套管24小时持续负压引流。

(3)在治疗过程中，严密观察有无新的腹腔脓肿形成，并及时处理。

(二)瘘口处理

(1)早期主要应用双套管做持续负压引流，将漏出的肠液尽量引流至体外。经1～4周引流后，可形成完整的瘘管，肠液不再溢出至瘘管以外的腹腔内；再经持续负压引流，如无妨碍瘘口自愈的因素，管状瘘一般在3～6周内可自愈。全胃肠道外营养可减少肠液的分泌量，如加用生长激素抑制素则更能降低肠液漏出量，提高管状瘘的自愈率、缩短愈合时间。

(2)感染控制、瘘管形成后，经造影证实无脓腔、远侧肠袢无梗阻时，管状瘘可应用医用黏合剂堵塞瘘管，控制肠液外漏，促进瘘管愈合。

(3)唇状瘘或瘘口大、瘘管短的管状瘘，可用硅胶片内堵，起机械性关闭瘘口的作用，并保持肠道的连续性，控制肠液外漏，恢复肠道功能，达到简化处理与加强肠道营养支持的目的。若远侧肠袢有梗阻，则不能用“内堵”，仍应进行持续负压引流。

(4)在肠液引流良好的情况下，瘘口较小、瘘口周围皮肤无糜烂者，可用人工肛门袋，既可保护皮肤、防止皮肤糜烂，又可减少换药次数、方便患者活动。若皮肤有糜烂，应每日更换敷料1～2次，一般不需应用油膏保护；如有需要，可涂敷复方氧化锌软膏。

(三)营养支持

瘘管发生早期或肠道功能未恢复时，可应用全胃肠外营养。若需较长时间应用全胃肠道外营养，应补给谷氨酰胺。

(四)手术治疗

1.手术指征

(1)未愈的管状瘘，影响管状瘘愈合的因素有结核、肿瘤、远侧肠袢梗阻、异物存留、瘘口附近有残余脓肿、瘘管瘢痕化或上皮化等。

(2)唇状瘘，此种瘘很少能自愈。

2.手术方式

肠瘘的手术方式有瘘口局部肠袢楔形切除缝合术、肠段切除吻合术、肠瘘部肠袢旷置术与带血管蒂肠浆肌层片或全层肠片修补术等，其中以肠段切除吻合术最为常用。肠浆肌层片用于修复肠段难以切除的瘘。

六、护理评估

(一)身体状况

1.症状、体征

评估患者生命体征、意识状态，有无有腹痛、腹胀及体温升高等感染性腹膜炎表现。评估瘘口，有无肠液、胆汁、气体或食物排出物；瘘口部位皮肤有无糜烂或出血。由于营养物质吸收障碍及大量含氮物质从瘘口丢失，患者体重可明显下降、皮下脂肪消失或骨骼肌萎缩。

2.辅助检查

结合实验室检查结果判断有无贫血及水、电解质紊乱与酸碱平衡失调。

(二)与疾病相关健康史

(1)有无外伤史及手术史。

(2)有无腹腔内器官的化脓性疾病等因素。

(3)治疗史。

(4)有无其他伴随疾病，如心血管疾病、糖尿病等。

(三)心理－社会支持

患者有无因病程长、工作和生活受到影响、家庭经济负担增加、担心疾病的预后而感到焦虑不安；由于瘘口流出液对组织的消化和腐蚀，再加上感染的存在，可引起瘘口部位皮肤糜烂或出血而使患者感到痛苦。因肠瘘病程长、治疗时间久、药物花费多，应评估家庭成员能否给予足够的心理支持。

七、护理问题/诊断

(一)营养失调

低于机体需要量，与肠液大量外漏、炎症和创伤等所致的高消耗有关。

(二)体液不足

与禁食、肠液大量外漏有关。

(三)皮肤的完整性受损

与瘘口周围皮肤被消化液腐蚀致糜烂后有关。

(四)潜在的并发症

腹腔感染、胃肠道后瘘口出血、肝(肾)功能障碍。

八、护理措施

(一)心理护理

向患者及家属解释肠瘘的发生、发展过程和治疗，使其消除顾虑，增强对疾病治疗的信心。

(二)维持体液平衡

严密监测患者的生命体征及症状、体征的变化;正确记录出入量;遵医嘱收集血标本,分析血清电解质及血气分析结果等。若患者出现口渴、少尿、皮肤弹性差及生命体征的改变,应及时调整输液种类、速度和电解质。

(三)控制感染

取低半坐卧位,以利于漏出液积聚于盆腔和局限化、减少毒素吸收及引流。加强负压引流及灌洗护理,一般情况下负压以－7.0～－20.0kPa 为宜,具体应根据肠液黏稠度及日排出量调整。注意避免负压过小致引流不充分,或负压太大造成肠黏膜吸附于管壁引起损伤和出血。当瘘管形成,漏出液少时,应降低压力。保持引流管通畅,妥善固定引流管,保持各处连接紧密,避免扭曲、脱落。定时挤压引流管,及时清除双腔套管内的血细胞凝集块、坏死组织等,以免堵塞。可通过灌洗和吸引的声音判断引流效果,若吸引过程中听到明显气过水声,表明引流效果好。若出现管腔堵塞,可朝顺时针方向缓慢旋转松动外套管;若无效,应通知医师,另行更换引流管。通过灌洗和吸引量判断进出量是否平衡,若灌洗量大于吸引量,常提示吸引不畅,须及时处理。调节灌洗液的量及速度,通过腹腔灌洗可稀释浓稠的肠液,减少其对周围组织的刺激,同时有利于保持负压吸引的通畅。灌洗液的量及速度取决于引流液的量及性状。一般每日的灌洗量为 2000～4000mL,速度为 40～60 滴/分,若引流液量多且黏稠,可适当加大灌洗的量及速度;而在瘘管形成时,肠液溢出减少后,灌洗量可适当减少。灌洗液以等渗盐水为主,若有脓腔形成或腹腔内感染严重,灌洗的等渗盐水内可加入敏感抗生素。灌洗时,注意保持灌洗液的温度在 30～40℃,避免过冷所造成的不良刺激。

(四)堵瘘的护理

肠瘘经过引流、冲洗后,成为被控制的瘘(肠液能按治疗的要求引流至体外)。此时可根据瘘的情况选用不同的堵瘘方法,包括外堵法和内堵法两种。外堵法适用于经过充分引流、冲洗,已经形成完整、管径直的瘘管。用医用黏合胶、盲端橡胶管或塑料管、水压等方法将瘘管堵塞,可达到肠液不外溢、瘘口自行愈合的目的。瘘口外堵后,护理时应注意外堵物是否合适、肠液有无继续外漏、患者有无疼痛不适、瘘口周围组织有无红肿,体温、脉搏、呼吸有无变化。若有肠液外渗,除调整外堵方法外,还须及时更换敷料,瘘口周围皮肤涂复方氧化锌软膏保护。内堵法适用于需手术才能治愈的唇状瘘及瘘管短且口径大的瘘。可用乳胶片或硅橡胶片等放入肠腔内将瘘口堵住,使肠液不再流至肠外。护理时应注意观察有无因堵片损伤周围组织而导致的炎症;堵片位置是否合适;注意观察肠液外溢的量,若肠液溢出量大,应注意堵片位置有无移动或堵片质地变软、弹性不够、不能与肠黏膜紧贴,必要时更换堵片。听取患者的主诉并观察腹部体征,若出现腹痛、腹胀、恶心、呕吐、肠鸣音亢进等,可能为堵片位置不合适引起的机械性肠梗阻,应予以及时处理。

(五)营养支持

因大量营养物质从瘘流失,加之禁食、感染及消耗,若不注重营养补充,机体将迅速发生衰竭。在瘘早期时,多采用经中心静脉置管行全胃肠外营养;随着病情的稳定、漏出液减少、肠功能恢复,逐渐恢复肠内营养。

(六)瘘口周围皮肤的护理

瘘管渗出的肠液具有较强的腐蚀性,常造成周围皮肤糜烂,甚至溃疡、出血。应定期观察负压吸引是否通畅,及时处理引流管堵塞;及时发现并吸净漏出的肠液,保持皮肤清洁、干燥;局部清洁后涂抹复方氧化锌软膏保护。清洗皮肤时应选用中性皂液或0.5%氯己定。若局部皮肤发生糜烂,可采取红外线或超短波等理疗处理。

九、健康教育

(一)疾病预防

(1)了解肠液溢出时及时清除的重要性,以防瘘口周围皮肤损伤。

(2)在瘘口封闭后可进行活动。

(二)自我护理

开始进食以低脂肪、适量蛋白、高碳水化合物饮食为宜,随着肠道代谢功能的建立,可逐渐增加一些蛋白质与脂肪。食物宜低渣、易吸收,应由少量逐步增加,以防消化不良。

第七章　泌尿外科疾病护理

第一节　肾腺癌

一、概述

肾腺癌即肾癌，通常是指肾细胞癌，占原发肾肿瘤的85%，占成年人恶性肿瘤的3%。肾细胞癌在泌尿系统肿瘤中的发病率在膀胱癌、前列腺癌之后，居第三位。尽管肾细胞癌的患病年龄趋于年轻，但该病的发病高峰在50～60岁的人群。男性多于女性，比例约为2∶1，无明显的种族差异。

肾细胞癌的病因迄今尚不清楚，目前认为与环境接触、职业暴露、染色体畸形、抑癌基因缺失等有密切关系。流行病学调查结果显示吸烟是唯一的危险因素，即吸烟人群比非吸烟人群患肾细胞癌的危险性高2倍以上。此外，石棉、皮革等制品也与肾细胞癌的发病有很大关系。遗传因素对肾细胞癌的发生有重要作用，如von Hippel-lindau病，可以累及多个脏器，其中包括肾。

二、临床表现

(一)血尿

无痛性全程肉眼血尿常是患者就诊的初发症状，常无任何诱因，也不伴有其他排尿症状。数次血尿后，常自行停止，再次发作后，病情逐渐加重。

(二)肿块

肿瘤长大后，可在肋缘下触及包块，包块较硬，表面不平，如肿瘤和周围组织粘连则因固定不随呼吸上下活动，双手合诊时，肾脏肿块触诊更为清晰。

(三)疼痛

肾肿瘤早期，常无任何疼痛不适，因肾肿瘤本身引起的疼痛仅占患者40%。病变晚期则可由于肿瘤包块压迫肾包膜或牵拉肾蒂而引起腰部酸胀坠痛，在出血严重时，偶可因血块梗阻输尿管引起绞痛。

(四)并发症表现

左肾肿瘤可伴继发性左侧精索静脉曲张，癌栓侵及下腔静脉时可出现下肢水肿，病灶远处转移患者，可出现转移病灶的症状，如肺转移可出现咳嗽、咯血，骨骼转移可出现病理性骨折等。约有43%的患者出现高血压表现，晚期患者常出现明显消瘦、贫血、低热、食欲匮乏、失重等恶病质表现。

(五)辅助检查

1.B超检查

能检出直径1cm以上的肿瘤，一般为低回声，境界不清晰。

2.CT 扫描

为目前肾肿瘤术前的常规检查，征象为肾形扩大，肿瘤向肾外突出，平扫时肿瘤密度比实质密度略低。

3.静脉肾盂造影

可以了解双侧肾脏的功能以及肾盂、输尿管和膀胱的情况，对治疗有参考价值。

4.磁共振成像

应用磁共振成像进行肾癌临床分期正确率能达到 90%。肾门和肾周围间隙脂肪产生高信号强度，肾外层皮质为高信号强度，中部髓质为低信号强度。

5.肾动脉造影及栓塞

可发现泌尿系造影时肾盂肾盏未变形的肿瘤。

三、治疗原则

(一)手术治疗

肾癌一经确诊，应尽早行肾癌根治性切除术。手术切除范围包括患肾、肾周围的正常组织、同侧肾上腺、近端 1/2 输尿管、肾门旁淋巴结。手术入路取决于肿瘤分期和肿瘤部位等。近年开展了腹腔镜肾癌根治性切除术，此方法具有创伤小、出血少、患者术后恢复快等优点，已成为肾癌根治性切除术的首选方法。

(二)激素治疗

黄体酮、睾酮对转移性肾癌具有缓解病情的作用。

(三)免疫治疗

卡介苗、转移因子、免疫 RNA、干扰素、白细胞介素等对预防复发或缓解病情发展有一定用处。

四、护理评估

1.了解家族中有无肾癌发病者，初步判断肾癌的发生时间。

2.发病特点：患者有无血尿、血尿程度，有无排尿形态改变和经常性腰部疼痛。本次发病是体检时无意发现还是出现血尿、腰痛或自己扪及包块而就医。不适是否影响患者的生活质量。

3.身体状况：包括肿块位置、大小、数量，肿块有无触痛、活动度情况。全身重要脏器功能状况，有无转移灶的表现及恶病质。

五、护理要点及措施

(一)术前护理要点及措施

1.全面评估患者

包括健康史及其相关因素、身体状况、生命体征，以及神志、精神状态、行动能力等。

2.心理护理

对患者给予同情、理解、关心、帮助，告诉患者不良的心理状态会降低机体的抵抗力，不利于疾病的康复。解除患者的紧张情绪，更好地配合治疗和护理。部分血尿患者可出现紧张和焦虑情绪，应给予疏导。

3.血尿护理

注意观察患者的血尿程度,可嘱患者多饮水,以起到稀释尿液,防止血块堵塞的目的。当血尿严重,血块梗阻输尿管出现绞痛时,应报告医生给予解痉镇痛处理。

4.饮食护理

指导患者多进食富有营养、易消化、口味清淡的膳食,以加强营养,增强机体抵抗力,纠正贫血,改善一般状态,必要时给予输血,补液。协助患者做好术前相关检查工作,如影像学检查、心电图检查、胸部X线片、血液检查、尿便检查等。

5.做好术前护理

备皮,给患者口服泻药,术前1天中午嘱患者口服50%硫酸镁40mL,30min内饮温开水1000~1500mL。如果在晚19:00前大便尚未排干净,应于睡前进行清洁灌肠。

6.做好术前指导

嘱患者保持情绪稳定,避免过度紧张焦虑,备皮后洗头、洗澡、更衣,准备好术后需要的各种物品如一次性尿垫、痰杯等,术前晚22:00以后禁食水,术晨取下义齿,贵重物品交由家属保管等。

(二)术后护理要点及措施

1.严密观察患者生命体征的变化

生命体征包括体温、血压、脉搏、呼吸。观察并记录生命体征1次/4h。

2.引流管的护理

术后患者留置切口引流管及尿管,在活动、翻身时要避免引流管打折、受压、扭曲、脱出等。引流期间保持引流通畅,定时挤压引流管避免因引流不畅而造成感染积液等并发症。维持引流装置无菌状态,防止污染,引流管皮肤出口处必须按无菌技术换药,每天更换引流袋。

3.引流液的观察

术后引流液的观察是重点,每日记录和观察引流液的颜色、性质和量,如在短时间内引流出大量血性液体(一般>200mL/h),应警惕发生继发性大出血的可能,同时密切观察血压和脉搏的变化,发现异常及时报告医生给予处理。

4.基础护理

(1)患者术后清醒后,改为半卧位,以利于伤口引流及减轻腹压,减轻疼痛。

(2)患者卧床期间,应协助其保持床单位整洁和卧位舒适,定时翻身,按摩骨突处,防止皮肤发生压疮。

(3)满足患者生活上的合理需求。

(4)晨晚间护理。

(5)雾化吸入2次/日,会阴冲洗1次/日。

5.专科护理

术前从股动脉插管行肾动脉栓塞术者,术后应密切观察穿刺侧足背动脉搏动情况,防止因穿刺部位血栓形成影响下肢血供。同时行栓塞术后,患者可出现腹痛、恶心、腹胀、发热等症状,应密切观察,发现异常及时报告医师处理。

6.增进患者的舒适度

术后会出现疼痛，恶心，呕吐，腹胀等不适，及时通知医师，对症处理，减少患者的不适感。

7.术后活动

一般术后24～48小时即可离床活动。但行肾部分切除术、肾肿瘤剜除术的患者应绝对卧床7～14天，减少活动。主要是因为肾组织脆嫩，血供丰富，不易愈合，易出血。

8.心理护理

根据患者的社会背景、个性及不同手术类型，对每个患者提供个体化心理支持，并给予心理疏导和安慰，以增强战胜疾病的信心。

六、健康教育

(一)活动与休息指导

向肾部分切除患者说明手术后3个月内不能参加体力劳动和剧烈的活动，要保证充足的睡眠。肾切除患者1个月后适当从事轻体力活动和康复锻炼，防止疲劳和体力过多消耗，保证充足的睡眠。

(二)饮食与用药指导

嘱进食高蛋白、高热量、高维生素饮食，以提高机体抵抗力。免疫治疗患者应定期检测肝功能每月1次，嘱咐患者尽量避免服用对肾脏有损害的药物。

(三)复诊指导

告知患者每2～3个月复查1次腹部B超、胸部X线片、核素骨扫描、CT，了解肿瘤有无复发及转移，终身随访，如出现血尿、腰痛等不适症状立即就医。

第二节　前列腺增生

一、概述

前列腺增生(BPH)，也称为前列腺肥大，其病理改变主要为前列腺组织及上皮增生。症状以前列腺体积增大、尿频、进行性排尿困难为表现；是老年男性的常见病，60岁以上老年人BPH总发病率为33%～63%，BPH发病呈上升趋势，是泌尿外科最常见的疾病之一。

病因尚不完全清楚：目前公认老龄和有功能的睾丸是发病基础，上皮和基质相互影响，各种生长因子的作用，随年龄增长睾酮、双氢睾酮以及雌激素的改变和失去平衡是前列腺增生的重要病因。

二、临床表现

(一)前列腺增生所引起的临床表现

主要是由于尿道前列腺部受到增生前列腺的压迫而引起尿路梗阻所产生的。症状的出现取决于梗阻的程度。

(1)最初的症状是尿频、尿急、夜尿多；早期因前列腺充血刺激引起，随梗阻加重，残余尿量增多，膀胱有效容量减少，尿频更加明显。

(2)最重要的症状是进行性排尿困难、尿等待、尿中断、尿不尽;轻度梗阻时,排尿迟缓、断续、尿后滴沥。梗阻严重时,排尿费力、射程缩短、尿线细而无力、终呈滴沥状。

(3)尿潴留,表现为残余尿增加、膀胱区膨隆,充盈性尿失禁。急性尿潴留,不能排尿;前列腺增生的任何阶段,可因受凉、劳累、饮酒等使前列腺突然充血、水肿,发生急性尿潴留。

(4)其他症状:前列腺增生时可因局部充血发生无痛血尿,若合并感染、结石,可有尿急、尿痛等膀胱刺激症状。少数患者晚期可出现肾积水和肾功能不全表现。

(二)辅助检查

1.直肠指诊

将膀胱排空后,患者取站立弯腰位或截石位,直肠指检可以对前列腺大小、突入直肠的程度、中央沟是否存在以及前列腺之硬度、有无压痛、是否存在结节、腺体是否固定等做客观的了解,使医师取得第一手临床资料,有助于前列腺增生的诊断和其他疾病的鉴别。

2.尿流率

正常值:$Q_{max}>15mL/s$,尿流率是指在1次排尿过程中单位时间内排出的尿量,从尿流率的变化能间接测知下尿路的功能。前列腺增生主要以下尿路、膀胱部梗阻为主要病理改变,前列腺增生可以影响尿流量,从而在尿流曲线上反映出来,曲线的主要特征是梗阻,最大尿流率及平均尿流率均比正常低,排尿时间延长。若 $Q_{max}<10mL/s$ 为手术指征。

3.B超

通过B超可测量残余尿,残余尿测定作为诊断前列腺增生的重要指标广泛应用于临床,对判断梗阻程度的轻重和了解膀胱功能,有重要意义。残余尿正常应<10mL,一般残余尿达50mL以上即提示膀胱逼尿肌已处于早期失代偿状态,可作为手术指征之一。

4.前列腺特异抗原测定(PSA)

PSA是诊断前列腺癌的特异性指征,正常为0~4ng/mL,前列腺体积较大、有结节或较硬时,应测定血清PSA,以排除合并前列腺癌的可能性。

三、治疗原则

梗阻较轻或难以耐受手术的,可以采取非手术治疗法或姑息性手术。膀胱残余尿超过50mL或曾经出现过急性尿潴留的患者应手术治疗。

(一)药物治疗

1.α受体阻滞药(降低尿道阻力):酚苄明、坦洛斯等。

2.5α还原酶抑制药(减少双氢睾酮生成):非那雄胺(保列治)、依立雄胺(爱普列特)。

(二)介入性治疗

前列腺增生发生在老年人常因年龄过大,体力衰弱或合并较重的心肺疾病,难于耐受手术创伤,而药物治疗效果不佳。通过物理、化学、机械等方式作用于前列腺局部以解除梗阻,这些方法包括局部热疗、激光、微波、射频、化学消融、支架等。

(三)手术治疗

方式有经尿道前列腺电切术(TUR-P),耻骨上经膀胱前列腺摘除术,耻骨后前列腺摘除术,经会阴前列腺摘除术,经尿道前列腺汽化TVP术。

四、护理评估

(一)健康史及相关因素

包括患者发生前列腺增生的年龄,排尿不适的程度及有无对生活质量的影响。了解患者尿急、尿频的程度,夜尿的次数;有无进行性排尿困难。有无其他伴随疾病,如心脑血管疾病、肺气肿、糖尿病等。

(二)身体评估

了解患者排尿困难的程度及尿频、尿潴留情况,逼尿肌功能,有无泌尿系感染。重要脏器功能及营养情况,评估患者对手术的耐受性。

五、护理要点及措施

(一)术前护理要点及措施

1.全面评估患者

包括健康史及其相关因素、身体状况、生命体征,以及神志、精神状态行动能力等。

2.心理调适指导

本病多为老年人,行动不便,尿频、尿急、排尿困难、溢尿等症状常使患者苦不堪言,因此,要多鼓励患者诉说内心的苦恼,认真倾听并给予有效的心理疏导,解答患者疑问,讲解手术方法、术后注意事项,增强患者对治疗的信心。

3.休息与活动指导

嘱咐患者术前可适当活动,但应避免过度疲劳,保证足够休息和睡眠,活动时穿防滑跟脚的便鞋,行动不便的老年人活动时最好使用拐杖并有人陪伴。指导练习在床上做肢体的主动运动,讲解术后应采取的卧位,演示更换体位的方法及注意事项。

4.术前准备指导

老年人易发生心血管意外,指导患者术前避免过度劳累而引起心肌缺氧。教会患者正确咳痰及咳嗽、咳痰时保护伤口的方法。指导患者吃清淡、易消化、低脂、高蛋白和高维生素的饮食,少食多餐,以减轻心脏和胃肠道的负担。对于便秘的患者,告之多食高纤维素的食物,增加饮水量和活动量,以保持大便通畅并指导练习床上排便。

5.尿管护理指导

指导术前留置尿管的患者多饮水,达到自我冲洗的作用,防止尿路感染,教会患者膀胱功能锻炼。告之下床活动时尿袋不能高于耻骨联合,预防尿液逆流引起感染。

(二)术后护理要点及措施

1.严密观察患者生命体征的变化

包括体温、血压、脉搏、呼吸。观察并记录生命体征 1 次 14h。观察患者的意识状态,老年人多有心血管疾病,因麻醉及手术刺激易引起血压下降或诱发心脑并发症,应严密观察生命体征及意识。

2.体位

平卧 2 天后改半卧位,固定或牵拉气囊尿管,防止患者坐起或肢体活动时,气囊移位而失去压迫膀胱颈口的作用,导致出血。

3.膀胱冲洗的护理

术后遵医嘱给予持续膀胱冲洗3～7天，直至冲洗液清亮为止。冲洗速度可根据冲洗液颜色而定，色深则快，色浅则慢；保持冲洗管道通畅，如有血块阻塞，及时以冲洗器或注射器抽出血块，以免造成膀胱充盈、膀胱痉挛而加重出血。准确记录24小时液体出入量，保持出入平衡。

4.膀胱痉挛疼痛的护理

指导患者分散注意力，以听音乐、交谈等方法减轻疼痛；适当调整气囊导尿管牵引的力量、位置，教会患者正确翻身，消除引起疼痛的因素；膀胱痉挛也可引起阵发性剧痛，多因逼尿肌不稳定、导管刺激、血块阻塞等原因引起，可遵医嘱口服盐酸黄酮哌酯片，肌内注射山莨菪碱或吲哚美辛栓纳肛，给予解痉处理。

5.尿管护理

观察尿管牵引情况及有无气囊破裂发生，引流管勿受压扭曲、打折。

6.饮食护理

多食新鲜蔬菜，水果，高营养易消化，含粗纤维的食物，忌辛辣，保持大便通畅。多饮水，每日2500～3000mL水，可饮淡茶水，果汁等。

7.持续膀胱冲洗护理

持续膀胱冲洗期间可嘱患者在床上活动双下肢，防止下肢静脉血栓，停冲洗后可下床活动，但勿剧烈运动，以免诱发继发性出血。

8.预防感染

患者留置尿管加之手术所致免疫力低下，易发生尿路感染，术后应观察体温及白细胞变化，早期应用抗生素，每日用聚维酮碘棉签消毒尿道口2次，定时翻身叩背促进排痰，预防肺部感染。

9.长期留置导尿管护理

长期留置尿管的患者拔除尿管前应进行膀胱憋尿训练，尿管拔除后，应观察排尿情况。

10.预防并发症

积极预防并发症，重视和加强基础护理。

六、健康教育

（一）活动与休息指导

嘱患者术后1个月内避免用力排便。习惯性便秘者应多饮水，多食高纤维的食物，必要时口服缓泻药或使用开塞露。3个月内不骑自行车，不走远路，不提重物，不要坐软凳及沙发，以免引起出血。出现尿失禁者，告知继续进行盆底肌收缩锻炼，以尽快恢复尿道括约肌功能。

（二）饮食指导

培养良好的饮食习惯，不食辛辣刺激性食物，禁烟酒，少饮咖啡、浓茶，多饮凉开水，多选择高纤维植物和植物性蛋白，多食新鲜蔬菜、水果、粗粮、大豆、蜂蜜等。

（三）复诊指导

告知术后2～30天，术区凝固坏死的组织脱落，5%患者出现血尿，可自行消失。如出血严重，血块阻塞尿道，要及时到医院就诊。

第三节　前列腺癌

一、概述

前列腺癌是男性生殖系最常见的恶性肿瘤，发病率随年龄增长而增加，我国以前发病率较低，但由于人口老龄化，近年来发病率有所增加，同时由于对前列腺癌的诊断方法的不断改进，如酸性磷酸酶的放射免疫测定，前列腺液的乳酸脱氢酶的测定，经直肠的超声显像，CT 检查以及前列腺穿刺针改进等，使前列腺癌得以早期诊断，也使前列腺癌的发病率有所增加。前列腺癌的病理检出率和临床，上的发病率有很大差异。

病因尚未完全查明，可能与种族、遗传性激素、食物、环境有关。有前列腺癌家族史的人群有较高的前列腺患病危险性。前列腺癌常从腺体外周带发生，很少单纯发生于中心区域。约95％的前列腺癌为腺癌，其余 5％中，90％是移行细胞癌，10％为神经内分泌癌和肉瘤。

二、临床表现

(一)阻塞症状

可以有排尿困难、尿潴留、疼痛、血尿或尿失禁。

(二)局部浸润性症状

膀胱直肠间隙常被最先累及，这个间隙内包括前列腺精囊、输精管、输尿管下端等脏器结构，如肿瘤侵犯并压迫输精管会引起患者腰痛以及患侧睾丸疼痛，部分患者还诉说射精痛。

(三)其他转移症状

前列腺癌容易发生骨转移，开始可无病状，也有因骨转移引起神经压迫或病理骨折。

(四)体征

直肠指检可触及前列腺结节。淋巴结转移时，患者可出现下肢水肿。脊髓受压可出现下肢痛、无力。

(五)辅助检查

1.直肠指检

应在抽血检查 PSA 后进行，可触及前列腺结节。

2.影像学检查

(1)经直肠超声检查(TRUS)：在 TRUS 上典型的前列腺癌的征象是在外周带的低回声结节。目前 TRUS 的最主要的作用是引导进行前列腺的系统性穿刺活检。

(2)CT 检查：目的主要是协助肿瘤的临床分期。

(3)MRI 检查：可以显示前列腺包膜的完整性、是否侵犯前列腺周围组织及器官，还可以显示盆腔淋巴结受侵犯的情况及骨转移的病灶，在临床分期中具有重要作用。

(4)全身核素骨显像检查(ECT)：显示骨转移情况。

3.实验室检查

血清前列腺特异性抗原(PSA)的测定可作为前列腺癌筛选检查方法。

4.病理检查

前列腺穿刺活检取病理学检查是诊断前列腺癌最可靠的检查。

三、治疗原则

(一)非手术治疗

即观察等待,指主动监测前列腺癌的进程,在出现肿瘤进展或临床症状明显时给予治疗。

(二)手术治疗

前列腺癌根治性手术治疗,用于可能治愈的前列腺癌。国内推荐开放式耻骨后前列腺癌根治术和腹腔镜前列腺癌根治术,有条件的可开展机器人辅助腹腔镜前列腺癌根治术。

(三)前列腺癌内分泌治疗

内分泌治疗的方法包括去势和抗雄治疗。

(四)试验性前列腺癌局部治疗

试验性前列腺癌局部治疗包括前列腺癌的冷冻治疗、前列腺癌的高能聚焦超声、组织内肿瘤射频消融。

四、护理评估

(一)健康史及相关因素

包括患者一般情况,家族中有无前列腺癌发病者,初步判断前列腺癌的发生时间,患者有无排尿困难、尿潴留、刺激症状,有无骨痛、排便失禁。本次发病是体检时无意发现还是出现排尿困难、尿潴留而就医。不适是否影响患者的生活质量。

(二)身体状况

肿块位置、大小、是否局限在前列腺内。有无骨转移、肿瘤是否浸及周围器官。

五、护理要点及措施

(一)术前护理要点及措施

1.全面评估患者

包括健康史及其相关因素、身体状况、生命体征,以及神志、精神状态、行动能力等。

2.心理护理

前列腺癌患者早期多无症状,多数是体检时无意发现,多数患者难以接受,要多与患者沟通,解释病情,对患者给予同情、理解、关心、帮助,告诉患者前列腺癌恶性程度属中等,经有效治疗后疗效尚可,5 年生存率较高。减轻患者思想压力,稳定情绪,使之更好的配合治疗和护理。

3.饮食护理

由于前列腺癌患者多为年老体弱者,且患者就医时多属中晚期,多有不同程度的机体消耗。对这类患者在有效治疗的同时,需给予营养支持,告知患者保持丰富的膳食营养,尤其多食富含多种维生素的食物,多饮绿茶。必要时给予肠外营养支持。

4.协助患者做好术前相关检查工作

如影像学检查、心电图检查、血液检查、尿便检查等。

(二)术后护理要点及措施

1.严密观察患者生命体征的变化

生命体征包括体温、血压、脉搏、呼吸。观察并记录生命体征1次/4h。

2.切口引流管的护理

(1)引流期间保持引流通畅,定时挤压引流管,避免因引流不畅而造成感染、积液等并发症。在活动、翻身时要避免引流管打折、受压、扭曲、脱出等。

(2)维持引流装置无菌状态,防止污染,每天定时更换引流袋。

(3)每日准确记录和观察引流液的颜色、性质和量,如在短时间内引流出大量血性液体(一般>200mL/h),应警惕发生继发性大出血的可能,同时密切观察血压和脉搏的变化,发现异常及时报告医师给予处理。前列腺癌根治术后患者会出现漏尿现象,表现为引流液突然增多,颜色为清亮的尿液颜色,此为正常现象,随术后恢复,会逐渐消失。

3.尿管的护理

(1)术后患者留置尿管时间较长,留置尿管期间每日用0.05%复合碘消毒尿道外口,保持会阴部清洁,更换尿袋每周2次。

(2)给予妥善固定尿管,在活动、翻身时要避免引流管打折受压、扭曲、脱出等。

(3)要及时排空尿液,并观察尿液的颜色。行前列腺癌根治术后患者尿色初为淡红色,数日后恢复为清亮。若尿色突然转为鲜红色,应警惕出血,需及时报告医师,并密切观察生命体征。

4.胃管的护理

行机器人辅助腹腔镜下前列腺癌根治术后,患者需胃肠减压1～3天,直到胃肠蠕动恢复,持续胃肠减压期间要保持胃管通畅,每日记录胃液的量、颜色、性质。

5.基础护理

(1)患者术后清醒后,可改为半卧位,以利于伤口引流及减轻腹压,减轻疼痛。

(2)患者卧床期间,应协助其保持床单位整洁和卧位舒适,定时翻身,按摩骨突处,防止皮肤发生压疮。

(3)满足患者生活上的合理需求。

(4)晨晚间护理。

6.并发症预防及护理

(1)下肢静脉血栓:行机器人辅助腹腔镜前列腺癌根治术的患者术后需穿抗血栓压力袜,预防下肢静脉血栓形成。

(2)出血:遵医嘱给予止血药物并密切观察引流液颜色、量、性质。行睾丸切除术患者,遵医嘱给予阴囊部位沙袋压迫。

(3)肺部感染:协助患者翻身、叩背,指导患者床上活动,遵医嘱给予雾化吸入及消炎药物治疗。

7.术后活动

行腹腔镜前列腺根治术 24～48 小时即可离床活动。行机器人辅助腹腔镜下前列腺癌根治术患者适当延长卧床时间。

8.心理护理

告知患者术后体温可略升高，属于外科吸收热，2 天后逐渐恢复正常。麻醉作用消失后，患者开始感觉切口疼痛，告知患者 24 小时内疼痛最剧烈，3 天后会逐渐减轻。根据患者的文化程度、个性，给予患者关于疾病恢复的知识，解答患者恢复过程中的疑问，给予心理疏导，增强患者战胜疾病的信心。

六、健康教育

1.出院前向患者及家属详细介绍出院后有关事项，并将有关资料交给患者或家属，告知患者出院后 1 个月来院复诊。

2.行前列腺癌根治术后患者，每月检测 PSA，预防生化复发，若有骨痛，应即查骨扫描。患者出院时通常未拔除尿管，指导患者学会尿管的护理，每日饮水需超过 2500mL，每日至少做盆底肌功能锻炼 30～45 次，每次持续 10 秒左右，可以由每次 2～3 秒开始，逐步达到 10 秒。并告知拔尿管的时间。

3.嘱患者避免高脂肪饮食，特别是动物脂肪，红色肉类是前列腺癌的危险因素；豆类、谷物蔬菜、水果、绿茶对预防本病有一定作用。

4.告知患者术后注意劳逸结合，避免过度劳累，适当进行户外活动及轻度体育锻炼，以增强体质，防止感冒及其他并发症，戒烟、禁酒。

5.告知患者如有异常情况应及时来院就诊。

第四节　膀胱肿瘤

一、概述

膀胱肿瘤是泌尿系统中最常见的肿瘤。在我国膀胱肿瘤的发病率在男性泌尿生殖器肿瘤中居第一位。男性发病率为女性的 3～4 倍，年龄以 50～70 岁为多，以表浅的乳头状肿瘤最为常见。膀胱肿瘤以上皮性肿瘤为主，占 95%以上，其中超过 90%为移行上皮细胞癌，本病恶性度低，复发率高，一旦复发，恶性度增高。

膀胱肿瘤病因尚不完全清楚，研究发现在染料、橡胶塑料、油漆等工业或生活中长期接触苯胺类化学物质，容易诱发膀胱肿瘤。色氨酸和烟酸代谢异常可引起膀胱肿瘤。吸烟也是膀胱肿瘤的致癌因素。其他如膀胱白斑、腺性膀胱炎、尿石等也可能是膀胱肿瘤的诱因。

二、临床表现

(一)症状和体征

1.血尿

为膀胱肿瘤最常见和最早出现的症状，多数为全程无痛肉眼血尿，偶见终末或镜下血尿，血尿间歇出现，量多少不一。出血量与肿瘤大小、数目、恶性程度并不一致。

2.尿频、尿痛

膀胱刺激症状常因肿瘤瘤体较大或侵入肌层较深所致，肿瘤坏死、溃疡和合并感染时更明显，属晚期症状。

3.排尿困难和尿潴留

发生于肿瘤较大或堵塞膀胱出口时。

4.其他

肿瘤浸润输尿管口可引起肾积水。晚期有贫血、水肿、腹部肿块等表现。

（二）辅助检查

1.B超检查

可发现直径0.5cm以上的膀胱肿瘤，经尿道超声扫描可了解肿瘤浸润范围及深度。

2.尿脱落细胞检查

可找到肿瘤细胞，但分化良好者不易检出。

3.膀胱镜检查

最重要的检查手段，能直接观察肿瘤位置、大小、数目、形态、浸润范围等，并可取活组织检查，进行病理分级和分期，有助于确定诊断和治疗方案。

4.静脉肾盂造影检查

可了解肾盂，输尿管有无肿瘤，膀胱是否充盈缺损，肾积水或显影差提示肿瘤浸润输尿管口。

5.CT、MRI

可了解肿瘤浸润深度及局部转移病灶。

三、治疗原则

（一）以手术治疗为主

根据肿瘤的病理检查并结合患者全身状况，选择合适的手术方法。体积较小或浅表的非浸润性肿瘤多采用经尿道膀胱肿瘤电切或激光切除术；体积较大、浸润较深但较局限的肿瘤可行膀胱部分切除术；肿瘤较大、多发、反复发作及分化不良、浸润较深的肿瘤应行膀胱全切术。

（二）膀胱内灌注

常用卡介苗、丝裂霉素、多柔比星、吡柔比星、表柔比星膀胱内灌注治疗，可以预防或推迟肿瘤复发。

（三）晚期浸润性癌

采用姑息性放射治疗或化疗可减轻症状，延长生存时间。膀胱肿瘤复发率较高，可达80%。

四、护理评估

（一）健康史及相关因素

了解患者一般情况，包括家族中有无膀胱肿瘤或泌尿系统发病者，了解患者有无血尿及血尿程度，有无排尿形态改变，有无对生活质量的影响及发病特点。

（二）身体状况

了解肿块位置、大小、数量，肿块有无触痛、活动度情况。全身重要脏器功能状况，有无转移灶的表现及恶病质。

五、护理要点及措施

(一)术前护理要点及措施

1.全面评估患者

包括健康史及其相关因素、身体状况、生命体征,以及神志、精神状态行动能力等。

2.心理护理

对患者给予充分的理解、关心、帮助,血尿程度严重的患者,避免过度紧张焦虑。解除患者的紧张情绪,积极地配合治疗和护理。告知患者不良的心理状态会降低身体的抵抗力,不利于疾病的康复。根据患者的社会背景、个性及不同手术方式,对患者提供个体化心理支持,以增强战胜疾病的信心。

3.膀胱镜检查指导

说明膀胱镜检查的意义、操作程序、注意事项及配合要点。鼓励患者配合检查。检查后告知卧床休息,多饮水,遵医嘱给予抗生素,防止感染。

4.饮食护理

告知患者宜进食高热量、高蛋白、高纤维素、易消化的饮食,多饮水,保持尿路通畅。纠正贫血,改善一般状态,必要时遵医嘱给予输血、补液治疗。

5.手术适应行为训练

指导患者练习床上排便、咳嗽、咳痰,教会膀胱全切患者有规律地收缩肛提肌及腹肌,以便术后有规律排尿。

6.做好术前护理

遵医嘱术前1天中午13:00给予口服50%硫酸镁粉25g,做好肠道清洁准备。需行膀胱全切手术的患者,术前3天开始给予流质饮食,遵医嘱口服肠道消炎药物如庆大霉素、甲硝唑等,每日分4次口服。术前1天进清流质饮食,遵医嘱给予静脉补充营养。术前晚19:00加服硫酸镁粉25g。术晨清洁灌肠,留置胃管。

(二)术后护理要点及措施

1.观察生命体征

观察患者血压、脉搏、呼吸、体温及意识的变化,给予持续心电监护,每30分钟测量1次,平稳后每小时测量1次并记录。保证各输液管路的通畅,并按时巡视,观察有无不良反应。

2.饮食

行TURBT者,术后6小时即可进食流质饮食。行膀胱全切者,应严格禁食、禁水,保证胃管通畅,防止腹胀,肠蠕动恢复前给予静脉补充营养和水分,排气后可逐渐由清流、流质、半流质至普食过渡,嘱患者多饮水,每日3000mL,起到尿道内冲洗的作用。

3.行TURBT术后患者护理

要妥善固定导尿管,保持通畅,并给予生理盐水持续膀胱冲洗,根据冲洗液的颜色调节膀胱冲洗的速度,定时挤压导尿管,防止血块阻塞尿管。如膀胱痉挛频繁时,可遵医嘱给予解痉镇痛药。

4.膀胱部分切除术护

行膀胱部分切除术,如术后尿液颜色较深或为血性,可遵医嘱给予生理盐水间断或持续膀胱冲洗,稀释尿液颜色,保持尿管通畅,防止凝结的血块堵塞尿管造成膀胱充盈出血。

5.膀胱全切术护理

行膀胱全切的患者,术后引流管道较多,应标志清楚,妥善固定,保持通畅,防止管子脱出、打折、扭曲,并分别记录其引流量。严密观察引流管的引流量及性质,定时腹部触诊,倾听患者主诉,判断患者是否有腹胀、尿漏及腹膜炎症状。

6.胃肠减压护理

观察胃肠功能恢复情况,保持胃肠减压通畅,防止腹胀,并观察胃液的性质及量,每日给予生理盐水冲洗胃管,确保胃管的通畅。

7.基础护理

每日做好晨晚间护理。有胃管不能进食者,应给予口腔护理 2 次/日,保持口腔清洁,预防口腔感染。男患者给予消毒尿道口 1～2 次/日,女患者给予会阴冲洗 1 次/日,确保会阴部清洁,预防泌尿系感染。给予雾化吸入 2 次/日,鼓励咳痰,预防肺部并发症。

8.心理护理

给予患者心理疏导和安慰,讲解术后注意事项及疾病相关知识,以增强战胜疾病的信心。

六、健康教育

(一)活动与休息指导

回肠代膀胱的患者告知注意休息,保证充足睡眠.3 个月之内避免重体力劳动或剧烈的活动,防止发生继发出血,3 个月后可从事正常的工作和生活。

(二)饮食指导

鼓励患者多饮水,饮水量每日 3000mL 以上。应给予高蛋白、高热量、高维.生素、粗纤维、易消化饮食,保持大便通畅,防止因用力排便增加盆腔压力而致出血,同时劝告患者术后坚持戒烟。

(三)用药指导

膀胱肿瘤手术后易复发,因此要向患者告知按时接受膀胱灌注化疗药物的重要性。膀胱灌注化疗方法是每周 1 次,8 次为 1 个疗程,以后改为每月 1 次,灌注化疗的药物应在膀胱内停留 20～50 分钟,每 10 分钟更换体位,即平卧、俯卧、左侧卧、右侧卧,保证药物与组织有最充分接触面。化疗期间定期检查白细胞和血小板,并配合免疫治疗等综合治疗,延缓肿瘤复发时间。

(四)尿路改道术后的患者的指导

告知正确使用尿袋和自我护理方法,嘱咐经常更换内衣裤。鼓励患者倾诉内心的烦恼与痛苦,积极参与社会活动,逐渐恢复正常的生活。

(五)复诊指导

告知膀胱肿瘤患者定期做尿常规和尿细胞学检查,如发现肉眼血尿及时就医。定期做膀胱镜、B 超 CT、核素骨扫描等检查,尽早发现复发和转移病灶。

第五节　输尿管肿瘤

一、概述

输尿管肿瘤临床较为少见,分原发性与继发性两种。发病年龄为20～90岁,男性比女性约4∶1。原发性输尿管肿瘤起源于输尿管组织本身,继发性则来自肾脏、膀胱肿瘤的输尿管种植,以恶性肿瘤居多,,其中大多数(90%)为移行细胞癌。

我国上尿路上皮肿瘤多于国外报道。尿路上皮器官肿瘤接触的致癌物质是相同的,尿路上皮肿瘤有多器官发病倾向,常是顺尿流方向发病,逆尿流方向发病仅占8%。文献报道上尿路肿瘤30%～50%易发生膀胱癌,而膀胱癌发生上尿路肿瘤机会仅为2%～3%。膀胱在泌尿器官中容量大,尿液停留时间长,水解酶激活致癌质成分,因此,其发生肿瘤的机会远高于其他器官,在膀胱癌切除的标本里10%输尿管末端有原位癌。

二、临床表现

(一)症状及体征

输尿管肿瘤发病率40～70岁占80%,平均55岁。血尿为最常见初发症状,肉眼血尿、腰痛及腹部包块是输尿管肿瘤常见的3大症状,但均为非特异性表现,极易同肾、膀胱肿瘤,输尿管结石,肾积水等疾患相混淆。

1.血尿

多数患者常为无痛性肉眼血尿,间歇发生。

2.疼痛

疼痛可以是轻微的,少数患者由于血尿通过输尿管而引起严重的肾绞痛或排出条状血块。如扩散至盆腔部或腹部器官,可引起相应部位疼痛,常是广泛而恒定的刀割样痛,这样的疼痛一旦发生,往往是晚期症状。

3.肿块

输尿管肿瘤可扪及肿块者占25%～30%,输尿管肿瘤本身能扪及肿块是罕见的,大部分患者扪及的肿块并不是肿瘤本身,往往是一个肿大积水的肾脏。

4.其他

10%～15%患者被诊断时无任何症状。少见症状有尿频、尿痛、体重减轻、厌食和乏力等。如有反复发作的无痛性肉眼血尿伴有右侧精索静脉曲张者,要高度怀疑右侧输尿管肿瘤的可能。

(二)辅助检查

1.影像学检查

(1)静脉肾盂输尿管造影(IVP):典型表现为肾盂充盈缺损及扩张积水,充盈缺损外形毛糙、不规则。

(2)逆行肾盂输尿管造影:IVP患侧肾、输尿管未显影或显影质量不佳时,可选用逆行造影,当出现充盈缺损远端继发扩张时(Bergman征),对诊断有意义,而结石等良性梗阻的远端输尿管不扩张。

(3)CT、MRI检查:对其他影像学检查可疑的部位进行3mm薄扫,常可发现输尿管肿瘤,并了解肿瘤浸润范围和进行分期。在输尿管出现梗阻积水时,MRI可显示梗阻的部位。

2.内腔镜检查

(1)膀胱镜检查:可发现患侧输尿管口向外喷血,并可观察到下段输尿管肿瘤向膀胱内突出及伴发的膀胱肿瘤等。

(2)输尿管镜检查:可直接观察到肿瘤的形态、位置及大小,并可取活组织检查。

三、治疗原则

1.输尿管癌原则上将肾及输尿管全长切除,并包括输尿管口在内的2cm直径膀胱壁。

2.输尿管癌浸润周围组织时可行放射治疗,使病变缩小,有可能切除者再行手术切除。

3.手术治疗:

(1)绝大多数输尿管肿瘤为恶性,即使良性的乳头状瘤,也有较多恶变的机会,所以对侧肾功能良好的病例,一般都主张根治性手术切除,切除范围包括该侧肾、全长输尿管及输尿管开口周围的一小部分膀胱壁,尤其强调输尿管开口部位膀胱壁的切除。

(2)保守性手术治疗:①保守性手术的绝对指征:伴有肾衰竭,孤立肾,双侧输尿管肿瘤。②保守性手术的相对指征:肿瘤很小,无周围浸润;肿瘤有狭小的蒂或基底很小;年龄较大的患者;确定为良性输尿管肿瘤的患者。③双侧输尿管肿瘤的处理:如果是双侧下1/3段输尿管肿瘤,可采取一次性手术方法,切除双侧病变,分别行输尿管膀胱再植术;双侧上1/3段输尿管肿瘤,采取双侧输尿管切除,双侧肾盏肠襻吻合术或双侧自体肾移植;一侧上段输尿管肿瘤,另一侧为下段输尿管肿瘤,视病变情况,根治病情严重的一侧,或做上段一侧的肾、输尿管及部分膀胱切除,另一侧做肠代输尿管或自体肾移植术。

4.化学治疗及放射治疗,晚期的输尿管肿瘤可采取放射治疗,效果欠满意,也可考虑化学治疗。

四、护理评估

(一)健康史及相关因素

了解患者一般情况,包括家族中有无输尿管系列癌的发病者,初步判断输尿管肿瘤的发生时间,了解患者有无血尿、血尿程度,有无排尿形态改变和经常性疼痛。有无对生活质量的影响及发病特点。

(二)身体状况

了解肿块位置、大小、数量,肿块有无触痛、活动度情况。重要脏器功能状况,有无转移灶的表现及恶病质。

五、护理要点及措施

(一)术前护理要点及措施

1.全面评估患者

包括健康史及其相关因素、身体状况、生命体征,以及神志、精神状态、行动能力等。

2.心理护理

对患者给予同情、理解、关心、帮助,告诉患者不良的心理状态会降低机体的抵抗力,不利于疾病的康复。解除患者的紧张情绪,更好地配合治疗和护理。部分血尿患者可出现紧张和焦虑情绪,应给予疏导。

3.血尿护理

注意观察患者的血尿程度,可嘱患者多饮水,以起到稀释尿液,防止血块堵塞的目的。当血尿严重,血块堵塞输尿管出现绞痛时,应报告医生给予解痉镇痛处理。

4.饮食护理

指导患者多进食富有营养、易消化、口味清淡的膳食,以加强营养,增进机体抵抗力,纠正贫血,改善一般状态,必要时给予输血,补液。

5.协助患者做好术前相关检查工作

如影像学检查、心电图检查、胸部X线片、血液检查、尿便检查等。

6.做好术前护理

备皮,给患者口服泻药,术前1天中午嘱患者口服50%硫酸镁40mL,30分钟内饮温开水1000~1500mL。如果在晚19:00前大便尚未排干净,应于睡前进行清洁灌肠。

7.做好术前指导

嘱患者保持情绪稳定,避免过度紧张焦虑,备皮后洗头、洗澡、更衣,准备好术后需要的各种物品如一次性尿垫、痰杯等,术前晚21:00以后禁食、禁水,术晨取下义齿,贵重物品交由家属保管等。

(二)术后护理要点及措施

(1)严密观察患者生命体征的变化:观察并记录生命体征1次/4h,包括体温、血压、脉搏、呼吸。

(2)仔细观察术后伤口有无渗血及漏尿情况,保持切口敷料干燥,若有浸湿,及时报告医生,及时更换。

(3)观察引流液及尿液的颜色、性质、量的变化。保持引流通畅,防止引流管受压、扭曲或堵塞,每天及时倾倒尿液,防止逆行感染。定期更换引流袋,1次/日。

(4)鼓励输尿管结石患者多饮水,每天不少于2500mL,均匀饮用,增加利尿,起到冲洗尿路的作用。

(5)男性患者留置导尿时应用聚维酮碘棉签消毒尿道口,2次/日。女性患者留置导尿时应给予会阴冲洗,1次/日。

(6)鼓励患者进食高蛋白、高维生素、高热量饮食,增强患者抵抗力。

(7)监测血、尿常规及尿培养结果,及时送检尿标本。

(8)出院后留置双J形管患者,置管期间注意休息,保持大便通畅,勤排尿,积极治疗内科疾病,减少引起腹压升高的因素,并告知患者双J形管脱出时的应对措施。1~3个月内来院拔管及不按时拔管的后果,对有肾积水及肾功能不良的患者,应定期复查肾功能。

(9)基础护理,患者术后清醒后,可改为半卧位,以利于伤口引流及减轻腹压,减轻疼痛。患者卧床期间,定时翻身,按摩骨突处,防止皮肤发生压疮。满足患者生活上的合理需求,给予晨晚间护理,雾化吸入,2次/日。

(10)增进患者的舒适度:术后会出现疼痛,恶心,呕吐,腹胀等不适,及时通知医生,对症处理，减少患者的不适感。

(11)一般在术后24～48小时即可在床上活动，有利于排气和下肢血液循环，并防止静脉血栓形成。

(12)根据患者的社会背景、个性及不同手术类型，对每个患者提供个体化心理支持，并给予心理疏导和安慰，以增强战胜疾病的信心。

六、健康教育

1.出院前向患者及家属详细介绍出院后有关事项，并将有关资料交给患者或家属，告知患者出院后1个月来院复诊。

2.嘱患者遵医嘱继续免疫治疗。

3.嘱患者术后尽量慎用对肾脏有毒性的药物。

4.告知患者术后注意劳逸结合，避免过度劳累，适当进行户外活动及轻度体育锻炼，以增强体质，防止感冒及其他并发症，戒烟、禁酒。

5.保持心情舒畅和充足的睡眠，每晚持续睡眠应达到6～8小时。

6.饮食指导：多吃含有维生素丰富的食品以及新鲜蔬菜与水果，少吃含草酸丰富食物。

7.告知患者，如有异常情况应及时来院就诊。

第六节　泌尿系结石

一、概述

泌尿系统结石，又称尿石症，是指发生于泌尿系统的一些结晶物体和有机基质在泌尿道异常积聚而发生的结石，是泌尿系统的病理性矿化。根据结石的部位不同可以分为上尿路结石(肾、输尿管)和下尿路结石(膀胱、尿道)，是最常见的泌尿外科疾病之一，复发率高。尿石原发于肾和膀胱，输尿管和尿道结石均为排出导致。尿路结石男性多于女性，4∶1～5∶1，25～40岁为发病高峰，女性在50～65岁会出现第二个发病高峰。与种族、地理环境、饮食习惯、遗传、某些疾病等因素有关。

尿石的病因复杂，部分肾结石有明确的原因，如甲状旁腺功能亢进、肾小管酸中毒、海绵肾、痛风、异物、长期卧床、梗阻和感染等，但大多数含钙结石的形成原因目前仍不能圆满解释。基本学说：异质成核；取向附生；结石基质；晶体抑制物质。上尿路结石与下尿路结石的形成机制、病因、结石成分和流行病学有显著差异。上尿路结石大多数为草酸钙结石，膀胱结石中磷酸镁铵结石较上尿路多见，主要与以下因素有关。

(一)尿液中的成石因素增加

(1)尿液中钙、草酸、尿酸、嘌呤、胱氨酸等代谢异常。

(2)尿液的滞留。

(3)尿液的浓缩。

(4)尿液的结晶：过酸会导致尿酸、胱氨酸结晶；过碱会导致磷酸盐结晶。

(二)尿液中的抑石因素减少

(1)尿液中枸橼酸减少。

(2)没有经常饮水的习惯。

(3)缺乏运动。

二、临床表现

(一)上尿路结石的临床表现

典型临床表现为疼痛、血尿、恶心呕吐、腹胀、感染、尿闭等,部分可出现膀胱刺激征,严重者可导致尿路梗阻和肾功能损伤。因结石的大小、形状、所在部位有无并发症不同而临床表现各异。轻者无症状。

1.疼痛

肾结石多表现为肾区的钝痛、胀痛或没有疼痛;输尿管结石可以出现典型的肾绞痛(患侧腰腹部阵发性剧烈绞痛,辗转不安、大汗、恶心呕吐、腹胀、外阴放散),典型肾绞痛可以引起强迫体位。

2.血尿

根据结石对黏膜损伤的程度可表现为镜下血尿或肉眼血尿,以后者更为常见。有时活动后镜下血尿是上尿路结石的唯一临床表现。

3.恶心呕吐、腹胀

输尿管结石引起尿路梗阻,导致局部管壁扩张、痉挛、缺血,刺激腹膜后的神经丛后引发。

4.感染

结石伴感染时,可有膀胱刺激征,继发急性肾盂肾炎或肾积脓时,可有发热、畏寒、寒战等全身症状。

5.尿闭

双侧上尿路结石引起双侧完全性梗阻或独肾上尿路结石完全性梗阻时,可导致无尿,称尿闭。

6.并发症的表现

单纯肾结石导致并发症相对少见。输尿管结石可以并发急性肾盂肾炎、肾积水、尿毒症。

(二)下尿路结石的临床表现

1.膀胱结石

原发性膀胱结石,多见于男孩,与营养不良和低蛋白饮食有关。目前由于经济水平的提高,临床已经很少见到。继发性膀胱结石,多见于良性前列腺增生症、膀胱憩室、神经源性膀胱、异物、上尿路结石排入等情况。临床表现如下。

(1)排尿中断:是膀胱结石最具特异性的临床表现。由于结石在膀胱内活动,跑跳、牵拉阴茎、改变排尿姿势后可以恢复排尿。

(2)排尿疼痛:结石刺激膀胱黏膜或者并发感染所致,疼痛放散到远端尿道。

(3)膀胱刺激征:结石刺激导致膀胱黏膜的炎症和损伤,出现血尿与尿频、尿急、尿痛。

(4)腹部体征不明显:并发膀胱炎可以有下腹部膀胱区的压痛,结石巨大可以在腹部扪及。

2.尿道结石

结石来源于肾或膀胱,原发结石少见。多见于男性,女性因为尿道短、粗、直而极少发生。结石容易嵌顿于男性尿道的3处生理狭窄部位,多数位于前尿道。临床表现如下。

(1)排尿困难,点滴排尿,尿痛。

(2)急性尿潴留体征:下腹膨隆、憋胀感、触诊到胀大的膀胱底、叩诊呈浊音等表现。

(3)前尿道结石可以沿阴茎或者会阴部触及;后尿道结石可以经直肠指检触及。

(4)并发症的表现:泌尿系结石合并感染时,还可见有发热、恶寒、脓尿等症状。对健康的危害主要表现有三:结石对尿路造成局部损伤、结石引起尿路梗阻、并发尿路感染。

(三)辅助检查

1.腹部X线片

腹部X线片是诊断泌尿系结石的基本检查方法。可以了解含钙结石的大小、部位、结石物理形状等信息。

2.静脉肾盂造影

明确诊断阴性尿路结石、鉴别钙化斑和盆腔静脉石及了解肾脏解剖和功能异常,在腹部X线片的基础上静脉肾盂造影十分必要。静脉肾盂造影还可以确定肾积水的程度、肾实质的残存情况、肾脏功能损害程度及有无尿路畸形。

3.逆行性尿路造影

逆行性尿路造影是静脉肾盂造影的补充,主要用于对静脉肾盂造影剂过敏患者,可清楚显示结石梗阻部位和输尿管、肾盂肾盏解剖异常。逆行性尿路造影给患者造成一定痛苦,并可能引起逆行感染。不宜常规采用。

4.超声检查

超声检查具有无创伤性、可重复性、方便、准确性高等优点,已成为常规检查项目,可显示泌尿系结石大小、部位、肾积水情况、肾实质有无变薄及尿路畸形。一般情况下,临床症状、尿液检查、B超、腹部X线片即可基本明确泌尿系结石的诊断。

5.CT检查

能够发现X线片不显影的结石。

三、治疗原则

(一)肾结石最基本的治疗原则

小的结石可以通过非手术治疗,而大的结石因为危害性较大,可能会阻塞输尿管而造成下尿路梗阻。

1.非手术治疗

(1)对症治疗:解痉、镇痛、补液、抗感染、中药治疗。

(2)排石治疗:结石直径<1cm,肾功能好,无合并感染,病程短,能活动的患者选用。

(3)溶石治疗:服用药物,大量饮水,调节尿液pH,控制饮食种类等方法。适合于尿酸盐及胱氨酸结石。

2.手术治疗

根据不同病情选用体外碎石术、经皮肾镜碎石术、肾盂切开取石术,肾实质切开取石术,肾部分切除术,肾切除术,肾造口术和体外肾切开取石术等。

(二)输尿管结石治疗原则

1.非手术治疗

适用于结石<1cm、结石位置有向下移动倾向、肾功能无明显影响、无尿路感染的患者。大量饮水,服用中药,应用解痉药、行跳跃活动等。

2.输尿管套石

在膀胱镜下用套石篮将结石拉出。适用于小的活动性的中下段输尿管结石。

3.输尿管镜下取石或碎石

输尿管扩张后放入输尿管镜,见到结石用液电或超声碎石器碎之,结石也可直接用取石钳取出。

4.体外冲击波碎石

主要适用于上段输尿管结石。

5.手术输尿管切开取石

适用于以上疗法无效,结石>1cm,且表面粗糙不能自行排出者,或有输尿管狭窄及感染的患者。

(三)尿道结石治疗原则

(1)后尿道结石用尿道探条将结石推入膀胱、做膀胱结石处理。

(2)前尿道结石:力争用手法及器械取石,若失败后则改为手术切开取石。

(3)尿道憩室结石,处理结石的同时做憩室一并切除,尿道狭窄引起尿道结石按尿道狭窄处理。

(4)结石引起尿外渗者应先做膀胱造口、使尿流改道、控制尿外渗及感染后再处理结石。

(5)嵌入组织可用气压弹道、激光、超声或液电碎石。

(四)膀胱结石治疗原则

1.非手术治疗

膀胱镜操作下进行液电碎石,钳石碎石,适用结石较小者。也可行体外震波碎石术,超声碎石。

2.手术治疗

膀胱切开取石术适用于结石大,质地紧硬,有下尿路梗阻,合并严重泌尿道感染及非手术治疗失败者。

四、护理评估

(一)健康史及相关因素

了解患者一般情况,有无与活动有关的血尿、疼痛、尿石等身体状况;有无因结石梗阻造成发热,而导致肾积水;了解有无家族史、地域及饮食习惯。

(二)身体状况

了解结石的位置、大小、数量、血尿及疼痛的程度;有无高热、肾积水造成肾脏损害的程度。

五、护理要点及措施

(一)术前护理要点及措施

1.严密观察患者血尿及疼痛程度,疼痛时患者常伴有肉眼血尿和镜下血尿,以后者居多,此时应告诫患者减少体力活动,发现严重肾绞痛时立即报告医生给予解痉镇痛处理。

2.饮食护理,患者易进食富有营养、易消化、口味清淡的膳食,加强营养,增进机体的抵抗力。同时嘱患者多饮水,至少每日饮水2000～3000mL,以稀释尿液,使结石易于排出,除白天大量饮水外,睡前也须饮水500mL,睡眠中起床排尿后再饮水200mL。多饮水可冲洗泌尿系统结石,又可稀释尿液,改变尿pH。如长期酸性尿易致尿酸结石,长期碱性尿易致含钙结石;患者应少进牛奶等含钙高的饮食,草酸盐结石患者应少吃菠菜、马铃薯、豆类和浓茶等。磷酸盐结石患者宜用低磷、低钙饮食,并口服氯化铵使尿液酸化,尿酸盐结石患者应少吃含嘌呤的食物,如动物内脏、肉类及豆类,口服碳酸氢钠使尿液碱化,亦利于尿酸盐结石的溶解。

3.观察排石现象,如绞痛部位下移,表明结石下移,疼痛突然消失,结石可能进入膀胱,这时患者应努力排尿,使结石排出。

4.加强体育活动,除多饮水外还要增加体育活动,如跳跃等使结石易排出。

5.为排出结石患者增加日饮水量,如突然出现心慌、胸闷、脉搏细弱等症状,应注意可能由于大量饮水而致使心脏负担过重,应立即送医院治疗。

6.给予患者心理安慰和支持,消除紧张和焦虑,使患者情绪稳定,提供配合治疗的信心,使患者乐观的对待疾病和人生,同时注意观察社会及家庭对患者的支持。

7.做好术前护理,嘱患者要情绪稳定、避免紧张焦虑。

(二)术后护理要点及措施

1.病情观察

严密观察生命体征变化,遵医嘱给予持续心电监护,包括体温、血压、脉搏、呼吸。观察并记录生命体征1次/4h。

2.引流液的观察

术后引流液的观察是重点,每日记录和观察引流液的颜色、性质和量,如在短时间内引流出大量血性液体(一般>200mL/h),应警惕发生继发性大出血的可能,同时密切观察血压和脉搏的变化,发现异常及时报告医生给予处理。

3.引流管的护理

术后患者留置肾造瘘管及尿管,保持引流通畅,妥善固定尿管,每日须对尿道口进行护理,观察尿液的颜色、量。其余按尿管的常规进行护理。活动、翻身时要避免引流管打折、受压、扭曲、脱出等。引流期间保持引流通畅,定时挤压引流管,避免因引流不畅而造成感染、积液等并发症。每天更换引流袋。

4.基础护理

患者术后清醒后,可改为半卧位,以利于伤口引流及减轻腹压,减轻疼痛。患者卧床期间,定时翻身,按摩骨隆突处,防止皮肤发生压疮。满足患者生活上的合理需求,给予晨晚间护理,雾化吸入2次/日。

5.行体外冲击波碎石术后护理

遵医嘱给予补液、抗感染、止血治疗;如发生肾绞痛,遵医嘱给予镇痛药物。术后如无恶心、剧烈疼痛等不适症状,鼓励患者多饮水,必要时给予利尿药,利于结石排出。术后次日做心电图及X线片检查,观察结石排出情况,如无特殊,模拟单双脚跳绳运动、慢跑等运动,根据年龄、性别及碎石排出情况决定运动的强度。碎石后观察尿量、血尿程度、结石排出情况。

6.经皮肾镜或经膀胱输尿管肾盂镜取石或超声碎石术后护理

(1)出血的观察及护理:观察肾造瘘管及留置尿管引流液的颜色、量及性质,并做好记录,发现异常及时报告。术后如肾造瘘管引流液颜色鲜红,可采用夹闭肾造瘘管5~10分钟,再放开,观察血尿有无停止。同时进行床旁B超检查,观察肾周及肾内情况及双J形管的位置。术后嘱患者绝对卧床48小时,相对卧床7天无明显出血即可在床上活动,如有出血应延长卧床时间,可做适量的床上运动,多饮水,一般饮水量在2000mL/d以上,以减轻血尿。另外,多食新鲜含粗纤维的蔬菜、水果,适量进食蜂蜜,防止便秘。

(2)有效固定肾造瘘管,严防脱落:如肾造瘘管滑脱,必须保证尿液引流通畅。指导患者翻身前先将造瘘管留出一定长度,然后再转向对侧,下床或活动时必须先将造瘘管固定好。

(3)"双J形管"的护理:放置的"双J形管"通行输尿管的全长,上端位于肾盂,下端位于膀胱,"双J形管"本身有许多侧孔,有助于保护和恢复肾功能,有利于尿液的引流,但对机体来说是异物,有利的同时,同样也有弊。患者改变体位或活动时,必须动作慢、轻,以免"双J形管"刺激输尿管黏膜发生出血(表现为小便可见血尿)。另外,置"双J形管"后,患者由于膀胱输尿管抗反流的机制消失,尿液容易随着膀胱与输尿管、肾盂的压力差反流,导致逆行感染,故术后患者要尽早取半坐卧位。

(4)并发症的防治:①感染:应用敏感的抗生素;嘱患者多饮水;保持肾内低压状态,保持留置尿管及肾造瘘管的通畅,导尿管堵塞时予以膀胱冲洗。防止倒流,指导患者引流管的自我护理方法。②邻近器官的损伤:胸膜损伤:术后严密观察患者的呼吸情况,有无胸痛、呼吸困难,及时报告医生,必要时予行胸腔闭式引流。肠管穿孔:术后观察腹部体征,有无腹痛、反跳痛、腹肌紧张、肠管穿孔,给予足量的抗生素、禁食等处理。

六、健康教育

(一)嘱患者遵医嘱定期复查

患者出院后每月复查腹部X线片,继续收集尿液,观察碎石排出情况。

(二)"双J形管"的护理

带"双J形管"出院的患者,应避免四肢、腹部同时伸展、突然下蹲、重体力劳动和剧烈运动,防止"双J形管"滑脱或移动;指导患者术后4周在膀胱镜下拔管,定时进行泌尿系B超检查和腹部X线片检查。

(三)治疗引起泌尿系结石的某些原发病

如甲状旁腺功能亢进(甲状旁腺腺瘤、腺癌或增生性变化等)会引起体内钙磷代谢紊乱而诱发磷酸钙结石。尿路的梗阻性因素,如肿瘤、前列腺增生以及尿道狭窄等会造成尿液蓄积,引起尿液"老化"现象。尿中的有机物沉积"老化"后,就可能增大而变成非晶体的微结石。所以,治疗引起泌尿系结石的某些原发病对于预防结石复发也非常重要。

(四)预防和治疗泌尿系感染

泌尿系感染是尿石形成的主要局部因素,并直接关系到尿石症的防治效果。

(五)注意膳食结构

尿石的生成和饮食结构有一定的关系,因此,注意调整膳食结构能够预防结石复发。根据尿石成分的不同,饮食调理应该采取不同的方案。如草酸钙结石患者宜少食草酸钙含量高的食品,如菠菜、番茄、马铃薯、草莓等。尿酸盐结石患者少食动物内脏及豆类,同时口服碳酸氢钠碱化尿液;磷酸盐结石患者少食蛋黄及牛奶等,口服氯化铵酸化尿液。

(六)增加活动量

适当进行户外运动,平时要多活动,如散步、慢跑等。体力好的时候还可以原地跳跃,同样有利于预防泌尿系结石复发。

第八章　骨科疾病护理

第一节　锁骨骨折

锁骨为1个S形的长骨，横形位于胸部前上方，有2个弯曲，内侧2/3呈三棱棒形，向前凸起，外侧1/3扁平，凸向后方。其内侧端与胸骨柄构成胸锁关节，外侧端与肩峰形成肩锁关节，从而成为，上肢与躯干之间联系的桥梁。锁骨骨折多发生于锁骨中、外1/3交界处，是常见的骨折之一，约占全身骨折的6%。直接暴力和间接暴力均可造成锁骨骨折，但多为间接暴力，如跌倒时手掌着地或肘、肩着地，暴力均可传达至锁骨引起骨折。锁骨骨折可发生于各种年龄，但多见于儿童及青壮年，约有2/3为儿童患者，其中以幼儿多见。

一、临床表现

局部肿胀、疼痛，锁骨中外1/3畸形。肩关节活动受限，患肩下垂，患者常以健手扶托患肘以减轻因牵拉造成的疼痛。局部压痛，可摸到移位的骨折端，可触及异常活动与骨擦感。

二、辅助检查

(一)触摸检查

检查时，可扪及骨折端，有局限性压痛，有骨摩擦感。

(二)X线检查

上胸部的正位X线检查一般能发现骨折线，即可确诊。

(三)CT检查

无位移的骨折X线诊断困难时可行CT检查明确诊断。

三、治疗原则

(一)非手术治疗

(1)儿童青枝骨折及成年人的无移位骨折，用三角巾或颈腕吊带固定3～6周。

(2)有位移的中段骨折，采用手法复位，肩横“8”字绷带或棉捆“T”形板固定。儿童固定2～3周，成年人固定4周，粉碎骨折者固定6周。

(二)手术治疗

有以下情况者可考虑行切开复位内固定术。

(1)患者不能忍受横“8”字绷带固定的痛苦。

(2)复位后再移位，影响外观。

(3)并发神经、血管损伤。

(4)开放性骨折。

(5)陈旧骨折不愈合。

(6)锁骨外端骨折，并发喙锁韧带断裂。

四、护理评估

(一)健康史

(1)评估患者受伤的原因、时间;受伤的姿势;外力的方式、性质;骨折的轻重程度。

(2)评估患者受伤时的身体状况及病情发展情况。

(3)了解伤后急救处理措施。

(二)身体状况

(1)评估患者全身情况:评估意识、体温、脉搏、呼吸、血压等情况。观察有无休克和其他损伤。

(2)评估患者局部情况。

(3)评估牵引、石膏固定或夹板固定是否有效,观察有无胶布过敏反应、针眼感染、压疮、石膏变形或断裂,夹板或石膏固定的松紧度是否适宜等情况。

(4)评估患者自理能力、患肢活动范围及功能锻炼情况。

(5)评估开放性骨折或手术伤口有无出血、感染征象。

(三)心理-社会评估

由于损伤发生突然,给患者造成的痛苦大,而且患病时间长,并发症多,就需要患者及家属积极配合治疗。因此应评估患者的心理状况,了解患者及家属对疾病、治疗及预后的认知程度,家庭的经济承受能力,对患者的支持态度及其他的社会支持系统情况。

五、护理诊断

(一)有体液不足的危险

体液不足与创伤后出血有关。

(二)疼痛

疼痛与损伤、牵引有关。

(三)有周围组织灌注异常的危险

周围组织灌注异常与神经血管损伤有关。

(四)有感染的危险

感染与损伤有关。

(五)躯体移动障碍

躯体移动障碍与骨折脱位、制动、固定有关。

(六)潜在并发症

脂肪栓塞综合征、骨筋膜室综合征、关节僵硬等。

(七)知识缺乏

缺乏康复锻炼知识。

(八)焦虑

焦虑与担忧骨折预后有关。

六、护理措施

(一)非手术治疗及术前护理

1.饮食护理

给予高蛋白、高维生素、高钙及粗纤维饮食。

2.心理护理

青少年及儿童锁骨骨折后,因担心肩部、胸部畸形,影响发育和美观,常会产生焦虑、烦躁心理。应告知其锁骨骨折只要不伴有锁骨下神经、血管损伤,即使是在叠位愈合,也不会影响患侧上肢的功能,局部畸形会随着时间的推移而减轻甚至消失,治疗效果较好,以消除患者心理障碍。

3.体位护理

局部固定后,患者宜睡硬板床,取半卧位或平卧位,避免侧卧位,以防外固定松动。平卧时不用枕头,可在两肩胛间垫上一个窄枕,使两肩后伸外展;在患侧胸壁侧方垫枕,以免悬吊的患肢肘部及上臂下坠。患者初期对去枕不习惯,有时甚至自行改变卧位,应向其讲清治疗卧位的意义,使其接受并积极配合。告诉患者日间活动不要过多,尽量卧床休息,离床活动时用三角巾或前臂吊带将患肢悬吊于胸前,双手叉腰,保持挺胸、提肩姿势,可缓解对腋下神经、血管的压迫。

4.病情观察

观察上肢皮肤颜色是否发白或青紫,温度是否降低,感觉是否麻木,如有上述现象,可能系"8"字绷带包扎过紧所致。应指导患者双手叉腰,尽量使双肩外展后伸,如症状仍不缓解,应报告医生适当调整绷带,直至症状消失。"8"字绷带包扎时禁忌做肩关节前屈、内收动作,以免腋部血管、神经受压。

5.功能锻炼

(1)早、中期:骨折急性损伤经处理后2～3日,损伤反应开始消退,肿胀和疼痛减轻,在无其他不宜活动的前提下,即可开始功能锻炼。

准备:仰卧于床上,两肩之间垫高,保持肩外展后伸位。

第1周:做伤肢近端与远端未被固定的关节所有轴位上的运动,如握拳、伸指、分指,屈伸、腕绕环、肘屈伸、前臂旋前、旋后等主动练习,幅度尽量大,逐渐增大力度。

第2周:增加肌肉的收缩练习,如捏小球、抗阻腕屈伸运动。

第3周:增加抗阻的肘屈伸与前臂旋前、旋后运动。

(2)晚期:骨折基本愈合,外固定物去除后进入此期。此期锻炼的目的是恢复肩关节活动度,常用的方法有主动运动、被动运动、助力运动和关节主动牵伸运动。

第1～2日:患肢用三角巾或前臂吊带悬挂胸前站立位,身体向患侧侧屈,做肩前后摆动;身体向患侧侧屈并略向前倾,做肩内外摆动。应努力增大外展与后伸的运动幅度。

第3～7日:开始做肩关节各方向和各轴位的主动运动、助力运动和肩带肌的抗阻练习,如双手握体操棒或小哑铃,左右上肢互助做肩的前上举、侧后举和体后上举,每个动作5～20次。

第2周:增加肩外展和后伸主动牵伸,双手持棒上举,将棍棒放颈后,使肩外展、外旋,避免做大幅度和用大力的肩内收与前屈练习。

第3周:增加肩前屈主动牵伸,肩内外旋牵伸,双手持棒体后下垂将棍棒向上提,使肩内旋。

以上练习的幅度和运动量以不引起疼痛为宜。

(二)术后护理

1.体位护理

患侧上肢用前臂吊带或三角巾悬吊于胸前,卧位时去枕,在肩胛区垫枕使两肩后伸,同时在患侧胸壁侧方垫枕,防止患侧上肢下坠,保持上臂及肘部与胸部处于平行位。

2.症状护理

(1)疼痛:疼痛影响睡眠时,适当给予镇痛、镇静剂。

(2)伤口:观察伤口有无渗血、渗液情况。

3.一般护理

协助患者洗漱、进食及排泄等,指导并鼓励患者做些力所能及的自理活动。

4.功能锻炼

在术后固定期间,应主动进行手指握拳、腕关节的屈伸、肘关节屈伸及肩关节外展、外旋和后伸运动,不宜做肩前屈、内收的动作。

七、健康教育指导

1.患者早期以卧床休息为主,可间断下床活动。

2.向患者讲清去枕仰卧位的治疗意义。

3.多食高蛋白、高维生素、含钙丰富、刺激性小的食物。

4.告诉患者锁骨骨折以非手术治疗为主,即使手法复位有时难以达到解剖复位的要求,但骨折端重叠愈合后,不会影响上肢的功能,消除患者的疑虑。

5."8"字绷带或锁骨带固定后,嘱患者经常保持挺胸提肩的姿势,双手叉腰以缓解对双侧腋下神经、血管的压迫。

6.强调功能锻炼的重要性。指导患者进行正确的功能锻炼。愈合期禁忌做肩前屈、内收动作,以免影响骨折愈合,并防止腋部血管、神经受压。伤口愈合良好,术后10天拆除缝线。

7.出院指导:①保持患侧肩部及上肢于有效固定位,并维持3周。②循序渐进地进行肩关节的锻炼。先练习肩关节每个方向的动作,再进行各个方向的综合练习,如肩关节环转运动、两臂做划船动作等。③如出现患肢麻木、手指颜色改变、温度低时需随时复查。术后1个月进行X线片复查,了解骨折愈合情况,内固定物于骨折完全愈合后取出。④术后1个月、3个月、6个月需进行X线摄片复查,了解骨折愈合情况。有内固定者,于骨折完全愈合后取出。对于手法复位外固定患者,如出现下列情况需随时复查:骨折处疼痛加剧、患肢麻木、手指颜色改变、温度低于或高于正常等。

第二节　肱骨干骨折

肱骨干骨折是发生在肱骨外科颈下1～2cm至肱骨髁上2cm段内的骨折。直接暴力和间接暴力均可造成肱骨干骨折,直接暴力常由外侧打击肱骨干中段,致横形或粉碎性骨折。间接暴力常由于手部着地或肘部着地,力向上传导,加上身体倾倒所产生的剪式应力,导致中下1/3骨折。有时因投掷运动或"掰腕"也可导致中下1/3骨折,多为斜行或螺旋形骨折。肱骨干中、下 1/3 交界处后外侧有桡神经自内上斜向外下行走，此处骨折易伤及桡神经。肱骨干骨折常见于青年人和中年人，肱骨近端的骨折，尤其是嵌插和位移性骨折多见于老年人。

一、临床表现

(一)症状

患侧上臂出现疼痛、肿胀、皮下瘀斑，上肢活动障碍。

(二)体征

患侧上臂可见畸形、反常活动、骨摩擦感/骨擦音。若并发桡神经损伤，可出现患侧垂腕畸形，各手指掌指关节不能背伸，拇指不能伸直，前臂旋后障碍，手背桡侧皮肤感觉减退或消失。

二、辅助检查

X 线正侧位片可显示骨折的部位和类型。X 线片内应包括肩关节及肘关节，以排除关节内的骨折及脱位。还应常规检查上肢神经功能及肱动脉有无损伤。病理性骨折的患者，应行 CT 或 MRI 检查，以便进一步了解病变的性质及范围。

三、治疗原则

(一)无移位骨折

夹板或石膏固定 3～4 周。

(二)有移位的骨折

采用手法整复后行夹板固定或石膏外固定。成年人固定 6～8 周，儿童固定 3～5 周。肱骨中、下 1/3 骨折固定时间适当延长，X 线复查有足够骨痂生长之后，才能解除固定。

(三)手术治疗

适用于开放性骨折、陈旧性骨折不愈合或畸形愈合、手法复位失败者。对开放性骨折并发桡神经损伤者，可行手术切开复位、桡神经探查术；闭合性骨折并发桡神经损伤者，可先观察 2～3个月，如无恢复迹象且有手术指征者，可手术探查。

四、护理评估

(一)健康史

(1)评估患者受伤的原因、时间；受伤的姿势；外力的方式、性质；骨折的轻重程度。

(2)评估患者受伤时的身体状况及病情发展情况。

(3)了解伤后急救处理措施。

(二)身体状况

(1)评估患者全身情况：评估意识、体温、脉搏、呼吸、血压等情况。观察有无休克和其他损伤。

(2)评估患者局部情况。

(3)评估牵引、石膏固定或夹板固定是否有效，观察有无胶布过敏反应、针眼感染、压疮、石膏变形或断裂，夹板或石膏固定的松紧度是否适宜等情况。

(4)评估患者自理能力、患肢活动范围及功能锻炼情况。

(5)评估开放性骨折或手术伤口有无出血、感染征象。

(三)心理－社会状况

由于损伤发生突然，给患者造成的痛苦大，而且患病时间长，并发症多，就需要患者及家属积极配合治疗。因此应评估患者的心理状况，了解患者及家属对疾病、治疗及预后的认知程度，家庭的经济承受能力，对患者的支持态度及其他的社会支持系统情况。

五、护理诊断

(一)有体液不足的危险

体液不足与创伤后出血有关。

(二)疼痛

疼痛与损伤、牵引有关。

(三)有周围组织灌注异常的危险

周围组织灌注异常与神经血管损伤有关。

(四)有感染的危险

感染与损伤有关。

(五)躯体移动障碍

躯体移动障碍与骨折脱位、制动、固定有关。

(六)潜在并发症

脂肪栓塞综合征、骨筋膜室综合征、关节僵硬等。

(七)知识缺乏

缺乏康复锻炼知识。

(八)焦虑

焦虑与担忧骨折预后有关。

六、护理措施

(一)手术治疗及术前护理

1.饮食护理

给予高蛋白、高热量、高维生素、含钙丰富的饮食，以利于骨折愈合。

2.心理护理

肱骨干骨折，特别是伴有桡神经损伤时，患肢伸腕、伸指功能障碍，皮肤感觉减退，患者心理压力大，易产生悲观情绪。应向患者介绍神经损伤修复的特殊性，告知骨折端将按每天1mm的速度由近端向远端生长，治疗周期长，短期内症状改善不明显，使患者有充分的思想准备，以预防不良情绪的产生。关注患者感觉和运动恢复的微小变化，并以此激励患者，使其看到希望。

3.体位护理

“U”形石膏托固定时可平卧，患侧肢体以枕垫起，保持复位的骨折不移动。悬垂石膏固定2周内只能取坐位或半卧位，以维持其下垂牵引作用。但下垂位或过度牵引，易引起骨折端分离，特别是中、下1/3处横行骨折，其远折端血供差，可致骨折延迟愈合或不愈合，需予以注意。

4.皮肤护理

桡神经损伤后，引起支配区域皮肤营养改变，使皮肤萎缩干燥，弹性下降，容易受伤，而且损伤后伤口易形成溃疡。预防措施有：

(1)每日用温水擦洗患肢，保持清洁，促进血液循环。

(2)定时变换体位,避免皮肤受压引起压疮。

(3)禁用热水袋,防止烫伤。

5.观察病情

(1)夹板或石膏固定者,观察伤口及患肢的血运情况,如出现患肢青紫、肿胀、剧痛等,应立即报告医生处理。

(2)伴有桡神经损伤者,应观察其感觉和运动功能恢复情况。通过检查汗腺功能,可了解自主神经恢复情况。

(3)如骨折后远端皮肤苍白、皮温低,且摸不到动脉搏动,在排除夹板、石膏固定过紧的因素外,应考虑有肱动脉损伤的可能;如前臂肿胀严重,皮肤发绀、湿冷,则可能有肱静脉损伤。出现上述情况应及时报告医生处理。

6.早、中期功能锻炼

骨折固定后立即进行上臂肌肉的早期舒缩活动,可加强两骨折端在纵轴上的压力,以利于愈合。握拳、腕屈伸及主动耸肩等动作每日 3 次,并根据骨折的部位,选择相应的锻炼方法。

(1)肱骨干上 1/3 段骨折,骨折远端向外上移位。①第 8 日站立位,上身向健侧侧屈并前倾 30°,患肢在三角巾或前臂吊带支持下,自由下垂 10～20 秒,做 5～10 次。②第 15 日增加肩前后摆动 8～20 次,做伸肘的静力性收缩练习 5～10 次,抗阻肌力练习,指屈伸、握拳和腕屈伸练习,前臂旋前、旋后运动。③第 22 日增加身体上身向患侧侧屈,患肢在三角巾或吊带支持下左右摆动 8～20 次。

(2)肱骨干中 1/3 段骨折,骨折远端向上、向内移位。①第 8 日站立位,上身向患侧侧屈并前倾约 30°,患肢在三角巾或吊带支持下,自由下垂 10～20 秒,做 5～10 次。②第 15 日增加肩前后摆动练习,做屈伸肘的静力性收缩练习 5～10 次。伴有桡神经损伤者,用弹性牵引装置固定腕关节功能位,用橡皮筋将掌指关节牵拉,进行手指的主动屈曲运动。在健肢的帮助下进行肩、肘关节的运动,健手握住患侧腕部,使患肢向前伸展,再屈肘后伸上臂。

(3)肱骨干下 1/3 段骨折,此型骨折易造成骨折不愈合,更应重视早期锻炼。①第 3 日患肢三角巾胸前悬吊位,上身向患侧侧屈并前倾约 30°做患肢前后、左右摆动各 8～20 次。②第 15 日增加旋转肩关节运动,即身体向患侧倾斜,屈肘 90°,使上臂与地面垂直,以健手握患侧腕部,做划圆圈动作。双臂上举运动,即两手置于胸前,十指相扣,屈肘 45°,用健肢带动患肢,先使肘屈曲 120°,双上臂同时上举,再缓慢放回原处。

7.晚期功能锻炼

去除固定后第 1 周可进行肩摆动练习,站立位,上身向患侧侧屈并略前倾,患肢做前后、左右摆动,垂直轴做绕环运动;第 2 周用体操棒协助进行肩屈、伸、内收、外展、内旋、外旋练习,并做手爬墙练习,用拉橡皮带做肩屈、伸、内收、外展及肘屈等练习,以充分恢复肩带肌力。

(二)术后护理

1.体位护理

内固定术后,使用外展架固定者,以半卧位为宜。平卧位时,可于患肢下垫一软枕,使之与身体平行,并减轻肿胀。

2.疼痛的护理

(1)找出引起疼痛的原因:手术切口疼痛在术后3日内较剧烈,以后逐日递减。组织缺血引起的疼痛,表现为剧烈疼痛且呈进行性,肢体远端有缺血体征。手术3日后,如疼痛呈进行性加重或搏动性疼痛,伴皮肤红、肿、热,伤口有脓液渗出或有臭味,则多为继发感染引起。

(2)手术切口疼痛可用镇痛药;缺血性疼痛需及时解除压迫,松解外固定物;如发生骨筋膜室综合征需及时切开减压;发现感染时报告医生处理伤口,并应用有效抗生素。

(3)移动患者时,对损伤部位要重点托扶保护,缓慢移至舒适体位,以免引起或加重疼痛。

3.预防血管痉挛

行神经修复和血管重建术后,可能出现血管痉挛。

(1)避免一切不良刺激:严格卧床休息,石膏固定患肢2周;患肢保暖,保持室温25℃左右;不在患肢测量血压;镇痛;禁止吸烟。

(2)1周内应用扩血管、抗凝药,保持血管的扩张状态。

(3)密切观察患肢血液循环的变化:检查皮肤颜色、温度、毛细血管回流反应、肿胀或干瘪、伤口渗血等。

七、健康教育指导

1.患者多食高蛋白、高维生素、含钙丰富、刺激性小的食物。

2.患者需注意休息,保持心情愉快,勿急躁。

3.肱骨干骨折的复位要求较其他部位骨折低,遗留20以内的向前成角和30以内的向外成角畸形并不影响功能;斜形骨折愈合即使有缩短2.5cm,也不会发现明显的异常。应向患者及家属讲解明确,以减轻心理负担。

4.肱骨干骨折伴有桡神经损伤时,患肢伸腕、伸指功能障碍,短期内症状改善不明显,治疗周期长,患者心理压力大,易产生急躁悲观的情绪。可介绍治疗措施,对患者感觉和运动恢复的微小变化予以重视,并以此激励患者,主动配合治疗。

5.对桡神经损伤后行外固定者,应确保外固定的稳定,以保持神经断端于松弛状态有利于恢复。悬吊石膏固定的患者2周内不能平卧,只能取坐位或半卧位。并向患者讲解该体位的治疗意义。

6.手法复位行外固定患者,指导其进行肌肉等长收缩训练,握拳伸掌运动,可加强两骨折端在纵轴上的压力,有利于愈合。

7.出院指导:①伴桡神经损伤者,口服营养神经药物并配合理疗1～2个月。②告知患者出院后继续功能锻炼的意义及方法,指导患者出院后继续上肢功能锻炼。防止出现两种倾向:一种是放任自流,不加强锻炼;另一种是过于急躁,活动幅度过大,力量过猛,造成软组织损伤。③复查指征及时间:术后1个月、3个月、6个月需进行X线摄片复查,了解骨折愈合情况。有内固定者,于骨折完全愈合后取出。对于手法复位外固定患者,如出现下列情况需随时复查:骨折处疼痛加剧,患肢麻木,手指颜色改变,温度低于或高于正常等。

第三节 肱骨髁上骨折

肱骨髁上骨折是指肱骨干与肱骨髁交界处发生的骨折。肱骨远端呈前后扁平状，前有冠状窝，后有鹰嘴窝，两窝之间仅为一薄层骨质，此处最易发生骨折，约占全身骨折的11.1%，占肘部骨折的50%～60%。肱骨髁上骨折多发生于10岁以下儿童。在肱骨髁内、前方有肱动脉和正中神经，肱骨髁的内侧和外侧分别有尺神经和桡神经，骨折断端向前移位或侧方移位时可损伤相应神经和血管。在儿童期，肱骨下端有骨骺，若骨折线穿过骺板，有可能影响骨骺发育，导致肘内翻或外翻畸形。严重者需要手术矫正。

一、临床表现

(一)症状

受伤后肘部出现疼痛、肿胀和功能障碍，肘后凸起，患肢处于半屈曲位，可有皮下瘀斑。

(二)体征

局部明显压痛和肿胀，有骨摩擦音及反常活动，肘部可扪到骨折断端，肘后三角关系正常。若正中神经、尺神经或桡神经受损，可有手臂感觉异常和运动功能障碍。若肱动脉挫伤或受压，可因前臂缺血而表现为局部肿胀、剧痛、皮肤苍白、发凉、麻木，桡动脉搏动减弱或消失，被动伸指疼痛等。由于肘后方软组织较少，骨折断端锐利，屈曲型骨折端可刺破皮肤形成开放骨折。

二、辅助检查

肘部正、侧位X线拍片能够确定骨折的存在并判断骨折移位情况。

三、治疗原则

(一)切开复位内固定

手法复位失败或有神经血管损伤者，在切开直视下复位后做内固定。

(二)手法复位外固定

对受伤时间短，局部肿胀轻，没有血液循环障碍者，可进行手法复位外固定。复位后用后侧石膏托在屈肘位固定4～5周，屈肘角度以能清晰地扪到桡动脉搏动，无感觉运动障碍为宜。伤后时间较长，局部组织损伤严重，出现骨折部严重肿胀时，应卧床休息，抬高患肢，或用尺骨鹰嘴悬吊牵引，牵引重量1～2kg，同时加强手指活动，待3～5日肿胀消退后进行手法复位。

(三)康复治疗

复位固定后应严密观察肢体血液循环及手的感觉、运动功能，同时进行功能锻炼。

伸直型肱骨髁上骨折由于近折端向前下移位，极易压迫或刺破肱动脉，加上损伤后的组织反应使局部严重肿胀，均会影响远端肢体血液循环，导致前臂骨筋膜室综合征。因此在治疗过程中，一旦确定骨筋膜室高压存在，应紧急手术，切开前臂掌、背侧深筋膜，充分减压，辅以脱水剂、扩血管药等治疗，则可能预防前臂缺血性肌挛缩的发生。

若儿童骨折的桡侧或尺侧移位未被纠正，或并发了骨骺损伤，则骨折愈合后可出现肘内翻或外翻畸形。不严重的畸形可在儿童生长发育过程中逐渐得到纠正。若随着生长发育，畸形有加重的趋势且有功能障碍者，可在12～14岁时做肱骨下端截骨矫正术。

四、护理评估

(一)健康史

(1)评估患者受伤的原因、时间;受伤的姿势;外力的方式、性质;骨折的轻重程度。

(2)评估患者受伤时的身体状况及病情发展情况。

(3)了解伤后急救处理措施。

(二)身体状况

(1)评估患者全身情况:评估意识、体温、脉搏、呼吸、血压等情况。观察有无休克和其他损伤。

(2)评估患者局部情况。

(3)评估牵引、石膏固定或夹板固定是否有效,观察有无胶布过敏反应、针眼感染、压疮、石膏变形或断裂,夹板或石膏固定的松紧度是否适宜等情况。

(4)评估患者自理能力、患肢活动范围及功能锻炼情况。

(5)评估开放性骨折或手术伤口有无出血、感染征象。

(三)心理一社会状况

由于损伤发生突然,给患者造成的痛苦大,而且患病时间长,并发症多,就需要患者及家属积极配合治疗。因此应评估患者的心理状况,了解患者及家属对疾病、治疗及预后的认知程度,家庭的经济承受能力,对患者的支持态度及其他的社会支持系统情况。

五、护理诊断

(一)有体液不足的危险

体液不足与创伤后出血有关。

(二)疼痛

疼痛与损伤、牵引有关。

(三)有周围组织灌注异常的危险

周围组织灌注异常与神经、血管损伤有关。

(四)有感染的危险

感染与损伤有关。

(五)躯体移动障碍

躯体移动障碍与骨折脱位、制动、固定有关。

(六)潜在并发症

脂肪栓塞综合征、骨筋膜室综合征、关节僵硬等。

(七)知识缺乏

缺乏康复锻炼知识。

(八)焦虑

焦虑与担忧骨折预后有关。

六、护理措施

(一)非手术治疗及术前护理

1.心理护理

因儿童语言表达能力差,不能准确叙述自己的不适及要求,应关心爱护患儿,及时了解他们的痛苦与需要。

2.饮食护理

给予高蛋白、高维生素,含钙丰富的饮食,注意食物的色、香、味,增加患儿食欲。

3.体位护理

行长臂石膏托固定后,平卧时患肢垫枕与躯干平行,离床活动时,用三角巾悬吊前臂于胸前。行尺骨鹰嘴持续骨牵引治疗时,应取平卧位适当支撑患肢,减少疲劳感。

4.并发症的护理

(1)骨筋膜室综合征:是由于外固定过紧或肢体高度肿胀而致骨筋膜室内高压,前臂组织血液灌流不足引起。当患儿啼哭时,应引起高度重视,密切观察是否有“5P”征征象。

剧烈疼痛(painlessness):一般镇痛剂不能缓解。如至晚期,缺血严重,神经麻痹即转为无痛。

苍白或发绀(pallor)。

肌肉麻痹(paralysis):患肢进行性肿胀,肌腹处发硬,压痛明显;手指处于屈曲位,主动或被动牵伸手指时疼痛加剧。

感觉异常(paresthesia):患肢出现套状感觉减退或消失。

无脉(pulselessness):桡动脉搏动减弱或消失。

如出现上述表现,应立即松开所有包扎的石膏、绷带和敷料,并立即报告医生,紧急手术切开减压。

(2)肘内翻畸形:是由于骨折固定不良、远折端内旋、两断端形成交叉、远端受重力影响向内倾斜而形成。在护理上应保持有效的固定,如伸直尺偏型骨折,应维持屈肘90°、前臂旋前位固定,动态观察,若发现有尺偏时,立即纠正。

(3)肘关节僵直:是由于过度的被动牵拉和反复被动活动引起的。因此,在行尺骨鹰嘴牵引时,不要随意增加牵引重量,严格把握牵引时限;肘关节功能锻炼时,以主动活动为主,被动活动以患者不感疼痛为宜。

5.功能锻炼

功能锻炼的方法力求简单,使患者易于学习和坚持。

(1)复位及固定当日开始做握拳、屈伸手指练习。第2天增加腕关节屈伸练习,患肢三角巾胸前悬挂位,做肩前、后、左、右摆动练习。1周后增加肩部主动练习,包括肩屈、伸、内收、外展与耸肩,并逐渐增加其运动幅度。

(2)3周后去除固定,主动进行肘关节屈、伸练习,前臂旋前和旋后练习。伸展型骨折着重恢复屈曲活动度,屈曲型骨折则增加伸展活动度。禁止被动反复粗暴屈、伸肘关节,以避免形成骨化性肌炎。

(二)术后护理

1.维持有效固定

经常观察患者,查看固定位置有无变动,有无局部压迫症状,保持患肢于功能位置。如果肘关节屈曲角度过大,影响桡动脉正常搏动,应适当将肘关节伸直后再固定。

2.功能锻炼

参见非手术治疗相关内容。

七、健康教育指导

(一)饮食

高蛋白、高热量、含钙丰富且易消化的饮食,多食蔬菜及水果。

(二)休息

与体位行长臂石膏托固定后,卧床时患肢垫枕与躯干平行;离床活动时,用三角巾或前臂吊带悬吊于胸前。

(三)功能锻炼

家长应督促并指导患儿按计划进行功能锻炼,最大限度地恢复患肢功能。

(四)复查的指征及时间

石膏固定后,如患肢皮肤发绀、发凉、剧烈疼痛或感觉异常,应立即就诊。

自石膏固定之日起,2周后复诊,分别在骨折后1个月、3个月、6个月复查X线片,了解骨折的愈合情况,以便及时调整固定,防止畸形愈合。

第四节　尺桡骨骨折

前臂骨由尺、桡两骨组成。尺桡骨干双骨折较多见,占各类骨折的6%,以青少年多见;易并发前臂骨筋膜室综合征。尺桡骨骨折可由直接暴力、间接暴力、扭转暴力引起,有时导致骨折的暴力因素复杂,难以分析其确切的暴力因素。直接暴力多为重物砸伤、撞击伤和压轧伤。以横断、粉碎骨折或多段骨折居多,常并发较重的软组织损伤;间接暴力多因跌倒时,手掌着地,暴力沿桡骨干经骨间膜向近端传导,发生横形骨折或短斜骨折,残余暴力经骨间膜传向尺骨远端,造成较低位尺骨斜形骨折。扭转暴力多为前臂被旋转机器绞伤或跌倒时手掌着地,躯干过分朝一侧倾斜,在遭受传达暴力的同时,前臂又受到一种扭转外力,造成两骨的螺旋形或斜形骨折。骨折线方向是一致的。

一、临床表现

(1)有外伤史。

(2)伤后局部疼痛、肿胀、前臂活动功能丧失,有移位的完全骨折前臂有短缩、成角或旋转畸形,儿童青枝骨折则仅有成角畸形。检查局部压痛明显,有纵向叩击痛、骨擦音和反常活动。严重者可出现疼痛进行性加重、肢体肿胀、手指呈屈曲状态、皮肤苍白发凉、毛细血管充盈时间延长等骨筋膜室综合征的早期临床表现。

二、辅助检查

X线检查包括肘关节和腕关节,可发现骨折的准确部位、类型和移位方向,以及是否并发桡骨小头脱位或尺骨小头脱位。尺骨上1/3骨干骨折并发桡骨小头脱位,称孟氏骨折。桡骨干下1/3骨折并发尺骨小头脱位,称盖氏骨折。

三、治疗原则

(一)手法复位外固定

重点在于矫正旋转位移，使骨间膜恢复其紧张度，骨间隙正常；复位后用小夹板或石膏托固定。

(二)手术切开复位内固定

有以下情况时考虑手术治疗：手法复位失败；受伤时间短、伤口污染不重的开放骨折；并发神经、血管、肌腱损伤；同侧肢体有多发性损伤，陈旧骨折畸形愈合或交叉愈合，影响功能。可切开用钢板螺丝钉或髓内钉固定。

(三)康复治疗

无论手法复位外固定或切开复位内固定，术后均应进行康复治疗。

四、护理评估

(一)健康史

(1)评估患者受伤的原因、时间；受伤的姿势；外力的方式、性质；骨折的轻重程度。

(2)评估患者受伤时的身体状况及病情发展情况。

(3)了解伤后急救处理措施。

(二)身体状况

(1)评估患儿全身情况：评估意识、体温、脉搏、呼吸、血压等情况。观察有无休克和其他损伤。

(2)评估患儿局部情况。

(3)评估牵引、石膏固定或夹板固定是否有效，观察有无胶布过敏反应、针眼感染、压疮、石膏变形或断裂，夹板或石膏固定的松紧度是否适宜等情况。

(4)评估患儿自理能力、患肢活动范围及功能锻炼情况。

(5)评估开放性骨折或手术伤口有无出血、感染征象。

(三)心理－社会状况

由于损伤发生突然，给患儿造成的痛苦大，而且患病时间长，并发症多，就需要患儿及家属积极配合治疗。因此应评估患儿的心理状况，了解患儿及家属对疾病、治疗及预后的认知程度，家庭的经济承受能力，对患儿的支持态度及其他的社会支持系统情况。

五、护理诊断

(一)有体液不足的危险

体液不足与创伤后出血有关。

(二)疼痛

疼痛与损伤、牵引有关。

(三)有周围组织灌注异常的危险

周围组织灌注异常与神经血管损伤有关。

(四)有感染的危险

感染与损伤有关。

(五)躯体移动障碍

躯体移动障碍与骨折脱位、制动、固定有关。

(六)潜在并发症

脂肪栓塞综合征、骨筋膜室综合征、关节僵硬等。

(七)知识缺乏

缺乏康复锻炼知识。

(八)焦虑

焦虑与担忧骨折预后有关。

六、护理措施

(一)术前护理

1.病情观察

严密观察患者生命体征的变化,包括体温、血压、脉搏、呼吸,并准确记录生命体征。开放骨折的患者需观察出血情况,如有进行性出血应及时通知并配合医生处理。严密观察肢体肿胀程度、感觉、运动功能及血液循环情况,警惕骨筋膜室综合征的发生。

2.协助患者做好术前检查

如影像学检查、心电图检查、胸部X线片、血液检查、尿便检查等。

3.基础护理

协助患者生活护理,指导并鼓励患者做些力所能及的自理活动。

4.做好术前指导

(1)备皮、洗澡、更衣,抗生素皮试等。

(2)术前1天晚22:00后嘱患者禁食、禁水,术晨取下义齿,贵重物品交家属保管等。

(3)嘱患者保持情绪稳定,避免过度紧张焦虑,必要时遵医嘱给予镇静药物,以保证充足的睡眠。

5.饮食护理

给予高蛋白、高维生素、高钙及粗纤维饮食。

6.疼痛护理

评估疼痛程度,采取相应的措施。可采用局部冷敷、肢体固定等物理方法减轻伤肢肿胀,起到减轻疼痛的作用。必要时按医嘱给予镇痛药物,并注意观察药物效果及有无不良反应发生。

7.体位护理及功能锻炼

在术后固定期间,除了必须以卧位保持复位和固定的患者外,均可下地活动。复位、固定后2周内,可做前臂及上臂肌舒缩、握拳、肩肘关节活动等。活动范围和频率逐渐加大。4周拆除外固定后,可做前臂旋转活动及用手推墙,使上、下骨折端产生纵轴挤压力。

8.心理护理

护理人员应关心、体贴患者,日常生活中主动给予必要的帮助。督促鼓励患者自己料理生活。应尽量下床活动,自己逐步料理生活,做力所能及的事情,以增强患者信心。

(二)术后护理

1.保持有效固定

钢板固定后,用长臂石膏托将患肢固定于肘关节屈曲90°、前臂中立位3～4周。髓内钉固定者，则用管型石膏固定4～6周。

2.功能锻炼

(1)早、中期：从复位固定后开始。2周内可进行前臂和上臂肌肉收缩活动。

第1日：用力握拳，充分屈伸拇指，对指、对掌。站立位前臂用三角巾悬吊胸前，做肩前、后、左、右摆动及水平方向的绕圈运动。

第4日：开始用健肢帮助患肢做肩前上举、侧上举及后伸动作。

第7日：增加患肢肩部主动屈、伸、内收、外展运动。手指的抗阻练习，可以捏橡皮泥、拉橡皮筋或弹簧等。

第15日：增加肱二头肌等长收缩练习。用橡皮筋带做抗阻及肩前屈、后伸、外展、内收运动。3周内，禁忌做前臂旋转活动，以免干扰骨折的固定，影响骨折的愈合。

第30日：增加肱三头肌等长收缩练习，做用手推墙的动作，使两骨折端之间产生纵轴向挤压力。

(2)晚期：从骨折基本愈合，外固定除去后开始。

第1日做肩、肘、腕与指关节的主动运动。用橡皮筋做阻力的肩屈、伸、外展、内收运动，阻力置于肘以上部位。手指的抗阻练习有捏握力器、拉橡皮筋等。

第4日增加肱二头肌抗阻肌力及等长、等张、等速收缩练习。

第8日增加前臂旋前、旋后的主动练习，助力练习，肱三头肌与腕屈伸肌群的抗阻肌力练习。有肩关节功能障碍时，做肩关节外旋与内旋的牵引，腕关节屈与伸的牵引。

第12日增加前臂旋前、旋后的肌力练习，可用等长、等张、等速收缩练习等方法。前臂旋前、旋后的牵引。

还可增加作业练习，如玩橡皮泥、玩积木、洗漱、进餐、穿脱衣服、上厕所、沐浴等，以训练手的灵活性和协调性。

七、健康教育指导

(一)心理指导

告诉患者及家属出院后继续功能锻炼的意义及方法。向患者宣传功能锻炼的重要意义，使患者真正认识其重要性，制订锻炼计划。锻炼要比骨折愈合的时间长，应使患者有充分的思想准备，做到持之以恒。

(二)功能锻炼

按计划进行功能锻炼，指导患者进行握伸拳练习和肘肩关节运动，最大限度地恢复患肢功能。4周后可进行各关节的全面运动。

(三)饮食调理

多食高蛋白、高维生素、含钙丰富且易消化、刺激性小的食物，多食蔬菜及水果。

(四)休息

注意休息，保持心情愉快，勿急躁。与体位行长臂石膏托固定后，卧床时患肢垫枕与躯干平行，头肩部抬高；离床活动时，用三角巾或前臂吊带将患肢悬吊于胸前。

(五)复查时间及指征

术后1个月、3个月、6个月需进行X线片复查，了解骨折的愈合情况以便及时调整固定，防止畸形愈合。有内固定者，于骨折完全愈合后取出。对于手法复位外固定患者，如出现下列情况需随时复查：骨折处疼痛加剧，患肢麻木，手指颜色改变，温度低于或高于正常等。

第五节　桡骨远端骨折

桡骨远端骨折指发生在桡骨远端，距关节面3cm以内的骨折。临床上最常见，占全身骨折的6.7％～11％，占腕部骨折的第一位，多见于老年人，尤其是女性。

一、临床表现

(一)症状

伤后腕关节局部疼痛和皮下瘀斑、肿胀、功能障碍。

(二)体征

患侧腕部压痛明显，腕关节活动受限。伸直型骨折由于远折端向背侧移位，从侧面看腕关节呈"银叉"畸形；又由于其远折端向桡侧移位，从正面看呈"枪刺样"畸形。屈曲型骨折者受伤后腕部出现下垂畸形。

二、辅助检查

X线片可见典型移位。伸直型骨折者可见骨折远端向背侧和桡侧移位；屈曲型骨折者可见骨折远端向掌侧和桡侧移位。由于屈曲型骨折与伸直型骨折移位方向相反，也称为反Colles骨折。骨折还可并发下尺桡关节损伤、尺骨茎突骨折和三角纤维软骨损伤。

三、治疗原则

(一)手法复位外固定

对伸直型骨折者，手法复位后在旋前、屈腕、尺偏位用超腕关节石膏绷带固定或小夹板固定2周。水肿消退后，在腕关节中立位改用前臂管型石膏或继续用小夹板固定。屈曲型骨折的处理原则基本相同，复位手法相反。

(二)切开复位内固定

严重粉碎性骨折移位明显、手法复位失败或复位后外固定不能维持复位者，可行切开复位，用松质骨螺钉、T形钢板或钢针固定。

四、护理评估

(一)健康史

评估患者，尤其是中老年妇女，是否有跌倒摔伤史。了解受伤时的姿势，跌倒时是手掌撑地还是手背着地，以便估计骨折的类型。

(二)身体状况

1.一般状况

评估循环、营养、感觉、排泄和精神状况。

2.肢体局部情况

望诊：腕关节是否肿胀，前臂旋前时，是否有"餐叉样"或"枪刺刀样"畸形。

触诊：在腕背的伸肌腱下是否可触及远折段尖端，在腕掌屈肌腱下是否可触及近折段尖端，早期是否有血管扩张所致的皮温升高、水肿、多汗。晚期是否有血管收缩所致的皮温低、汗毛脱落、手指僵硬，以判断是否发生 Sudeck 萎缩。

量诊：患肢前臂是否较健侧缩短，腕部是否较对侧增宽。

五、护理诊断

有外周神经血管功能障碍的危险：与骨和软组织损伤、外固定不当有关。

六、护理措施

(一)非手术治疗及术前护理

1.心理护理

因骨折固定而限制了手的活动，给生活带来不便，易产生焦虑和烦躁心理。应主动关心、体贴他们，帮助其完成部分自理活动。

2.饮食护理

宜进食高蛋白、高热量、含钙丰富的、易消化的食物，多饮水、多食蔬菜和水果，防止便秘。

3.维持有效的固定

夹板和石膏固定松紧应适宜，特别是肿胀高峰期和消退后，应随时加以调整。过紧，将影响患肢的血液循环；过松，达不到固定的作用。维持远端骨折段掌屈尺偏位，患肢抬高，减轻肿胀。

4.预防急性骨萎缩

Sudeck 萎缩的典型症状是疼痛和血管舒缩紊乱所致的皮肤改变，晚期可致手指肿胀，关节僵硬。一旦发生，治疗十分困难，应以预防为主。骨折后，早期应抬高患肢，加强功能锻炼。当出现疼痛、皮温升高或降低、多汗或脱毛等症状时，可进行对症处理，同时加强皮肤护理，防止溃疡形成。还可做理疗，必要时进行交感神经封闭。

5.功能锻炼

复位固定早期即应进行手指屈伸和握拳活动及肩、肘关节活动。由于远端骨折段常向背侧和桡侧移位，因此，2 周内禁忌做腕背伸和桡侧偏斜活动，以防复位的骨折端再移位。2～3 周行功能位固定后，进行腕关节背伸和桡侧偏斜及前臂旋转活动。4～6 周全部固定解除后，可做腕关节屈、伸、旋转及尺、桡侧偏斜活动。

(二)术后护理

(1)体位与固定：患肢前臂石膏托固定，平卧时以枕垫起；离床活动时用三角巾或前臂吊带悬挂于胸前。

(2)观察伤口及患肢的血运情况。

(3)加强功能锻炼：早、中期手术当日或手术后次日，做肩部悬吊位摆动练习。术后 2～3 日后做肩、肘关节主动运动，手指屈伸、对指、对掌主动练习，逐日增加动作幅度及强度。术后第 2～3 周，做手握拳屈腕肌静力收缩练习。术后第 3 周增加屈指、对指、对掌的抗阻练习，捏橡皮泥或拉橡皮筋。晚期开始腕部的屈、伸主动练习，腕屈曲抗阻练习。3～4 日后增加前臂旋前、旋后练习，两手相对进行腕关节屈伸练习，手掌平放于桌面向下用力，做腕关节背伸抗阻练习。1 周后增加前臂旋转抗阻练习和腕背伸牵引。10 日后增加前臂旋前牵引。2 周后增加前臂旋后牵引。

七、健康教育指导

(一)向患者介绍疾病相关知识

桡骨下端为骨松质,血供丰富,骨折愈合快。但Colles骨折靠近腕关节,愈合不好易影响腕关节的功能,应给予重视。

(二)做好心理安慰

因骨折后固定而限制了手的活动,造成自理能力缺陷,给患者造成很大压力,特别是中老年妇女更易产生焦虑和烦躁心理。应体谅患者的心情,通过各种方法帮助患者完成部分和全部自理活动。

(三)做好饮食调养

多食高蛋白、高热量、含钙丰富、易消化的饮食,多食蔬菜、水果。

(四)向患者介绍功能锻炼的方法及注意点

积极进行手指及肩、肘关节活动的锻炼。由于远侧骨折段常向背侧和桡侧移位,因此,2周内不做腕背伸和桡偏活动,以防止复位的骨折端再移位,2周后进行腕关节活动,并逐渐做前臂旋转活动。

(五)注意休息与体位

石膏固定的患者,卧位时将患肢垫高,以利静脉和淋巴回流;离床活动时用三角巾或前臂吊带将患肢悬挂于胸前,勿下垂和随步行而甩动,以免造成复位的骨折再移动。

(六)出院健康教育

(1)保持正确的体位,维持有效的固定。

(2)严格按锻炼计划进行功能锻炼。

(3)复查指征和时间:当固定的肢体皮肤发绀或苍白、感觉过敏或消退、肿胀和麻木等,立即来院就诊。如患者的石膏固定是维持在掌屈尺偏位,则自固定之日算起,2～3周来复诊,更换石膏托固定于功能位,再过2～3周拆除石膏。骨折后1个月、3个月、6个月来医院复查X线片,了解骨折愈合情况,以便早期发现异常及时调整石膏固定,避免畸形愈合。

第六节 股骨颈骨折

股骨颈骨折是指股骨头下端至股骨颈基底部之间的骨折。多发生在中老年人,与骨质疏松导致的骨质量下降有关。患者的平均年龄在60岁以上,年龄越大,骨折愈合越困难。骨折部位常承受较大的剪力,骨折不愈合率较高,为10%～20%。由于股骨头血液供应的特殊性,骨折时易使主要供血来源阻断,不但影响骨折愈合,且有可能发生股骨头缺血坏死及塌陷的不良后果,发生率为20%～40%。

一、临床表现

(一)症状

中老年人有摔倒受伤史,伤后感髋部疼痛,下肢活动受限,不能站立和行走。嵌插骨折患者受伤后仍能行走，但数日后髋部疼痛逐渐加重，活动后更痛，甚至完全不能行走，提示可能由受伤时的稳定骨折发展为不稳定骨折。

(二)体征

患肢缩短，出现外旋畸形，一般在 45°～60°。患侧大转子突出，局部压痛和轴向叩击痛。患者较少出现髋部肿胀和瘀斑。

二、辅助检查

髋部正侧位 X 线片可明确骨折的部位、类型、移位情况，是选择治疗方法的重要依据。

三、治疗原则

(一)非手术治疗

无明显移位的骨折、外展型或嵌插型等稳定性骨折者，年龄过大、全身情况差或并发有严重心、肺、肾、肝等功能障碍者，可选择非手术治疗。患者可穿防旋鞋，下肢 30°外展中立位皮肤牵引，卧床 6～8 周。对全身情况很差的高龄患者应以挽救生命和治疗并发症为主，骨折可不进行特殊治疗。尽管可能发生骨折不愈合，但患者仍能扶拐行走。

(二)手术治疗

对内收型骨折和有移位的骨折，65 岁以上老年人的股骨头下型骨折、青少年股骨颈骨折、股骨颈陈旧骨折不愈合以及影响功能的畸形愈合等，应采用手术治疗。

1.闭合复位内固定

对所有类型股骨颈骨折患者均可进行闭合复位内固定术。闭合复位成功后，在股骨外侧打入多根空心加压螺钉内固定或动力髋钉板固定。

2.切开复位内固定

对闭合复位困难或复位失败者可行切开复位内固定术。经切口在直视下复位，用加压螺钉。

3.人工关节置换术

对全身情况尚好的高龄患者股骨头下型骨折，已并发骨关节炎或股骨头坏死者，可选择单纯人工股骨头置换术或全髋关节置换术。

四、护理评估

(一)健康史

(1)评估患者受伤的原因、时间；受伤的姿势；外力的方式、性质；骨折的轻重程度。

(2)评估患者受伤时的身体状况及病情发展情况。

(3)了解伤后急救处理措施。

(二)身体状况

(1)评估患者全身情况：评估意识、体温、脉搏、呼吸、血压等情况。观察有无休克和其他损伤。

(2)评估患者局部情况。

(3)评估牵引、石膏固定或夹板固定是否有效，观察有无胶布过敏反应、针眼感染、压疮、石膏变形或断裂，夹板或石膏固定的松紧度是否适宜等情况。

(4)评估患者自理能力、患肢活动范围及功能锻炼情况。

(5)评估开放性骨折或手术伤口有无出血、感染征象。

(三)心理－社会状况

由于损伤发生突然,给患者造成的痛苦大,而且病程时间长,并发症多,就需要患者及家属积极配合治疗。因此应评估患者的心理状况,了解患者及家属对疾病、治疗及预后的认知程度,家庭的经济承受能力,对患者的支持态度及其他的社会支持系统情况。

五、护理诊断

(一)有体液不足的危险

体液不足与创伤后出血有关。

(二)疼痛

疼痛与损伤、牵引有关。

(三)有周围组织灌注异常的危险

周围组织灌注异常与神经血管损伤有关。

(四)有感染的危险

感染与损伤有关。

(五)躯体移动障碍

躯体移动障碍与骨折脱位、制动、固定有关。

(六)潜在并发症

脂肪栓塞综合征、骨筋膜室综合征、关节僵硬等。

(七)知识缺乏

缺乏康复锻炼知识。

(八)焦虑

焦虑与担忧骨折预后有关。

六、护理措施

(一)体位护理

向患者及家属说明保持正确体位是治疗骨折的重要措施之一,以取得配合。平卧硬板床,患肢取外展 30°中立位,脚穿"丁"字鞋,限制外旋。在两大腿之间放一个枕头,防止患肢内收。

(二)密切观察病情变化

(1)老年人生理功能退化,由于创伤的刺激,可诱发或加重心脏病、高血压、糖尿病,发生脑血管意外,所以应多巡视,尤其是夜间。若患者出现头痛、头晕、四肢麻木、表情异常、健肢活动障碍、心前区疼痛、脉搏细速、血压下降等症状,及时报告医生紧急处理。

(2)观察患肢血液循环的变化,包括患肢的颜色、温度、肿胀程度、感觉等,如发现患肢苍白、湿冷、发绀、疼痛、感觉减退及麻木,立即通知医生。

(三)基础护理

协助患者洗漱、进食及排泄等,指导并鼓励患者做些力所能及的自理活动。

(四)饮食护理

给予高蛋白、高维生素、高钙及粗纤维饮食。

(五)维持有效牵引

患肢做皮牵引或骨牵引时,应使患肢与牵引力在同一轴线上,勿将被子压在绳索或患脚上,牵引重量为体重的1/7;不能随意增减重量,牵引时间8～12周。有时牵引5～7天,使局部肌肉放松,为内固定手术做准备。

(六)功能锻炼及活动时间

(1)非手术治疗的患者:早期在床上做扩胸运动,患肢股四头肌等长收缩活动,踝关节的背屈、跖屈运动和足趾的屈、伸运动。肌肉收缩推动髌骨时,如固定不动,说明锻炼方法正确。牵引4～6周后,可以去掉牵引做直腿抬高运动,练习7～10天后,如果下肢肌力良好,3个月后可扶拐杖下地行走,6个月后,可弃拐杖行走。

(2)内固定术后,一般不需要外固定。疼痛消失后,即可在床上做下肢股四头肌的等长收缩运动,髋关节及膝关节的主动屈、伸运动。2天后可扶患者床上坐起;5～7天后,可坐轮椅下床活动;3～4周后扶双拐下地,患肢不负重行走;3个月后患肢稍负重;6个月后可完全负重行走。

(3)植骨术后4周内必须平卧,禁止坐起和下床活动,以防髋关节活动过大造成移植的骨瓣脱落。4～6周后可逐渐坐起、下床扶拐站立、不负重行走,3个月后可负重行走。

(4)截骨术改变了下肢负重力线,增宽了负重面。术后以长腿石膏固定,早期不负重,8～10周后,带石膏扶拐下地行走时,用一根长带兜住石膏腿挂在颈部,以免石膏下坠造成移位。12周弃拐行走。

(5)人工股骨头置换术或全髋关节置换术:①搬动患者时需将髋关节及患肢整个托起。指导患者使用牵引架上拉手抬起臀部,患肢保持水平位。防止内收及屈髋大于90°,避免造成髋关节脱位。②鼓励患者早期床上功能锻炼。疼痛消失后,在床上练习股四头肌及臀肌的收缩运动,足的背屈、跖屈运动等,以增强髋关节周围肌肉的力量,以固定股骨头。2周左右可扶拐下地行走,患肢不负重;6周后可弃拐负重行走。

(七)并发症的观察与护理

1.预防坠积性肺炎

教会患者正确的咳痰方法,鼓励自行排痰;卧床患者每2～3小时翻身叩背1次刺激患者将痰咳出;对张口呼吸者用2～3层湿纱布盖于口鼻部以湿润空气;借助吊环行引体向上练习,预防坠积性肺炎;对低效咳痰者每2～3小时给予翻身、叩背,刺激咳痰;痰液黏稠者给予雾化吸入,以稀释痰液。注意保暖,避免受凉。

2.预防心脑血管意外及应激性溃疡

多巡视,尤其在夜间。若患者出现头痛、头晕、四肢麻木、表情异常(如口角偏斜)、健侧肢体活动障碍;心前区不适和疼痛、脉搏细速、血压下降;腹部不适、呕血、便血等症状,应及时报告医生紧急处理。

3.预防深静脉血栓

肢体肿胀程度、肤色、温度、浅静脉充盈情况及感觉可反应下肢静脉回流情况;将患肢抬高

20°～25°，避免患肢受压，尤其是避免腘窝受压，避免过度屈髋，以促进静脉回流；认真听取患者主诉，严密观察以上指标，必要时测双下肢同一平面周径，发现异常及时汇报、及时处理。

4.预防压疮

年老体弱、长期卧床的患者，要特别注意受压部位皮肤，给予气垫床或垫海绵垫，同时教会患者引体向上练习方法预防压疮发生。

5.预防泌尿系感染

指导患者每天饮水1500mL以上。不能进食者，及时行肠外补充。定时清洗外阴、肛门，鼓励患者多饮水增加排泄，达到预防感染的目的。

6.预防意外伤害

老年患者创伤后，有时出现精神障碍，护士应对每位患者进行评估，如有创伤性精神障碍发生者，应及时给予保护性措施，如加双侧床挡和应用约束带等，防止坠床，意外拔管等。24小时不间断看护。躁动严重者，遵医嘱给予药物治疗。

七、健康教育指导

(一)饮食调养

多进食含钙质的食物，防止骨质疏松，但应控制体重增加。

(二)活动安排

避免增加关节负荷量，如长时间站或坐、长途旅行、跑步、爬山等。

(三)日常生活

注意不坐矮凳或软沙发，不跷“二郎腿”，不盘腿，禁止蹲位，不侧身弯腰或过度前弯腰。下床方法：先移身体至健侧床边，健侧先离床并使足部着地，患肢外展屈髋小于45°，由他人协助抬起上身，使患肢离床并使足部着地，再扶住助行器站立。上楼梯时，健肢先上，拐随其后或同时跟进。下楼梯时，拐先下，患肢随后，健肢最后，屈髋角度避免大于90°。洗澡用淋浴不可用浴缸；如厕用坐便器不用蹲式。患者翻身两腿间应夹一个枕头，取物、下床的动作应避免内收屈髋。

(四)保守治疗

(1)患者可睡普通硬板床，患肢行皮牵引或骨牵引，保持外展中立位，限制外旋，勿将盖被压在绳索上，保持牵引有效。

(2)牵引时间8～12周，在牵引期间，应鼓励患者及早进行功能锻炼，患肢要积极训练股四头肌等长收缩活动，可推动髌骨，如固定不动说明方法正确。

(3)牵引4～6周后，可以去掉牵引在床上锻炼活动患肢。练习抬腿，锻炼股四头肌的活动。练习7～10天后，如果下肢肌力良好即可下地拄双拐行走，但患肢不负重，待X线片显示骨折完全愈合后，才能弃拐负重，一般需3～4个月。

(五)手术治疗

(1)术后第1天即可进行患肢的股四头肌收缩锻炼和踝泵运动，可以进行由，上至下的肌肉按摩，以防止关节僵硬及静脉血栓。

(2)髋关节置换术后第2天可进行双下肢的股四头肌收缩锻炼及踝泵运动，每日3组，每组20次。

(六)功能锻炼

(1)术后6～8周内屈髋不应超过90°,且以卧、站或行走为主,坐的时间尽量缩短。可以进行直腿抬高、髋关节的伸展及外展练习、单腿平衡站立练习,直至术侧下肢能单腿站立。

(2)患者使用助行器行走6周后再改为单拐或手杖辅助行走4周,然后逐渐弃拐行走。

(七)预防感染

关节局部出现红、肿、痛及不适,应及时复诊。

(八)随时复诊

遵医嘱定期复查,完全康复后,每年复诊1次。

第七节　股骨干骨折

股骨干骨折是指转子下2～5cm的股骨骨折。青壮年和儿童常见,约占全身骨折的6%。多由强大的直接暴力或间接暴力造成,直接暴力包括车辆撞击、机器挤压、重物击伤及火器伤等,引起股骨横断或粉碎性骨折;间接暴力多是高处跌下,产伤等所产生的杠杆作用及扭曲作用所致,常引起股骨的斜形或螺旋骨折。

一、临床表现

(一)症状

受伤后患肢疼痛、肿胀,远端肢体异常扭曲,不能站立和行走。

(二)体征

患肢明显畸形,可出现反常活动、骨擦音。单一股骨干骨折因失血量较多,可能出现休克前期表现;若并发多处骨折,或双侧股骨干骨折,发生休克的可能性很大,甚至可以出现休克表现。若骨折损伤腘动脉、腘静脉、胫神经或腓总神经,可出现远端肢体相应的血液循环、感觉和运动功能障碍。

二、辅助检查

(一)X线片

髋、膝关节的股骨全长正、侧位X线片可明确诊断并排除股骨颈骨折。

(二)血管造影

如末梢循环障碍,应考虑血管损伤的可能,必要时做血管造影。

三、治疗原则

(一)非手术治疗

1.皮牵引

儿童股骨干骨折多采用手法复位、小夹板固定,皮肤牵引维持方法治疗。3岁以下儿童则采用垂直悬吊皮肤牵引,即将双下肢向上悬吊,牵引重量应使臀部离开床面有患儿1拳大小的距离。

2.骨牵引

成人股骨干骨折闭合复位后,可采用 Braun 架固定持续牵引,或 Thomas 架平衡持续牵引,一般需持续牵引 8～10 周。近几年也有采用手法复位、外固定器固定方法治疗。

(二)手术治疗

非手术疗法失败、多处骨折、并发神经血管损伤、老年人不宜长期卧床者、陈旧骨折不愈合或有功能障碍的畸形愈合等患者,可行切开复位内固定。加压钢板螺钉内固定是较常用的方法,带锁髓内钉固定是近几年出现的固定新方法。

四、护理评估

(一)健康史

(1)评估患者受伤的原因、时间;受伤的姿势;外力的方式、性质;骨折的轻重程度。

(2)评估患者受伤时的身体状况及病情发展情况。

(3)了解伤后急救处理措施。

(二)身体状况

(1)评估患者全身情况:评估意识、体温、脉搏、呼吸、血压等情况。观察有无休克和其他损伤。

(2)评估患者局部情况。

(3)评估牵引、石膏固定或夹板固定是否有效,观察有无胶布过敏反应、针眼感染、压疮、石膏变形或断裂,夹板或石膏固定的松紧度是否适宜等情况。

(4)评估患者自理能力、患肢活动范围及功能锻炼情况。

(5)评估开放性骨折或手术伤口有无出血、感染征象。

(三)心理－社会状况

由于损伤发生突然,给患者造成的痛苦大,而且患病时间长,并发症多,就需要患者及家属积极配合治疗。因此应评估患者的心理状况,了解患者及家属对疾病、治疗及预后的认知程度,家庭的经济承受能力,对患者的支持态度及其他的社会支持系统情况。

五、护理诊断

(一)有体液不足的危险

体液不足与创伤后出血有关。

(二)疼痛

疼痛与损伤、牵引有关。

(三)有周围组织灌注异常的危险

周围组织灌注异常与神经血管损伤有关。

(四)有感染的危险

感染与损伤有关。

(五)躯体移动障碍

躯体移动障碍与骨折脱位、制动、固定有关。

(六)潜在并发症

脂肪栓塞综合征、骨筋膜室综合征、关节僵硬等。

(七)知识缺乏

缺乏康复锻炼知识。

(八)焦虑

焦虑与担忧骨折预后有关。

六、护理措施

(一)非手术治疗及术前护理

1.心理护理

由于股骨干骨折多由强大的暴力所致,骨折时常伴有严重软组织损伤,大量出血、内脏损伤、颅脑损伤等可危及生命安全,患者多恐惧不安,应稳定患者的情绪,配合医生采取有效的抢救措施。

2.饮食护理

高蛋白、高钙、高维生素饮食,需急诊手术者则禁食。

3.体位护理

抬高患肢。

4.病情观察

(1)全身情况:包括神志、瞳孔、脉搏、呼吸、腹部情况以及失血征象。创伤初期应警惕颅脑、内脏损伤及休克发生。

(2)肢体情况:观察患肢末梢血液循环、感觉和运动情况,尤其对于股骨下 1/3 骨折的患者,应注意有无刺伤或压迫腘动脉、静脉和神经征象。

5.急救的护理

股骨干骨折的同时常伴有严重的软组织损伤、大量出血、内脏损伤等,常可危及生命。应详细了解健康史,进行必要的检查,全面了解病情,有的放矢地护理。创伤早期应注意有无颅脑、内脏损伤及休克的发生并详细记录;密切观察患者的神志、瞳孔、呼吸、血压、腹部症状和体征,发现异常情况立即通知医生并做出相应处理。

6.小儿悬吊牵引的护理

(1)小儿垂直悬吊牵引时应经常检查两足的血液循环和感觉有无异常,以防止并发症,因为牵引带容易向上移动而压迫腘窝处血管,严重时可产生小腿的缺血性挛缩;压迫足踝部,可出现皮肤破损、溃疡。因此,要密切观察被牵引肢体的血运,经常触摸患儿足部的温度及足背动脉的搏动,观察足趾的颜色,注意倾听小儿主诉,遇到小儿无故哭闹时要仔细查找原因,调整牵引带,预防血液循环障碍及皮肤破损。

(2)悬吊牵引时臀部必须离开床面,以产生反牵引力。

(3)两腿的牵引重量要相等,一般用 3～4kg 的重量牵引。

7.成人骨牵引的护理

(1)保持牵引有效效能:不能随意增减牵引重量,以免导致过度牵引或达不到牵引效果。在牵引过程中,要定时测量肢体长度和进行床旁 X 线检查,了解牵引重量是否合适。

(2)定期测量下肢的长度和力线,以免造成过度牵引和骨端旋转。

(3)注意骨牵引针是否有移位。若有移动,应消毒后调整,针眼处应每日用酒精消毒,针孔处形成血痂严禁去除。

(4)随时注意肢端血液循环:包括皮肤颜色、皮肤温度、足背动脉搏动、毛细血管充盈情况、足趾活动情况以及患者的主诉,如有疼痛、麻木的感觉等,及时报告医生并做相应处理。

(5)预防腓总神经损伤:在膝外侧腓骨头处垫以纱布或棉垫,防止腓总神经受压;经常检查足背伸肌的功能,询问患者有无异常感觉,以便及时处理。

(6)因长期卧床,骶尾部易受压而发生压疮。应在受压部位垫以气圈、水波垫,定时按摩受压部位皮肤。保持床铺干燥、清洁,排尿、排便后会阴要擦洗干净。鼓励患者利用牵引架拉手抬起身体,使局部减轻压力。足跟要悬空,不可使托马斯带压迫足跟或跟腱,避免出现压疮。

8.指导、督促患者进行功能锻炼

(1)伤后1～2周内应练习患肢股四头肌等长收缩;同时被动活动髌骨(左右推动髌骨);还应练习踝关节和足部其他小关节,乃至全身其他关节活动。

(2)第3周健足踩床,双手撑床或吊架抬臀练习髋、膝关节活动,防止股间肌和膝关节粘连。

(二)术后护理

1.饮食护理

鼓励进食促进骨折愈合的饮食,如排骨汤、牛奶、鸡蛋等。

2.体位护理

抬高患肢。

3.病情观察

监测生命体征、患肢及伤口局部情况。

4.功能锻炼

方法参见术前。

七、健康教育指导

(一)体位

股骨中段以上骨折患者下床活动时,应始终保持患肢的外展位,以免因负重和内收肌的作用而发生继发性向外成角突起畸形。

(二)术后功能康复锻炼

耐心宣教术后功能康复的重要性,解除患者焦虑心理,增强患者信心,积极配合治疗。

(1)术后第2天开始股四头肌收缩锻炼、踝泵运动,促进肢体血液循环,有利于患肢消肿及预防下肢静脉血栓。

(2)术后第3天练习深呼吸,利用吊环抬起上半身,以锻炼上肢肌肉和扩胸运动,预防肺部感染;练习伸直膝关节,但膝关节屈曲应遵医嘱执行。

(3)术后1周可练习下地站立,逐步进行扶拐行走,患肢由不负重到一部分负重,最后全负重。由于股骨干骨折的愈合及重塑时间延长,因此需较长时间扶拐锻炼。扶拐方法的正确与否与发生继发性畸形、再损伤,甚至臂丛神经损伤等有密切关系。因此,应教会患者正确使用双拐。

(三)保守治疗康复锻炼

(1)行牵引治疗期间,指导患者进行股四头肌收缩锻炼及踝泵运动,20～30 次/组,3 组/日。

(2)去除牵引后,在床上全面锻炼膝关节和肌肉再下地行走,开始时患肢不能负重,需拄拐并注意保护以防跌伤,待适应下地行走后,再逐渐负重。

(四)出院指导

(1)生活规律,心情愉快,保证睡眠。

(2)避免感冒,室内经常通风换气,保持空气清新。

(3)鼓励患者进食高蛋白、高热量、高维生素饮食,多食粗纤维食物,避免大便秘结。指导患者多食含钙高的食物,如牛奶、海米、虾皮等以促进骨折愈合。

(4)出院 1 个月后复查。2～3 个月后行 X 线片复查。若骨折已骨性愈合,可酌情使用单拐而后弃拐行走。

第八节　脊柱骨折

脊柱骨折占全身骨折的 5%～6%,以胸腰段脊柱骨折最多见,可并发脊髓或马尾神经损伤。临床表现为局部疼痛,有些可出现腹痛、腹胀等;查体可见局部压痛或肿胀,伴活动受限,胸腰段脊柱骨折时常可摸到后凸畸形。X 线是首选的检查方法,可明确骨折部位、类型和移位情况,还可行 CT、MRI 检查等。处理原则:卧硬板床、复位固定、腰背肌锻炼等。

一、临床表现

1.患者有明显的外伤史,如车祸、高处坠落。躯干部挤压等。

2.检查时脊柱可有畸形,脊柱棘突骨折可见皮下淤血。伤处局部疼痛,如颈痛、胸背痛、腰痛或下肢痛。棘突有明显浅压痛,脊背部肌肉痉挛,骨折部有压痛和叩击痛。颈椎骨折时,屈伸运动或颈部回旋运动受限。胸椎骨折躯干活动受限,合并肋骨骨折时可出现呼吸受限。腰椎骨折时腰部有明显压痛,屈伸下肢感腰痛。

3.常合并脊髓损伤,可有不全或完全瘫痪的表现。如感觉、运动功能丧失、大小便障碍等。

二、辅助检查

(一)X 线检查

用于明确胸腰椎骨折部位、类型和骨折性质。

1.侧位片

椎体前上部有楔形改变或整个椎体被压扁,椎体前方边缘骨的连续性中断,或有碎骨片;粉碎压缩骨折者,椎体后部可向后呈弧形突出;骨折合并脱位者,椎体与椎体间有前后移位,关节突的解剖关系有改变,或有关节突骨折。

2.正位片

椎体变扁,或一侧呈楔形,其两侧的骨连续线中断或有侧方移位,另外还可见椎板、关节突或横突的骨折等变化。

(二)CT 检查

提示骨折的特征,并测量椎管横截面积和矢状径。可见的骨折特征为椎体上半部骨折、椎体下半部骨折和骨折片侵入椎管等。

(三)MRI 检查

诊断脊髓的损害情况,提示脊髓损伤早期的水肿、出血,脊髓损伤的各种病理变化如脊髓压迫、脊髓横断、脊髓不完全性损伤、脊髓萎缩等。

三、治疗要点

脊柱骨折的治疗以手术治疗和康复治疗为主,轻度无脊髓损伤患者不需特殊整复和固定,行康复疗法,一般预后良好;伴有脊髓损伤的患者,应给予整复和固定后,再选择康复治疗,预后与患者病情相关。

四、护理评估

(一)术前评估

1.健康史

(1)个人情况:了解患者性别、年龄、职业、体质指数、吸烟史。

(2)受伤情况:详细评估患者受伤时的体位,受伤机制、搬运方式、现场及急诊室急救情况,有无昏迷史和复合伤等。

(3)既往史:患者既往有无呼吸系统慢性疾病、强直性脊柱炎、凝血障碍、抗凝剂使用等。

2.身体状况

(1)颈髓损伤患者评估意识及呼吸情况;胸椎骨折患者评估有无血气胸。

(2)评估有无尿潴留和充盈性尿失禁;有无便秘或大便失禁。

(3)评估患者痛温触觉、四肢活动及肌力情况,了解截瘫平面及截瘫指数。

(4)评估有无腹胀和麻痹性肠梗阻征象。

3.心理一社会状况

(1)评估患者和家属对疾病的心理承受能力。

(2)评估患者和家属对疾病康复知识的认知和需求程度。

(3)评估患者和家属是否担心预后。

(二)术后评估

1.患者躯体感觉、运动和各项生理功能恢复情况。

2.有无脊髓损伤、便秘、排尿功能障碍、低钠血症、低蛋白血症、压疮、下肢深静脉血栓等并发症发生。

3.是否按计划进行功能锻炼。

五、护理诊断

(一)焦虑

焦虑与担心预后有关。

(二)低效型呼吸形态

低效型呼吸形态与脊髓损伤、呼吸肌无力、呼吸道分泌物潴留有关。

（三）体温过高或过低

体温过高或过低与脊髓损伤、自主神经系统功能紊乱有关。

（四）潜在并发症

脊髓损伤、便秘、排尿功能障碍、低钠血症、低蛋白血症、压疮、下肢深静脉血栓等。

六、护理措施

（一）现场急救

1.患者受伤后应先抢救生命，再处理局部。尤其应注意对呼吸的观察，如呼吸频率、节律、血氧饱和度，发生呼吸困难，应给予及时处理。

2.正确搬运：对疑有脊柱骨折者应尽量避免不必要的移动，可采用三人平托法或滚动法将患者移至硬板担架上。受伤机制复杂、怀疑有颈椎损伤者应佩戴颈托以固定头颈部。

（二）非手术治疗的护理

1.体位

患者卧硬板床休息制动，时刻保持脊柱中立位，采用轴线翻身法更换体位。颈髓损伤患者被搬运或变换体位时，应佩戴颈托，有专人保护头颈部，注意保持患者颈部自然状态，不能过伸或过屈。胸腰椎单纯压缩骨折时，若椎体压缩不到1/5或患者年老体弱，可仰卧于硬板床上，骨折部位垫厚枕，使脊柱过伸。

注意：脊柱骨折患者应尽量减少搬动，必须翻身或搬运时，应注意轴线翻身，避免加重脊髓损伤。颈椎骨折患者，应根据X线片和受伤机制评估颈椎的稳定性，不稳定的患者必须在医护人员看护下翻身。

2.甲泼尼龙冲击疗法护理

行甲泼尼龙冲击疗法时，应严格遵医嘱输液，密切观察患者生命体征变化，同时观察患者有无消化道出血、心律失常等并发症。

3.功能锻炼

脊柱骨折的患者卧床时间比较长，容易出现各种并发症，应鼓励患者尽量活动，可利用健侧肢体带领患肢做被动运动或由家属帮助运动患肢，脊髓完全损伤者每日做被动的全范围关节活动和肌肉按摩。

（三）手术治疗的护理

1.术前护理

(1)心理护理：向患者及家属解释治疗的方法、配合要求及治疗效果；针对患者和家属的问题给予及时耐心的解答，消除患者的紧张和疑虑。

(2)脊髓受压的观察：在伤后24～36小时，应每隔2～4小时检查患者四肢肌力、肌张力、触温痛觉等。当出现截瘫平面上升时，应立即通知医生，及时处理。

(3)饮食：术前8～12小时禁食，4小时禁饮，需急症手术的患者应嘱其暂时不要饮水进食。

2.术后护理

(1)病情观察：①呼吸的观察：发现呼吸频率、方式改变、呼吸无力或呼吸困难时，及时汇报医生。②脊髓功能的观察：麻醉清醒后应观察四肢的感觉、运动、肌力及肛周皮肤的感觉，与术前对比，发现感觉障碍平面上升或四肢肌力减退，应考虑脊髓水肿和出血，必须立即通知医生处理。

(2)伤口护理：观察伤口敷料有无渗血、渗液；伤口肿胀程度，如伤口肿胀严重，切口缝线张力高，应立即通知医生处理。密切观察引流液的量、颜色、性质，保持引流通畅，防止血肿压迫脊髓。

注意：若出现伤口渗液增多，颜色变浅，要高度警惕脑脊液漏，应去枕平卧，并观察脑脊液的量及性状。

(3)饮食：颈椎前路手术患者术后可适当延长进食、进水时间。应保证足够的营养供给，根据生化检查结果调整每日饮食，防止发生低钠血症及低蛋白血症。

(4)体温护理：颈髓损伤使自主神经系统功能紊乱，受伤平面以下毛细血管网舒张而无法收缩，皮肤不能出汗，对气温的变化失去调节能力。应保持室内温度适宜，高热患者以物理降温为主，必要时给予输液和冬眠药物。低温患者应注意保温，同时给予物理复温，注意防止烫伤。

(5)活动：排除患者存在双下肢深静脉血栓的情况下，应鼓励患者早期开始活动，坐起锻炼前先将床头摇起30°～60°。下床活动应遵医嘱。

注意：腰椎手术后卧床时间较长，第一次起床后可能会发生直立性低血压，出现头晕、心慌、恶心等症状，甚至引起跌倒，应帮助患者按照佩戴腰围、侧身起床、坐、站、走的程序进行，且每个环节保持3分钟。

(四)并发症的观察与护理

1.呼吸道感染

观察：患者的呼吸功能，如呼吸频率、节律、指脉氧饱和度，有无呼吸困难、发热、白细胞计数增高等表现。

护理：

(1)有效排痰，保持呼吸道通畅：复合序贯排痰技术可帮助颈髓损伤后不能自行咳嗽咳痰及肺不张患者将痰液排出。具体流程为：雾化吸入→翻身叩背→体位引流→自主咳嗽咳痰→有痰无力咳出行腹部冲击法排痰。应每日对患者进行评估，无痰或少痰时每日2次，于上午、下午进行；痰多黏稠、肺部感染或肺不张时可每日4次，于晨起、睡前各增加1次。

(2)呼吸功能训练：包括胸式呼吸(胸腰段损伤)、腹式呼吸(颈段损伤)、胸廓被动训练，每天2次适度压迫胸骨使肋骨活动(肋骨骨折者禁用)。

(3)及时处理肠胀气、低蛋白血症、低钠血症等代谢紊乱的情况。

(4)控制感染：对气管插管或气管切开者做好相应护理；肺部感染者应遵医嘱给予抗菌药物。

2.排尿功能障碍

观察：是否出现尿频、尿急、尿痛或尿潴留等。

护理：

(1)留置导尿或间歇导尿：早期应留置导尿，持续引流尿液并记录尿量，2～3周后夹闭尿管，每4～6小时开放，或白天每4小时间歇导尿1次，夜间6小时1次，以防膀胱萎缩；对不能进行自主排尿的患者,尽早行间歇导尿,间歇导尿期间每日入液量控制在 2000mL 以内,每日导尿次数为 4～6 次,建立排尿日记。

(2)排尿训练:建立定时饮水及定时排尿习惯;进行盆底肌功能训练,收缩会阴部肌肉 10 秒后放松,反复进行,每次 30 分钟。

(3)预防泌尿系感染。

3.便秘

观察:便秘是脊髓损伤后肠道神经功能失调,结肠蠕动减慢,活动和饮水减少所致。表现为大便干结且量少。

护理:可指导患者进食粗纤维饮食;餐后 1 小时做顺时针腹部按摩 15～30 分钟;每日进行直肠黏膜刺激训练;顽固性便秘者可遵医嘱给予灌肠或缓泻剂。

4.低钠血症、低蛋白血症

应每日了解患者进食情况,定期做血液生化检查,发现低钠血症及低蛋白血症应给予及时处理。

5.压疮

应每 2 小时翻身拍背 1 次。侧卧时,患者背后从肩到臀用枕头抵住以免胸腰部脊柱扭动,上腿屈髋屈膝而下腿伸直,两腿间垫枕以防髋内收。

注意:合并有强直性脊柱炎的患者,由于脊柱后突畸形,平卧位时背部骨突出部位易发生压疮,应做好评估,给予关注,预防特殊部位的压疮。

6.下肢深静脉血栓

遵医嘱给予抗凝药物,使用下肢气压治疗及下肢被动运动。

七、健康教育指导

(一)安全教育

对于感觉异常的患者,严禁使用冰袋或热水袋,防止发生冻伤或烫伤。

(二)功能锻炼

(1)指导患者出院后继续康复锻炼,并预防并发症的发生。

(2)指导患者练习床上坐起,使用轮椅、拐杖或助行器等移动工具,练习上下床和行走方法。注意:起床时动作要慢,防止发生直立性低血压。

(3)指导患者及家属行间歇导尿,预防长期留置导尿管而引起泌尿系统感染。

(三)复查

术后遵医嘱复查,如出现脊柱局部疼痛,四肢感觉、运动功能下降等应随时复诊。

参考文献

[1]耿学莉,王敏,金敏,等.临床常用护理技术与实践[M].长春:吉林科学技术出版社,2021.

[2]李梅,等.临床常用护理技术与常见病护理规程[M].长春:吉林科学技术出版社,2020.

[3]樊霞,等.实用护理技术操作与临床应用[M].上海:上海交通大学出版社,2021.

[4]韩蕾,等.精编护理学操作技术与规范[M].哈尔滨:黑龙江科学技术出版社,2021.

[5]陈红梅,等.现代外科护理与管理[M].沈阳:辽宁科学技术出版社,2021.

[6]吴鹏.内科护理操作与规范[M].北京:科学技术文献出版社,2021.

[7]张继娜.护理学基础实践技能[M].北京:北京科学技术出版社,2022.

[8]杨银兰.实用临床护理学[M].昆明:云南科技出版社,2022.

[9]刘梅梅,等.临床护理学实践指导[M].天津:天津科技翻译出版有限公司,2022.

[10]王珊珊,孙佩佩,田淑娟,等.临床基础护理技术与操作[M].长春:吉林科学技术出版社,2022.

[11]陈晓琳,刘莉,李明娥.临床护理实践技能[M].北京:人民卫生出版社,2022.

[12]杨芮,林燕诊,黄海婵,等.临床护理思维及综合应用[M].沈阳:辽宁科学技术出版社,2022.

[13]孙丽博,等.现代临床护理精要[M].北京:中国纺织出版社有限公司,2020.

[14]聂红梅,等.临床实用护理常规[M].长春:吉林科学技术出版社,2020.

[15]魏丽萍.实用内科护理实践[M].哈尔滨:黑龙江科学技术出版社,2020.